Ray Kurzweil

Das Geheimnis des menschlichen Denkens

Einblicke in das Reverse Engineering des Gehirns

Mit einem Vorwort von
Bernd Vowinkel

Mit dem Vorwort zur spanischen Ausgabe von
José Luis Cordeiro

Aus dem Englischen von
Jens Ole Beckers und Jan Schenkenberger

lola books

www.lolabooks.eu

Titel der englischen Originalausgabe:
How to create a mind: the secret of human thought revealed

This edition published by arrangement with Viking, a member of Penguin Group (USA) Inc.

Umschlagdesign: Christine Wenning

Druck: Clausen & Bosse, Leck
Printed in Germany
ISBN 978-3-944203-06-5

Erste Auflage 2014, Nachdruck 2016

Inhalt

Vorwort

Ray Kurzweil genießt im englischsprachigen Raum hohes Ansehen. So erhielt er 19 Ehrendoktortitel und eine ganze Reihe von Auszeichnungen, darunter die „National Medal of Technology“. Er gilt als eine der Leitfiguren des Trans- und des Posthumanismus. Er ist Pionier der optischen Texterkennung, der Sprachsynthese, der Spracherkennung, der Flachbettscannertechnologie und der elektronischen Musikinstrumente (insbesondere Keyboards) und hat in diesen Bereichen eine Reihe von Firmen gegründet. Seit 2012 arbeitet er als leitender Ingenieur bei Google. Sein 2005 veröffentlichtes Buch *The Singularity Is Near* war ein Bestseller. Im Lola Books Verlag erschien im Mai 2013 eine deutsche Übersetzung unter dem Titel *Menschheit 2.0: Die Singularität naht.*

Mit dem vorliegenden allgemeinverständlichen Werk konzentriert sich Kurzweil auf die Fortschritte der Erforschung sowohl des menschlichen Denkens als auch der auf diesen Erkenntnissen aufbauenden künstlichen Intelligenz. Das menschliche Denken galt von jeher als wissenschaftlich unergründbar. Gerade auch in der deutschen Philosophie war der Dualismus von Geist und Körper lange Zeit die unabdingbare Grundlage des Menschenbildes. Nach Kurzweil haben die gewaltigen Fortschritte der Naturwissenschaften – und hier insbesondere der Neurowissenschaft – dieses Menschenbild mittlerweile als haltlose Wunschvorstellung entlarvt. Er zeigt, dass menschliches Denken vollständig auf Algorithmen basiert. Es bedarf zu seiner Erklärung, entgegen älteren philosophischen Positionen, weder Religion noch Esoterik noch Metaphysik. Auch die von dem bekannten Physiker Roger Penrose geforderte neue nichtalgorithmische Physik erscheint keineswegs notwendig. Dennoch werden viele konservative Wissenschaftler erst dann ihre liebgewordenen Vorstellungen aufgeben, wenn der erste Computer philosophische Abhandlungen schreibt. Wenn Kurzweil Recht behält, wird das wohl nicht mehr allzu lange dauern.

In der ersten Hälfte des Buches gibt Kurzweil einen zusammenfassenden Überblick über den gegenwärtigen Stand der Hirnforschung. Die grundlegenden Funktionseinheiten des Gehirns sind die Nervenzellen (Neuronen). Sowohl ihre biochemische Funktion als auch der daraus resultierende Prozess der Informationsverarbeitung sind weitestgehend erforscht und es gibt gute Simulationsmodelle dafür. Da als Grundlage dieser Modelle die klassische Physik und die sich daraus ableitende Biochemie ausreichend sind und beide sich vollständig algorithmisch beschreiben lassen, ist damit zwangsläufig auch die Funktion der Neuronen vollständig algorithmisch beschreibbar. Das häufig vorgebrachte Gegenargument, dass Neuronen teilweise analog arbeiten und somit mit einem Digitalcomputer nicht ausreichend simuliert werden können, entkräftet Kurzweil mit dem Hinweis, dass z. B. die analoge Größe der Leitfähigkeit in den Synapsen der Neuronen völlig ausreichend mit 8 Bit verschlüsselt werden kann. Analoge Vorgänge können grundsätzlich mit jeder gewünschten Präzision in Digitalcomputern simuliert werden.

Unser Denken besteht im Wesentlichen aus der Erkennung und der Manipulation von Mustern. Insgesamt können wir bis zu 300 Millionen verschiedene Muster unterscheiden. Zur Speicherung und Verarbeitung werden jeweils ungefähr 100 Neuronen in Anspruch genommen. Obwohl die Verarbeitungsfrequenz in unserem Gehirn nur zwischen 100 und 1000Hz liegt und damit mehr als eine Million Mal niedriger als in unseren Computern ist, schafft unser Gehirn einen Mustererkennungsvorgang innerhalb von Sekundenbruchteilen. Der Grund dafür ist, dass die Datenverarbeitung im Gehirn extrem parallel erfolgt. Nach Kurzweil ist der Algorithmus, nach dem dies geschieht, optimal mit dem sogenannten „hierarchical hidden Markov model" (HHMM) zu beschreiben. Es handelt sich dabei um ein neuronales Netz, das mit zum Teil statistischen Methoden aus einer Datenmenge bestimmte Muster herausfiltern kann.

Das Material unserer Nervenzellen wird im Zeitrahmen von einigen Monaten vollständig ausgetauscht. Dies hat aber keinen Einfluss auf die Fähigkeiten zur Informationsverarbeitung der Zelle. Denken ist auf der untersten Hierarchieebene nichts anderes als Symbolverarbeitung, so wie sie auch in Computern stattfindet, und ist dabei unabhängig von einer bestimmten Materie. Nach der Church-Turing-These ist die Fähigkeit zur Lösung von algorithmischen Problemen unabhängig vom konkreten Aufbau einer Hardware, solange es sich um eine universelle Rechenmaschine mit genügend Speicherplatz handelt. Daraus und aus der erwähnten Tatsache, dass sich die Abläufe innerhalb der Neuronen algorithmisch beschreiben lassen, resultiert, dass das menschliche Gehirn grundsätzlich nicht mehr Probleme lösen kann als jede andere universelle Rechenmaschine. Im Umkehrschluss heißt das wiederum, dass es prinzipiell möglich sein sollte, einen Computer mit sämtlichen geistigen Fähigkeiten auszustatten, über die der Mensch verfügt, einschließlich eines Bewusstseins.

Naturwissenschaftliche Theorien gewinnen insbesondere dann an Überzeugungskraft, wenn man mit ihrer Hilfe neue Dinge schaffen kann, die in der Wirklichkeit gut funktionieren. Daher zeigt der Autor im zweiten Teil des Buches, wie nun die Erkenntnisse der Hirnforschung dazu genutzt werden können, Computerprogramme zu erstellen, die wie das menschliche Denken funktionieren und auch dessen Leistungsfähigkeit erreichen bzw. sogar überschreiten. Die Hauptanwendungsgebiete liegen derzeit in der Mustererkennung. So basiert das Spracherkennungsprogramm Siri, das auf dem iPhone 4S und dem iPhone 5 installiert ist, auf einem künstlichen neuronalen Netz, das lernfähig ist und sich mit der Zeit auf seinen Nutzer einstellt. Eines der derzeit am weitesten fortgeschrittenen Programme in Bezug auf die Simulation menschlichen Denkens ist Watson von der Firma IBM. Es ist in der Lage, ganze Sätze zu verstehen und darauf sinnvolle Antworten zu geben. Bei der im amerikanischen Fernsehen beliebten Quizshow *Jeopardy!* hat Watson im Jahr 2011 die besten menschlichen Kandidaten übertroffen. Bei *Jeopardy!* muss auf einen Satz, der eine Antwort darstellt, die dazugehörige richtige Frage gefunden werden. Watson spielt aber nicht nur *Jeopardy!*: das Programm kann durch einen Lernprozess für die unterschiedlichsten Aufgaben optimiert werden.

Ray Kurzweil selbst hat jahrzehntelange Erfahrung im Programmieren von lernfähigen Mustererkennungsprogrammen. Nach seiner Erfahrung arbeiten diese Programme dann am besten, wenn man sie in ihrem Aufbau als neuronalem Netz dem menschlichen Gehirn nachempfindet. Für die jeweilige Aufgabe kann man gewisse Grundregeln einprogrammieren. Die Feinheiten erlernt das Programm in der Praxis dann selbstständig. Zusätzlich kann man noch einen evolutionären Optimierungsvorgang einbauen, der die Verschaltung des Netzes für die jeweilige Aufgabe optimiert, so wie das auch im menschlichen Gehirn geschieht. Auf die Frage, wann es gelingt, Computer mit allen geistigen Fähigkeiten des Menschen einschließlich des Ich-Bewusstseins auszustatten, gibt Kurzweil das Jahr 2029 an. Zu diesem Zeitpunkt wird seiner Meinung nach das erste Computerprogramm den sogenannten Turing-Test bestehen. Was danach geschieht, hat er in seinem Buch *Menschheit 2.0* ausführlich beschrieben. Es wird zu einer explosionsartigen Vervielfachung der Rechenleistung und der Fähigkeiten der künstlichen Intelligenz kommen, die gewaltige Auswirkungen auf unsere Gesellschaft haben wird.

Wie nicht anders zu erwarten, gibt es auch heftige Kritik an den Positionen von Kurzweil, zumal für viele die mögliche Machbarkeit von künstlichem Bewusstsein eine Kränkung ihres Menschenbildes darstellt. Insbesondere im deutschsprachigen Raum gibt es eine tief greifende Aversion gegen die Ideen von Ray Kurzweil und gegen den Transhumanismus und den Posthumanismus im Allgemeinen. Wahrscheinlich ist einer der Gründe darin zu finden, dass die meisten immer noch einer christlichen Ethik und einem Menschenbild verbunden sind, die ihre Ursprünge in der Bronzezeit haben. Daneben gibt es ein tiefes und zum Teil irrationales Misstrauen gegenüber neuen Technologien. So glauben religiös oder metaphysisch inspirierte Intellektuelle nach wie vor an den Dualismus von Leib und Seele bzw. Geist und Körper. Sie können aber keine wirklich nachvollziehbaren rationalen Argumente für ihre Position anführen. Insofern ist das eine reine Glaubensfrage. Den Naturwissenschaften etwas mehr zugeneigte Geisteswissenschaftler vertreten häufig die Position, dass man zwar womöglich alle geistigen Fähigkeiten des Menschen mit einem Computer simulieren kann, aber die Simulation immer noch etwas anderes ist als die Wirklichkeit, ähnlich wie die Simulation des Wetters etwas anderes ist als das Wetter selbst. Prominenter Vertreter dieser Position ist der amerikanische Philosoph John Searle. In seinem Buch *Die Wiederentdeckung des Geistes* geht er zwar davon aus, dass das menschliche Gehirn im Rahmen des Naturalismus als eine Art Bio-Computer vollständig beschrieben werden kann, dass aber die Fähigkeiten künstlicher Intelligenz nichtsdestotrotz nicht an die des Menschen heranreichen werden. Der Denkfehler, der dieser Position zugrunde liegt, ist die Ansicht, dass unsere geistigen Fähigkeiten an eine bestimmte Materie gebunden sind. Im Kern aber ist Denken nichts anderes als Informationsverarbeitung. Diese geschieht auf der untersten Ebene als reine Symbolverarbeitung und stellt damit schon hier einen vollständig abstrakten Vorgang dar. Ray Kurzweil schreibt dazu: „Wenn das Verstehen von Sprache und anderer Phänomene über statistische Analysen (wie z. B. bei moderner Spracherkennungssoftware) nicht als wahres Verstehen zählt, dann verfügen auch Menschen nicht über wahres Verstehen."

Fachleute der künstlichen Intelligenz an deutschen Hochschulen und Universitäten bezeichnen die Ansichten von Kurzweil häufig als überzogen optimistisch in Bezug auf die Machbarkeit der künstlichen Intelligenz und ihrer Auswirkungen auf die Menschheit. Dem steht das Argument gegenüber, dass Kurzweil mit seinen bisherigen Vorhersagen, wie er sie beispielsweise in seinem 1999 erschienenen Buch *The Age of Spiritual Maschines* machte, zu über 86 % richtig lag. Angesichts dieser Tatsache stellt sich die Frage, wer von den Kritikern oder anderen Experten eine bessere Statistik seiner eigenen Vorhersagen vorlegen kann. Microsoft-Gründer Bill Gates meint jedenfalls dazu: „Ray Kurzweil ist von allen Personen, die ich kenne, am besten geeignet die Zukunft der künstlichen Intelligenz vorauszusagen".

Notorische Apokalyptiker, die sich insbesondere in deutschen Medien zahlreich zu Wort melden, werden sich fragen, wie man diese technische Entwicklung aufhalten kann. Ray Kurzweil meint dazu, dass sich die neuen Technologien, wenn überhaupt, nur in totalitären Staaten aufhalten lassen. Wir werden die durch die Fortschritte in Wissenschaft und Technik hervorgerufenen zukünftigen Herausforderungen nur meistern, wenn wir ein wissenschaftsfundiertes Weltbild anerkennen und uns von einem metaphysischen bzw. religiösen Menschenbild endlich befreien. Ray Kurzweil hat mit seinen Büchern und seinen Arbeiten einen erheblichen Beitrag dazu geleistet und sich damit als großer Pionier verdient gemacht.

Vom Philosophen Jerry A. Fodor stammt die Erkenntnis: „Manche Philosophen sehen Philosophie als das an, was man mit einem Problem macht, bevor es klar genug ist, um es mit Wissenschaft lösen zu können". Genau dies trifft auf das Problem des menschlichen Geistes zu. Die Zeit ist nun reif für eine wissenschaftliche Erforschung und Erklärung, und Kurzweil hat dazu mit diesem Buch einen wichtigen Meilenstein gelegt.

Bernd Vowinkel

Dr. Bernd Vowinkel ist Physiker und war bis 2010 als Wissenschaftler am 1. Physikalischen Institut der Universität Köln im Fachgebiet Radioastronomie tätig. Daneben hat er sich intensiv mit den naturwissenschaftlichen und philosophischen Aspekten der künstlichen Intelligenz auseinandergesetzt und dazu 2006 ein Buch mit dem Titel „Maschinen mit Bewusstsein" veröffentlicht. Der Inhalt dieses Buches deckt Themen ab, die auch Ray Kurzweil in seinen Büchern anspricht. Aufgrund seines Buches und öffentlicher Vorträge gilt Vowinkel im deutschsprachigen Raum als einer der bekanntesten Vertreter des Transhumanismus und des Posthumanismus. Weiterhin ist er aktiver Mitarbeiter und Mitglied des Stifterkreises der Giordano-Bruno-Stiftung, die sich die Verbreitung eines modernen, naturalistisch fundierten Humanismus zum Ziel gesetzt hat.

Vorwort zur spanischen Ausgabe

Ray Kurzweil ist gegenwärtig wahrscheinlich der einflussreichste Futurist der Welt. Darüber hinaus ist Ray aber auch Ingenieur, Erfinder, Unternehmer, Musiker, Erzieher und Schriftsteller. Alle seine Bücher über Technologie waren Bestseller: *The Age of Intelligent Machines* (1990), *The Age of Spiritual Machines* (1999) und *The Singularity is Near* (2005; *Menschheit 2.0*, Lola Books 2013). Ray veröffentlichte sein neues Buch *How to Create a Mind* (*Das Geheimnis des menschlichen Denkens*, Lola Books 2014) im Dezember 2012 und die vorliegende spanische Fassung mit dem Titel *Cómo crear una mente* erschien im Oktober 2013. Jedes seiner Bücher war zu seiner Zeit beeindruckend, da sie alle wichtige Voraussagen zu großen Ereignissen und Möglichkeiten in der Zukunft machten.

Rays persönliche Geschichte ist erstaunlich, reich an Erfolgen, an Erfindungen und Zukunftsvisionen. Seine Erfindungen reichen von verschiedenen Arten von Scannern und Synthesizern bis hin zu Lesemaschinen für Blinde und Spracherkennungsgeräten. Ray erzählt, dass er seit seinem 5. Lebensjahr Erfinder werden wollte. 1998 wurde er vom Massachusetts Institute of Technology (MIT), seiner Alma Mater, zum Erfinder des Jahres ernannt. Ray erhielt Ehrungen von drei Präsidenten der USA, um die zwanzig Ehrendoktortitel von verschiedenen Universitäten auf der ganzen Welt und die Nationale Medaille der Technologie der Vereinigten Staaten. Überdies findet sich sein Name in der *Hall of Fame* der Erfinder der Vereinigten Staaten. Zur Unterstützung der kommenden Generationen gründete Ray zusammen mit Peter Diamandis die *Singularity University* auf dem Gelände des Nasa-Forschungszentrums Ames im berühmten *Silicon Valley*. Überdies wurde Ray nach der Veröffentlichung von *How to Create a Mind* zu Googles Engineering-Vizepräsidenten ernannt. Bei Google konzentriert er sich auf die natürliche Sprachverarbeitung, wobei er Computerlinguistik mit künstlicher Intelligenz kombiniert.

Ich verfolgte Rays Ideen über drei Jahrzehnte hinweg und habe das Vergnügen ihn seit fast zwei Jahrzehnten persönlich zu kennen. Als Berater und Gründungsprofessor der *Singularity University* habe ich seit nunmehr fünf Jahren die Ehre mit ihm zusammen zu arbeiten. Außerdem war ich bei der Nachbearbeitung seiner Vorhersagen für das Jahr 2009 tätig. Die Präzision seiner Vorhersagen ist mit einer Trefferquote von beinahe 90 % tatsächlich beeindruckend. Unter seine berühmtesten Vorhersagen fallen der Zusammenbruch der Sowjetunion, das Entstehen des Internets und die Entwicklung eines Computers mit der Fähigkeit, den Schachweltmeister zu schlagen. In diesem letzten Punk erwies sich Ray sogar als konservativ. Er prognostizierte dieses Ereignis für das Jahr 1998, aber tatsächlich schlug Deep Blue Kasparow bereits im Jahr 1997.

How to Create a Mind, Rays neuester *New York Times*-Bestseller, erläutert die atemberaubenden Fortschritte der künstlichen Intelligenz und zeigt auf, wie bereits in wenigen Jahren ein vollständiges Reverse Engineering des Gehirns möglich sein wird. Ray meint, dass im Jahr 2029 eine künstliche Intelligenz den Turing-Test bestehen wird. Dieser auf der Idee des englischen Wissenschaftlers Alan Turing basierende Test zeigt, ob ein Mensch fähig ist zu entscheiden, ob er sich – schriftlich oder mündlich – gerade mit einem anderen Mensch oder doch mit einer Maschine unterhält. Ray erklärt, dass die künstliche Intelligenz ihr Niveau sogar verringern werden muss, um nicht sogleich als eine dem Menschen überlegene Intelligenz erkannt zu werden. Sollte sich eine Maschine in jeder Hinsicht intelligent (oder intelligenter als Menschen) verhalten, dann muss diese Maschine als intelligent betrachtet werden.

Ray beginnt sein neues Buch mit einer Reihe von Gedankenexperimenten zum besseren Verständnis des menschlichen Denkens. Danach stellt er ein Modell des Neokortex vor und entwirft seine Mustererkennungstheorie des Geistes (engl. „Pattern Recognition Theory of Mind"; PRTM). Daraufhin fährt Ray mit der Untersuchung der verschiedenen biologischen Teile des Gehirns und dessen Evolution fort. Das führt zur Erörterung der Möglichkeit eines digitalen Neokortex als Ergebnis des sich beschleunigenden technologischen Wachstums.

Das Geheimnis des menschlichen Denkens vertritt die Meinung, dass der menschliche Geist eine emergente Eigenschaft des Gehirns ist. Insofern wird die Schöpfung digitaler Gehirne zur Schöpfung von digitalem Geist führen. Tatsächlich kann das Gehirn, das gegenwärtig das biologische Substrat des menschlichen Geistes bildet, durch sorgfältig designte und weit fortschrittlichere nichtbiologische Substrate wesentlich verbessert werden. Wie der große englische Futurist Sir Arthur C. Clarke sagen würde: Wir Menschen sind lediglich auf Kohlenstoff basierende Zweibeiner (engl. „carbon-based bipeds"). Das Substrat, ob biologisch oder nicht, ist nicht von Bedeutung. Wichtig ist der Geist, und mit Hilfe neuer Technologien verbesserter Geist wird den nicht verbesserten menschlichen Geist von heute weit übertreffen. Ray betrachtet nicht nur den Geist als eine direkte Folge des Gehirns, sondern meint auch, dass künstliche Intelligenz Verstand, Willensfreiheit und eine eigene Identität besitzen wird.

Dieses neue Buch ist vielleicht Rays bestes und wichtigstes Werk, weil es gezielt und ausführlich das menschliche Gehirn bespricht, welches die komplexeste Struktur des bekannten Universums darstellt. Das ist zumindest die Meinung von Marvin Minsky, Pionier der künstlichen Intelligenz am MIT. Vielleicht taucht morgen ein Außerirdischer auf, dessen Gehirn entwickelter ist als das unsere. Aber bis dahin bildet das menschliche Gehirn die komplexeste uns bekannte Struktur. Das menschliche Gehirn ist wiederum nicht so komplex, als dass wir es dank den Fortschritten in der Wissenschaft und dem exponentiellen Wachstum der Technologie und mithilfe des Reverse Engineerings nicht in den nächsten Jahren nachbilden, simulieren und überwinden könnten.

Trotz der enormen Komplexität des menschlichen Gehirns mit seinen hunderttausend Millionen Neuronen, die untereinander durch Billionen von Synapsen verbundenen sind, meint Ray: „Ziel dieses Buches ist es ganz entschieden nicht, in den Chor derjenigen unzähligen Stimmen einzustimmen, die dem Gehirn eine ungeheure Komplexität bescheinigen. Im Gegenteil, ich will zeigen, von welch überraschender Einfachheit es ist. Das hoffe ich durch die Erklärung zu tun, wie ein grundlegender, ausgeklügelter Mechanismus für das Erkennen, das Erinnern und das Vorhersagen von Mustern – im Neokortex Hunderte von Millionen Mal wiederholt – für die großartige Differenziertheit unseres Denkens verantwortlich ist."

Für diejenigen, die noch heute nicht glauben, dass eine geringere Intelligenz sich in Richtung einer größeren Intelligenz fortentwickeln kann, stellen wir selbst den Beweis, dass dies möglich ist. Vor Millionen von Jahren entwickelten wir uns aus unseren weniger intelligenten Vorfahren, den Affen. Diese wiederum stammten von anderen, noch weniger intelligenten Säugetieren ab (wiewohl Intelligenz in diesem Zusammenhang vielleicht nicht der korrekte Ausdruck ist). Unsere biologischen Gehirne sind bis heute das Ergebnis der zufälligen biologischen Evolution, die willkürlich gute und schlechte Resultate liefert. Die digitalen Gehirne, die wir zukünftig produzieren, werden das Produkt eines Designprozesses sein. Sie werden nicht das zufällige Resultat der biologischen Evolution, sondern auf unserer technologischen Evolution beruhende intelligente Schöpfungen darstellen.

In den wenigen Monaten, die seit der Veröffentlichung der englischen Originalausgabe von *How to Create a Mind* im Dezember 2012 vergangen sind, haben zwei bedeutende Projekte hinsichtlich des Gehirns ihre Arbeit aufgenommen. Auf einer Seite steht das *Human*

Brain Project. Dieses von der Europäischen Union finanzierte Projekt verbindet unter der Leitung des südafrikanischen Forschers Henry Markram von der Eidgenössischen Technischen Hochschule Lausanne in der Schweiz Arbeiten aus dem Bereich der Medizin, der Wissenschaft und der Technik. Mit einem Budget von mindestens einer Milliarde Euro verteilt über die nächsten zehn Jahre versucht dieses Projekt das menschliche Gehirn mithilfe von Supercomputern zu simulieren um seine charakteristischen Merkmale technologisch nachzubilden. Auf der anderen Seite steht die BRAIN-Initiative (engl. „Brain Research through Advancing Innovative Neurotechnologies"). Sie wurde vom US-Präsidenten Barack Obama mit dem Ziel, jedes Neuron im menschlichen Gehirn zu kartieren, vorgestellt. Die BRAIN-Initiative beruht auf dem erfolgreichen Humangenomprojekt und sieht über ein Jahrzehnt hinweg finanzielle Mittel von mehr als 300 Millionen Dollar jährlich vor.

Die millionenschweren Forschungen, die in Europa mit dem *Human Brain Project* und in den Vereinigten Staaten mit der BRAIN-Initiative einsetzten, werden im kommenden Jahrzehnt beeindrukkende Resultate zeitigen. Darüber hinaus fährt Japan mit seiner fortgeschrittenen Gehirnforschung am RIKEN-Institut fort, und auch China, Russland und andere Länder verfolgen wichtige Forschungsprogramme betreffend das Gehirn, Neurowissenschaft und künstliche Intelligenz. Große Technologieunternehmen wie zum Beispiel Amazon, Apple, Ericsson, Facebook, Google, IBM, Microsoft, Nokia, Samsung und Sony verfügen in diesen und ähnlichen Bereichen bereits über Produkte bzw. Projekte. Darüber hinaus existieren neue Start-ups, die sich gleichermaßen mit grundlegenden Aspekten des Gehirns und der Intelligenz, sei sie natürlich oder künstlich, beschäftigen. Aufgrund all des nationalen und internationalen, des öffentlichen und privaten Interesses am Verständnis und der Verbesserung des menschlichen Gehirn habe ich nicht den geringsten Zweifel daran, dass wir in den kommenden Jahren wunderbare Sachen entdecken werden.

Ray erklärt: „Ziel des Projektes ist es, die Funktionsweise des menschlichen Gehirns genauer zu verstehen und die auf diese Weise aufgedeckten Arbeitsweisen zu einem besseren Verständnis unserer selbst zu nutzen. Also etwa dazu, bei Bedarf das Gehirn wieder in Ordnung zu bringen und – für den Gegenstand dieses Buches am wichtigsten – immer intelligentere Maschinen herzustellen." Laut Ray werden wir mit unserer Technologie weiter fusionieren und eine sich fortlaufend entwickelnde Mensch-Maschine-Zivilisation bilden.

Wenn auch einige Ideen Science-Fiction zu sein scheinen, sollte man nicht vergessen, dass die Science-Fiction von heute des öfteren zur Wissenschaft von morgen wird. Die Wissenschaft eröffnet dem menschlichen Verständnis kontinuierlich neue Zugänge und Möglichkeiten. Tatsächlich kann, was früher unmöglich schien, zu einem späteren Zeitpunkt Wirklichkeit werden. Die ersten Telefone, Autos, Flugzeuge, Antibiotika, künstliche Satelliten, Rechner oder Computer, Internet, Mobiltelefone – all das schien früher Zauberei zu sein. Heute werden diese Entdeckungen und Erfindungen glücklicherweise von einer neuen Generation als normal wahrgenommen.

Manchmal gelangen die Ideen der Science-Fiction tatsächlich in die reale Wissenschaft. Sir Arthur C. Clarke, ein Ingenieur, der als Autor von Science-Fiction bekannt wurde, schrieb vor einem halben Jahrhundert seine drei berühmten Gesetze der Zukunft:

1. Wenn ein angesehener, aber älterer Wissenschaftler behauptet, dass etwas möglich sei, hat er mit an Sicherheit grenzender Wahrscheinlichkeit recht. Wenn er behauptet, dass etwas unmöglich sei, hat er höchstwahrscheinlich unrecht.

2. Der einzige Weg, die Grenzen des Möglichen zu finden, ist, ein klein wenig über diese hinaus in das Unmögliche vorzustoßen.

3. Jede hinreichend fortschrittliche Technologie ist von Magie nicht zu unterscheiden.

Kurzum: Was heute noch Zauberei zu sein scheint, wird vielleicht schon bald Realität sein. Vom Standpunkt der Informatik haben wir bereits mit der Nachbildung der Komplexität des menschlichen Gehirns begonnen. Es ist tatsächlich möglich, dass wie von Ray prognostiziert im Jahr 2029 eine künstliche Intelligenz den Turing-Test bestehen wird (obwohl dieses Ereignis wahrscheinlich schon früher eintreten wird, wie es die rasanten Fortschritte zweier IBM-Computer nahelegten: Deep Blue im Jahr 1997 und Watson im Jahr 2011). Zu diesem Zeitpunkt wird es unmöglich sein, zwischen einer künstlichen und einer menschlichen Intelligenz zu unterscheiden. Bereits kurz darauf wird die sich weiter verbessernde künstliche Intelligenz die nicht modifizierte menschliche Intelligenz weit übertreffen. Auf dem Weg in die Zukunft wird die Mehrheit der Menschheit die Technologie benutzen, um ihre eigenen Fähigkeiten zu vergrößern, sowie wir das bis heute auch getan haben (von der Brille bis zur Prothese). Später wird es möglich sein, alle unsere Kenntnisse, Erinnerungen, Erfahrungen, Liebschaften und sogar Gefühle auf Rechner oder Computer (im Internet oder in der Cloud) upzuloaden, deren Speicherkapazität ausbaubar und dem aktuellen menschlichen Gedächtnis weit überlegen ist. Der künstliche Speicher wird weiter kontinuierlich besser und größer, ebenso wie die Verarbeitungskapazität und -geschwindigkeit der künstlichen Intelligenz. Dank der kontinuierlichen technologischen Evolution wird all das Teil des beschleunigten Prozesses der Verbesserung der menschlichen Intelligenz sein.

Die Menschheit hat eben erst die ersten Schritte auf dem faszinierenden Weg von der biologischen Evolution hin zur technologischen Evolution unternommen. Diese neue Evolution geht bewusst und intelligent vonstatten. Sowie Ray darstellt, besitzt ein Kilogramm „Computronium" die theoretische Kapazität um ungefähr 5×10^{50} Berechnungen in der Sekunde durchzuführen (es gibt verschiedene Meinungen hierzu). Das heißt wir besitzen ein enormes Potential von vielen Größenordnungen um erst die menschliche und später die posthumane Intelligenz weiter zu steigern. In diesem Prozess werden wir unsere nicht verbesserten biologischen Gehirne gegen verbesserte postbiologische Gehirne eintauschen. Rays abschließende Folgerung: „Das Universum zu erwecken und – indem wir es mit unserer menschlichen Intelligenz in ihrer nichtbiologischen Form durchdringen – über sein Schicksal zu entscheiden, das ist unsere Bestimmung."

José Luis Cordeiro, MBA, PhD
(www.cordeiro.org)

Direktor, Standort Venezuela, The Millennium Project
(www.Millennium-Project.org)

Gründungsprofessor, Singularity University, NASA Ames, Silicon Valley, California
(www.SingularityU.org)

Mitgründer, Asociación Transhumanista Iberoamericana
(www.TransHumanismo.org)

Gründer, Sociedad Mundial del Futuro Venezuela
(www.FuturoVenezuela.net)

Für Leo Oscar Kurzweil.
Du betrittst eine außergewöhnliche Welt.

Danksagung

Ich möchte meinen Dank aussprechen:

Meiner Frau Sonya, für ihre liebevolle Geduld während all der Wechselfälle des kreativen Prozesses;

meinen Kindern Ethan und Amy, meiner Schwiegertochter Rebecca, meiner Schwester Enid und meinem neuen Enkel Leo, für ihre Liebe und Inspiration;

meiner Mutter Hannah für ihre Unterstützung meiner frühen Ideen und Erfindungen, die mir die Freiheit gab, schon in jungen Jahren zu experimentieren, und dafür, dass sie meinen Vater während seiner langen Krankheit am Leben erhielt;

meinem langjährigen Verleger bei Viking, Rick Kot, für seine Betreuung, seine zuverlässige und einsichtsvolle Beratung und sein sachkundiges Lektorat;

Loretta Barrett, meiner Literaturagentin seit zwanzig Jahren, für ihre scharfsinnigen und enthusiastischen Ratschläge;

Aaron Kleiner, meinem langjährigen Geschäftspartner, für hingebungsvolle Zusammenarbeit in den letzten zwanzig Jahren;

Amara Angelica für ihre aufopfernde und einzigartige Unterstützung bei der Forschung;

Sarah Black für ihre herausragenden Erkenntnisse und Ideen in der Forschung;

Laksman Frank für seine exzellenten Illustrationen;

Sarah Reed für ihre engagierte Unterstützung in Organisationsfragen;

Nanda Barker-Hook für die gekonnte Organisation meiner öffentlichen Auftritte zu diesem und anderen Themen;

Amy Kurzweil für Ihre Unterweisung in das Handwerk des Schreibens;

Cindy Mason für ihre Forschungsarbeit und Ideen über künstliche Intelligenz und die Geist-Körper-Verbindung;

Dileep George für seine scharfsichtigen Ideen und anregenden Diskussionen via E-Mail und auf anderem Wege;

Martine Rothblatt für ihre Hingabe an all die Technologien, mit denen ich mich in diesem Buch auseinandersetze, und für ihre Zusammenarbeit bei der Entwicklung von Technologien in diesem

Bereich;

dem KurzweilAI.net-Team, das in Forschung und Logistik dieses Projekt maßgeblich unterstützt hat, namentlich Aaron Kleiner, Amara Angelica, Bob Beal, Casey Beal, Celia Black-Brooks, Cindy Mason, Denise Scutellaro, John Walsh, Giulio Prisco, Ken Linde, Laksman Frank, Maria Ellis, Nanda Barker-Hook, Sandi Dube, Sarah Black, Sarah Brangan und Sarah Reed;

dem engagierten Team bei Viking Pinguin für ihr umsichtiges Geschick, namentlich Clare Ferraro (Präsidentin), Carolyn Coleburn (Leiterin der Öffentlichkeitsarbeit), Yen Cheong und Langan Kingsley (Publizisten), Nancy Sheppard (Leiterin des Marketings), Bruce Giffords (Verlagslektor), Kyle Davis (Verlagsassistent), Fabiana Van Arsdell (Produktionsdirektorin), Roland Ottewell (Korrektor), Daniel Lagin (Designer) und Julia Thomas (Designerin des Umschlags);

meinen Kollegen an der Singularity University für ihre Ideen, ihren Enthusiasmus und ihre unternehmerische Energie;

meinen Kollegen, die mir ihre inspirierenden Ideen für diesen Band zur Verfügung gestellt haben, namentlich Barry Ptolemy, Ben Goertzel, David Dalrymple, Dileep George, Felicia Ptolemy, Francis Ganong, George Gilder, Larry Janowitch, Laura Deming, Lloyd Watts, Martine Rothblatt, Marvin Minsky, Mickey Singer, Peter Diamandis, Raj Reddy, Terry Grossman, Tomaso Poggio und Vlad Sejnoha;

meinen sachverständigen Begutachtern, namentlich Ben Goertzel, David Gamez, Dean Kamen, Dileep George, Douglas Katz, Harry George, Lloyd Watts, Martine Rothblatt, Marvin Minsky, Paul Linsay, Rafael Reif, Raj Reddy, Randal Koene, Dr. Stephen Wolfram und Tomaso Poggio;

meinen Lektoren, deren Namen oben aufgeführt sind;

schließlich all den kreativen Denkern in der Welt, die mich tagtäglich inspirieren.

Das Geheimnis des menschlichen Denkens

Einleitung

Weiter als Himmel — ist das Hirn —
Denn — leg sie Seit an Seit —
Nimmt dieses jenen leicht noch auf
Und Dich — wie nebenbei —

Das Hirn ist tiefer als das Meer —
Denn — halt sie Blau an Blau
Wie Schwämme — Eimer absorbiern
Saugt eins das andre auf —

Das Hirn wiegt grad soviel wie Gott —
Denn — stemm sie — Gramm für Gramm
Das kontrastiert wenn überhaupt —
Wie Silbe hier und Klang —

EMILY DICKINSON

Intelligenz – das wichtigste Phänomen im Universum – kann natürliche Grenzen überwinden und die Welt nach ihrem Bilde umgestalten. In der Hand des Menschen, als menschliche Intelligenz, hat sie uns in die Lage versetzt, die Beschränkungen unseres biologischen Erbes zu überwinden und uns selbst in diesem Prozess zu verändern. Wir sind die einzige Spezies, die dies tut.

Die Geschichte menschlicher Intelligenz beginnt mit einem Universum, das mit der Fähigkeit ausgestattet ist, Informationen zu verschlüsseln. Diese Eigenschaft erst erlaubt es der Evolution, ihren Lauf zu nehmen. Wie das Universum zu dieser Fähigkeit gelangte, ist selbst eine interessante Geschichte. Das Standardmodell der Physik enthält Dutzende von Konstanten, die ganz genau so sein müssen, wie sie tatsächlich sind – ansonsten gäbe es weder Atome, noch Sterne, keine Planeten, Gehirne und auch keine Bücher über Gehirne. Dass die Gesetze der Physik genau in der Weise aufeinander abgestimmt sind, dass sie die Evolution von Information zuließen, ist ganz offensichtlich ein ziemlich unwahrscheinlicher Umstand. Und doch würden wir – gemäß des anthropischen Prinzips – nicht darüber sprechen, wenn es nicht so wäre. Wo manche ein göttliches Walten vermuten, sehen andere ein Multiversum, das eine Evolution von (Parallel-)Universen hervorbringt, in deren Verlauf die langweiligen (diejenigen, die keine Informationen tragen) aussterben. Aber ganz abgesehen davon, wie unser Universum geworden ist, was es ist, können wir unsere Geschichte mit einer Welt beginnen, deren Fundament „Information" ist.

Die Geschichte der Evolution entfaltet sich auf immer höheren Niveaus der Abstraktion. Atome – vor allem Kohlenstoffatome, die durch ihre Eigenschaft, in vier verschiedene Richtungen Bindungen einzugehen, reichhaltige Informationsstrukturen schaffen – haben immer komplexere Moleküle geformt. Im Ergebnis führten physikalische Prozesse zu chemischen Strukturen.

Eine Milliarde Jahre später bildete sich ein komplexes Molekül – die DNA – heraus, das präzise lange Ketten an Informationen verschlüsseln und Organismen der Art generieren kann, wie es diese „Programme" festlegen. Im Ergebnis führten chemische Abläufe zu biologischen Strukturen.

Mit zunehmender Geschwindigkeit entwickelten Organismen Kommunikations- und Entscheidungsnetzwerke – das Nervensystem –, die immer komplexere Körperteile wie auch ein Verhalten, das ihr Überleben erleichterte, koordinieren konnten. Die Neuronen, aus denen sich die Nervensysteme zusammensetzten, verbanden sich zu Gehirnen mit der Fähigkeit zu zunehmend intelligentem Verhalten. Auf diesem Wege führten biologische zu neurologischen Strukturen, da nun Gehirne das innovativste Medium zum Speichern und Verarbeiten von Informationen geworden waren. Und so sehen wir eine gerichtete Entwicklung über mehrere Stufen – von Atomen über Moleküle und DNA hin zu Gehirnen. Mit der darauffolgenden Etappe kommt dann eine spezifisch menschliche Eigenschaft ins Spiel.

Das Gehirn von Säugetieren besitzt eine eigentümliche Anlage, die sich in keiner anderen Tierklasse findet. Menschen sind fähig zu hierarchischem Denken – das heißt, wir sind fähig, eine Struktur, die sich aus unterschiedlichen Elementen zusammensetzt, die wiederum nach einem bestimmten Muster angeordnet sind, zu verstehen. Wir können darüber hinaus diese Anordnung durch Symbole repräsentieren und schließlich diese Symbole als Elemente einer noch umfassenderen Konfiguration behandeln. Diese Fähigkeit hat ihren Sitz in einer Gehirnstruktur, dem Neokortex, die beim Menschen ein solches Niveau an Perfektion und Leistungsfähigkeit erreicht hat, dass wir diese Muster Ideen nennen können. Durch einen unendlichen rekursiven Prozess können wir Ideen bilden, die ständig komplexer werden. Wir nennen dieses unermessliche Spektrum an rekursiv miteinander verknüpften Ideen „Wissen". Nur der *Homo sapiens* hat einen Bestand an Wissen, der sich selbst entwickelt, exponentiell wächst, und der von einer Generation zur nächsten weitergegeben wird.

Unsere Gehirne führten auch in einem weiteren Bereich zu einer beachtlichen Abstraktionsleistung: Wir bedienten uns unserer Intelligenz im Zusammenspiel mit einem weiteren Ermöglichungsfaktor – dem opponierenden Daumen –, um durch Einwirkung auf die Umwelt Werkzeuge zu erschaffen. Diese Werkzeuge repräsentieren eine neue Form der Evolution – und so führten neurologische Strukturen zu technischer Apparatur. Allein aufgrund unseres Werkzeuggebrauchs hat unser Wissensbestand unbegrenzt wachsen können.

Die erste menschliche Erfindung war die Erzählung: die gesprochene Sprache hat es uns ermöglicht, Ideen in artikulierten Äußerungen zu verkörpern. Mit der später folgenden Erfindung der Schrift wurden bildliche Darstellungen entwickelt, die als Zeichen Ideen symbolisierten. Sammlungen geschriebener Sprache, Bibliotheken, haben die Fähigkeit unserer bis dato auf sich alleine gestellten Gehirne zur Speicherung und Erweiterung unseres rekursiv strukturierten Wissensbestandes enorm gesteigert.

Es gibt Diskussionen darüber, ob auch andere Spezies – etwa Schimpansen – die Fähigkeit besitzen, hierarchische Ideen sprachlich auszudrücken. Schimpansen können eine begrenzte Menge an Zeichensprachensymbolen lernen, die sie in der Kommunikation mit menschlichen Trainern anwenden können. Wie dem auch sei, es ist klar, dass es bestimmte Grenzen der Komplexität von Wissensstrukturen gibt, mit denen Schimpansen umgehen können. Die Sätze, die sie ausdrücken können, beschränken sich auf bestimmte einfache Substantiv-Verb-Abfolgen. Sie sind keinesfalls zu einer unbeschränkten Komplexitätsausweitung, wie sie für die menschliche Sprache charakteristisch ist, in der Lage. Als unterhaltsames Beispiel für die Komplexität der menschlichen Sprache lesen Sie beispielsweise einmal einen jener atemberaubenden, seitenlangen Sätze aus einem Gabriel García Márquez-Roman. Seine sechs Seiten lange Erzählung *Die letzte Reise des Gespensterschiffes* besteht aus nur einem einzigen Satz, und die Geschichte funktioniert sowohl im Spanischen als auch in der englischen [und deutschen] Übersetzung.[1]

Die Leitidee meiner drei früheren Bücher über Technologie (*The Age of Intelligent Machines*, geschrieben in den 1980ern und 1989 veröffentlicht, *The Age of Spiritual Machines*, geschrieben Mitte der 1990er und 1999 veröffentlicht, und *Menschheit 2.0* (Originaltitel: *The Singularity Is Near*), geschrieben in den frühen 2000ern und 2005 veröffentlicht) ist, dass sich der evolutionäre Prozess von Natur aus beschleunigt (als ein Ergebnis ständig wachsender Stufen der Abstraktion, die in seinem Verlauf auftreten), und dass seine Erzeugnisse exponentiell an Komplexität und Befähigung zunehmen. Ich nenne dieses Phänomen das Gesetz vom steigenden Ertragszuwachs (engl. „law of accelerating returns"; im Folgenden: LOAR). Es gilt sowohl für die biologische als auch die technologische Evolution. Das wohl dramatischste Beispiel für das LOAR ist das auffallend voraussagbare exponentielle Wachstum der Kapazität und des Preis-/Leistungsverhältnisses von Informationstechnologien. Der evolutionäre Prozess der Technologie führte unweigerlich zum Computer, der uns eine ungeheure Entfaltung und Erweiterung unseres Wissensbestandes durch die Möglichkeit der umfangreichen Verknüpfung und Vernetzung verschiedener Wissensgebiete beschert hat. Das Web ist selbst ein schlagendes Beispiel für die Leistungsfähigkeit eines hierarchischen Systems, eine gewaltige Menge an Wissen in sich zu fassen und dabei seine ihm eigene Struktur beizubehalten. Die Welt selbst ist von Natur aus hierarchisch – Bäume haben Ästen, Äste setzen sich u. a. aus Blättern zusammen, und Blätter ihrerseits enthalten Adern. Gebäude bestehen aus Stockwerken, Stockwerke bestehen aus Räumen, und Räume bestehen aus Eingängen, Fenstern, Wänden und Böden usw.

Wir haben sogar Werkzeuge entwickelt, mit deren Hilfe wir unsere eigene Biologie in präzisen Informationsbegriffen verstehen können. Mit zusehends höherer Geschwindigkeit konstruieren wir den Informationsprozess nach, der unserer Biologie zugrunde liegt – eingeschlossen den unserer Gehirne. Wir sind nun in Form des menschlichen Genoms im Besitz des Objektcodes des Lebens. Das ist eine Errungenschaft, die selbst ein herausragendes Beispiel exponentiellen Wachstums ist. Denn die Menge genetischer Daten, die weltweit sequenziert wurden, hat sich im Zeitraum der letzten zwanzig Jahre jährlich annäherungsweise verdoppelt.[2] Wir haben nun die Möglichkeit, mit Hilfe von Computern zu simulieren, wie Sequenzen von Basenpaaren zu Aminosäuren werden, die sich in dreidimensionale Proteine zusammenfalten. Aus diesen wiederum baut sich unsere gesamte Biologie auf. Die Komplexität der Proteine, für die eine solche Proteinfaltung simuliert wird, ist stetig angewachsen, da derweil auch die rechnerischen Ressourcen exponentiell gewachsen sind.[3] Wir können ebenfalls simulieren, wie die Proteine untereinander in einem komplizierten, dreidimensionalen Tanz atomarer Kräfte interagieren. Unser wachsendes Verständnis der Biologie ist ein wichtiger Aspekt in der Entdeckung der „Geheimnisse der Intelligenz", die uns die Evolution beschert hat. Diese biologisch inspirierten Paradigmen können wir uns schließlich zunutze machen, um immer intelligentere Technologien zu erschaffen.

Gerade startet ein Großprojekt, in dem Tausende von Wissenschaftlern und Ingenieuren zusammenarbeiten, um das beste Beispiel eines intelligenten Prozesses, das wir überhaupt haben können, zu verstehen: das menschliche Gehirn. Es ist dies wohl die bedeutendste Anstrengung in der Geschichte der Mensch-Maschine-Zivilisation. In *Menschheit 2.0* habe ich dafür argumentiert, dass eine Folgerung aus dem Gesetz vom steigenden Ertragszuwachs die ist, dass höchstwahrscheinlich keine anderen intelligenten Spezies existieren. Kurz zusammengefasst ist die Hauptlinie des Argumentes folgende: Wenn andere intelligente Spezies existieren würden, hätten wir sie bemerkt – angesichts der kurzen Zeit, die vergangen ist zwischen einem Zustand der Zivilisation mit primitiver Technologie (bedenken Sie, dass noch 1850 der schnellste Weg, landesweit Nachrichten zu versenden, der Ponyexpress war) und einem, in dem die Technologie unseren Planeten selbst überschreiten kann.[4] Aus dieser Perspektive könnte das Reverse Engineering* des Gehirns vielleicht als das wichtigste Projekt im Universum gelten.

Ziel des Projektes ist es, die Funktionsweise des menschlichen Gehirns genauer zu verstehen und die auf diese Weise aufgedeckten Arbeitsweisen zu einem besseren Verständnis unserer selbst zu nutzen. Also etwa dazu, bei Bedarf das Gehirn wieder in Ordnung zu bringen und – für den Gegenstand dieses Buches am wichtigsten – immer intelligentere Maschinen herzustellen. Denken Sie daran, dass das Vermögen des Ingenieurwesens gerade darin liegt, natürliche Phänomene in hohem Maße zu verstärken. Als Beispiel könnte man das eher subtile Phänomen, das in Bernoullis Gesetz beschrieben wird, heranziehen. Es besagt, dass über einer gewölbten Oberfläche ein leicht geringerer Luftdruck besteht als über einer sich bewegenden geraden Oberfläche. Über die mathematischen Formulierungen, wie das Bernoulli-Prinzip Auftriebskräfte für Tragflächen hervorbringt, ist man sich unter Wissenschaftlern noch immer nicht ganz einig, während das Ingenieurwesen bereits diese delikate Einsicht aufgegriffen, ihre Kräfte gebündelt und schließlich die gesamte Welt der Luftfahrt geschaffen hat.

In diesem Buch lege ich eine These dar – ich nenne sie Mustererkennungstheorie des Geistes (engl. „pattern recognition theory of mind"; PRTM) –, die, so meine Argumentation, den grundlegenden Algorithmus des Neokortex (die Region des Gehirns, die für Wahrnehmung, Gedächtnis und kritisches Denken zuständig ist) beschreibt. In den folgenden Kapiteln werde ich darlegen, wie die gegenwärtigen Neurowissenschaften, ebenso wie unsere eigenen Gedankenexperimente, zu der unausweichlichen Schlussfolgerung führen, dass diese Methode durchgängig im gesamten Neokortex angewendet wird. Wenn man nun die PRTM mit dem LOAR kombiniert, folgt daraus konsequenterweise, dass wir künftig diese Prinzipien in einer Weise zu dirigieren fähig sein werden, die die Fähigkeiten unserer Intelligenz immens ausweitet.

* Wörtlich etwa „umgekehrte technische Planung"; der Rückschluss von einem fertigen Produkt auf dessen Bauplan oder das Funktionsprinzip.

Tatsächlich läuft dieser Prozess bereits. Es gibt Tausende von Aufgaben und Tätigkeiten, für die früher allein die menschliche Intelligenz zuständig war, die nun von Computern erledigt werden können – gewöhnlich sogar mit einer größeren Präzision und in einer ganz anderen Größenordnung. Jedes Mal, wenn Sie eine E-Mail verschicken oder einen Mobilfunkanruf entgegennehmen, steuern intelligente Algorithmen die jeweiligen Informationen optimal. Machen Sie ein Elektrokardiogramm, und Sie werden dazu eine Computerdiagnose erhalten, die mit der von Ärzten konkurrieren kann. Dasselbe gilt für Blutzellen. Intelligente Algorithmen spüren automatisch Kreditkartenbetrügereien auf, fliegen und landen Flugzeuge, lenken intelligente Waffensysteme, helfen mit computergestütztem Design Produkte zu entwerfen, behalten Just-in-time-Vorratsmengen im Auge, sammeln Produkte in roboterbetriebenen Fabriken und spielen Spiele wie Schach oder das raffinierte Go auf Großmeisterniveau.

Millionen von Menschen sahen den IBM-Computer Watson *Jeopardy!* spielen (ein Spiel, das auf einer natürlichen Sprache basiert) und eine höhere Punktzahl erzielen als die beiden besten menschlichen Spieler der Welt zusammen. Man beachte, dass Watson nicht nur die subtile Sprache der *Jeopardy!*-Fragen (die solche Dinge wie Wortspiele und Metaphern enthielt) las und „verstand". Er verschaffte sich sogar das Wissen, das er für Antworten brauchte, die das selbständige Verstehen von Hunderten von Millionen Seiten natürlichsprachlicher Dokumente (u. a. Wikipedia und andere Enzyklopädien) voraussetzten. Dazu musste er sich praktisch in allen Bereichen menschlicher intellektueller Anstrengungen auskennen, einschließlich Geschichte, Naturwissenschaft, Kunst, Kultur und mehr. IBM arbeitet momentan mit Nuance Speed Technologies (früher Kurzweil Computer Products, meine erste Firma) zusammen an einer neuen Version von Watson, der medizinische Literatur (im Wesentlichen medizinische Journals und führende medizinische Blogs) lesen und so zu einem kompetenten diagnostischen und medizinischen Berater werden soll, indem er die Nuance-Technologien zum Verstehen klinischer Sprache gebraucht. Manche Beobachter haben eingewandt, dass Watson die *Jeopardy!*-Fragen oder Enzyklopädien, die er gelesen hat, nicht wirklich „versteht", weil es sich bei seinen Ergebnissen schlichtweg um statistische Analysen handelt. Ein Kernpunkt, den ich hier ausführen werde, ist, dass die mathematischen Techniken, die auf dem Feld der künstlichen Intelligenz (etwa bei Watson und Siri, dem iPhone-Assistenten) entwickelt worden sind, mathematisch denjenigen Methoden ähnlich sind, die die Biologie in Form des Neokortex hervorgebracht hat. Wenn das Verstehen einer Sprache und anderer Phänomene durch statistische Analyse nicht als wirkliches Verstehen zählt, dann gibt es auch bei

Menschen kein richtiges Verstehen.

„Watsons" Fähigkeit, mit Wissen in natürlichsprachlichen Dokumenten zurechtzukommen, wird in Suchmaschinen auch für Sie erhältlich sein, und zwar bald. Manche Leute sprechen sogar jetzt schon zu ihren Telefonen in natürlicher Sprache (via Siri zum Beispiel, das ebenfalls von Nuance entwickelt worden ist). Die natürlichsprachlichen Unterstützungsprogramme werden schnell immer intelligenter werden, indem sie ähnliche Methoden wie die von Watson benutzen und Watson sich selbst weiter verbessert.

Die selbstfahrenden Google-Autos haben 200.000 Meilen in den geschäftigen Städten und Gemeinden Kaliforniens zurückgelegt. (Eine Zahl, die unzweifelhaft viel höher liegen wird, wenn dieses Buch in den realen und virtuellen Bücherregalen steht.) Es gibt viele andere Beispiele künstlicher Intelligenz in der heutigen Welt, und eine große Zahl weiterer Beispiele zeichnet sich am Horizont bereits ab.

Als weitere Beispiele für das LOAR könnte man die räumliche Auflösung von Gehirnscans und die jährliche Verdoppelung der Datenmenge anführen, die wir über das Gehirn sammeln. Überdies stellen wir unter Beweis, dass wir diese Daten in Arbeitsmodelle und Simulationen der Regionen des Gehirns überführen können. Wir haben Fortschritte gemacht im Reverse Engineering der Kernfunktionen des auditorischen Kortex, in dem wir Informationen über Töne verarbeiten; des visuellen Kortex, in dem wir Informationen, die uns unser Gesichtssinn liefert, verarbeiten; und schließlich des Kleinhirns, das an der Ausbildung unserer motorischen Geschicklichkeit beteiligt ist (etwa einen fliegenden Ball zu fangen).

Das Revolutionäre dieses Projekts, das Gehirn zu verstehen, zu modellieren und zu simulieren, ist die Tatsache, dass hier der zerebrale Neokortex nachkonstruiert werden soll, der für unser rekursives hierarchisches Denken verantwortlich ist. Der zerebrale Kortex, der fast 80 % Prozent unseres Gehirns ausmacht, setzt sich aus hoch repetitiven Strukturen zusammen, die es dem Menschen erlauben, beliebig komplexe Ideenstrukturen zu schaffen.

In der Mustererkennungstheorie des Geistes (PRTM) beschreibe ich ein Modell, das aufzeigt, wie das menschliche Gehirn diese ausschlaggebende Fähigkeit mit Hilfe einer sehr geschickten, im Verlaufe der biologischen Evolution herausgebildeten Struktur entwickeln konnte. Es gibt Einzelheiten in diesen kortikalen Mechanismen, die wir nicht vollständig verstehen, aber wir wissen genug über die Funktionen, die sie ausführen müssen, so dass wir nichtsdestotrotz Algorithmen entwerfen können, die denselben Zweck erfüllen. Wenn wir den Neokortex zu verstehen beginnen, sind wir in einer Position, in der wir unsere Möglichkeiten in hohem Maße erweitern können, ganz wie die Luftfahrt die Kräfte, mit denen das

Bernoulli-Prinzip ursprünglich arbeitete, bei weitem übertroffen hat. Das Funktionsprinzip des Neokortex ist wohl die wichtigste Idee in der Welt, ist es doch sowohl in der Lage, alles bestehende Wissen und alle Fertigkeiten zu repräsentieren, als auch neues Wissen zu schaffen. Es ist schließlich der Neokortex, der verantwortlich ist für jede Erzählung, jedes Lied, jedes Gemälde, jede wissenschaftliche Entdeckung, und die vielgestaltigen weiteren Produkte des menschlichen Denkens.

Es besteht auf dem Feld der Neurowissenschaften ein dringender Bedarf an einer Theorie, die die extrem ungleichartigen und ausufernden Beobachtungen, die täglich vermeldet werden, zusammenführt. Eine vereinheitlichte Theorie ist ein essentielles Erfordernis in jedem größerem Gebiet der Wissenschaft. In Kapitel 1 werde ich erzählen, wie zwei Tagträumer die Biologie und die Physik vereinheitlichten, Gebiete, die vorher ebenso mannigfaltig wie hoffnungslos ungeordnet zu sein schienen. Daraufhin werde ich mich damit befassen, wie eine solche Theorie auf den Bereich des Gehirns Anwendung finden kann.

Es scheint heute fast üblich zu sein, die beachtliche Komplexität des Gehirns zu feiern. Wenn man eine Suchanfrage mit diesem Stichwort bei Google eingibt, erhält man etwa 30 Millionen Links. (Es ist aber unmöglich, diese Zahl in die tatsächlichen Nennungen zu übersetzen, weil manche der Websites mehrfache Nennungen aufweisen, manche gar keine.)

James D. Watson selbst schrieb 1992: „Das Gehirn ist die letzte und größte biologische Grenze, die komplexeste Sache, die wir in unserem Universum bis jetzt entdeckt haben." Er fährt fort zu erklären, warum er glaubt, dass „es Hunderte von Milliarden Zellen umfasst, vernetzt durch Trillionen von Verknüpfungen. Das Gehirn haucht dem Geist Leben ein."[5]

Ich stimme mit Watson darin überein, dass das Gehirn die größte biologische Grenze darstellt. Aber die Tatsache, dass es Milliarden von Zellen und Trillionen von Verknüpfungen einschließt, macht seine grundlegende Vorgehensweise nicht notwendigerweise zu einer komplexen, wenn wir leicht verstehbare (und re-konstruierbare) Muster in diesen Zellen und Verknüpfungen identifizieren können, besonders solche, die in hohem Maße redundant sind.

Lassen Sie uns aber zunächst einmal darüber nachdenken, was Komplexität bedeutet. Wir könnten beispielsweise fragen, ob ein Wald komplex ist. Nun, die Antwort hängt von der Perspektive ab, die Sie einnehmen. Sie könnten hervorheben, dass es in einem Wald Tausende von Bäumen gibt und jeder einzelne von diesen verschieden ist. Sie könnten in dieser Richtung weiter gehen und feststellen, dass jeder Baum Tausende von Zweigen hat und jeder dieser Zweige verschieden ist. Überdies könnten sie noch die verschlungenen Einzelheiten jedes einzelnen Zweiges beschreiben. Sie könnten demnach zu dem Schluss kommen, der Wald besitze eine Komplexität, die unser Vorstellungsvermögen bei weitem übersteigt.

Ein solcher Ansatz hieße aber buchstäblich, den Wald vor lauter Bäumen nicht zu sehen. Gewiss gibt es eine ganze Menge an fraktalen Variationen unter Bäumen und Zweigen, aber um die Prinzipien des „Waldes" korrekt zu verstehen, wäre es wahrscheinlich ein besserer Ausgangspunkt, die unterschiedlichen Redundanzmuster als stochastische (d. h. zufällige) Variationen zu identifizieren, die sich in diesem Bereich finden. Es ist nur fair zu sagen, dass das Konzept des Waldes einfacher ist als das Konzept eines Baumes.

Dasselbe gilt für das Gehirn, das eine ähnlich umfangreiche Redundanz aufweist, besonders im Neokortex. Wie ich in diesem Buch deutlich machen werde, ist es nur fair zu sagen, dass ein einzelnes Neuron eine größere Komplexität aufweist als die gesamte Struktur des Neokortex.

Ziel dieses Buches ist es ganz entschieden nicht, in den Chor derjenigen unzähligen Stimmen einzustimmen, die dem Gehirn eine ungeheure Komplexität bescheinigen. Im Gegenteil, ich will zeigen, von welch überraschender Einfachheit es ist. Das hoffe ich durch die Erklärung zu tun, wie ein grundlegender, ausgeklügelter Mechanismus für das Erkennen, das Erinnern und das Vorhersagen von Mustern – im Neokortex Hunderte von Millionen Mal wiederholt – für die großartige Differenziertheit unseres Denkens verantwortlich ist. Ebenso, wie den unterschiedlichen Kombinationen der Werte des genetischen Codes, die sich in der mitochondrialen und Kern-DNA finden, eine erstaunliche Mannigfaltigkeit an Organismen entspringt, bildet sich, gestützt auf die Werte von Mustern (in Verknüpfungen und synaptischen Erregungen), die sich in und zwischen unseren neokortikalen Mustererkennern finden, eine verblüffende Menge an Ideen, Gedanken und Fertigkeiten. Wie der MIT-Neurowissenschaftler Sebastian Seung es ausdrückt: „Unsere Identität liegt nicht in unseren Genen, sondern in den Verknüpfungen zwischen unseren Gehirnzellen." [6]

Wir müssen zwischen der Komplexität der Konstruktion und Komplexität als solcher unterscheiden. Denken Sie an die berühmte Mandelbrot-Menge, deren Abbildung lange Zeit geradezu ein Sinnbild für Komplexität gewesen ist. Um ihre offensichtliche Kompliziertheit schätzen zu können, ist es nützlich, sich diese Abbildung (optisch) ein wenig näher heranzuholen. (Dies können Sie über die in dieser Endnote angegebenen Links tun.)[7] Es gibt dort eine endlose Komplexität innerhalb der Komplexität, und diese verschiedenen Komplexitäten sind ihrerseits voneinander verschieden. Dennoch, das Design, die Formel für die Mandelbrot-Menge könnte kaum simpler sein. Sie ist nur sechs Zeichen lang: $Z = Z^2 + C$. Z steht hier für eine „komplexe“ Zahl (das bedeutet: ein Zahlenpaar) und C für eine Konstante. Es ist nicht notwendig, die Mandelbrot-Funktion vollständig zu verstehen, um zu sehen, dass sie relativ simpel ist. Diese Formel wird iterativ auf jeder Stufe einer Hierarchie angewendet. Dasselbe gilt auch für das Gehirn. Dessen sich wiederholende Struktur ist nun nicht ganz so einfach wie die sechs Zeichen lange Formel der Mandelbrot-Menge. Aber sie ist nicht annähernd so komplex wie die Millionen von Webeinträgen über die Komplexität des Gehirns vielleicht vermuten lassen. Dieses neokortikale Design wiederholt sich immer wieder auf jeder Stufe der konzeptuellen Hierarchie, die der Neokortex darstellt. Einstein bringt auf den Punkt, was ich in diesem Buch vorhabe, wenn er sagt: „Jeder intelligente Narr kann Dinge größer und komplexer machen [...] aber es erfordert eine Menge Mut, sich in die entgegengesetzte Richtung zu bewegen.“

Bisher habe ich vom Gehirn gesprochen. Wie steht es um das Bewusstsein? Zum Beispiel: Wie erlangt der problemlösende Neokortex Bewusstsein? Und weiter, wo wir gerade bei diesem Thema sind: Wie viele „Bewusstseine” haben wir in unserem Gehirn? Es gibt Hinweise darauf, dass es mehr als eines sein könnten.

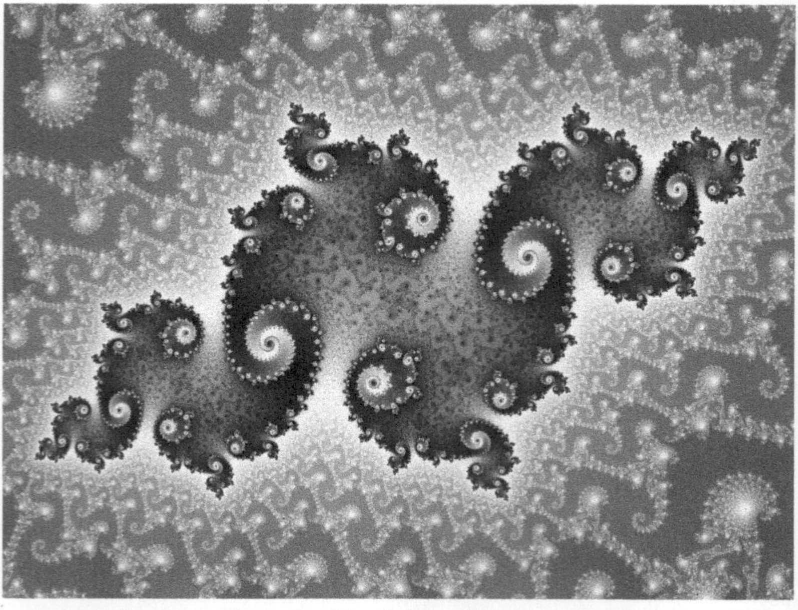

Graphische Darstellung der Mandelbrot-Menge, einer einfachen Formel, die iterativ angewendet wird. Wenn man die Ansicht vergrößert, verändern sich die Bilder in offensichtlich komplexer Art und Weise.

Eine weitere hierher gehörende Frage über den Geist ist: Was ist der freie Wille? Und besitzen wir ihn überhaupt? Einige Experimente scheinen zu zeigen, dass wir mit der Umsetzung unserer Entscheidungen beginnen, noch ehe wir uns bewusst sind, dass wir sie überhaupt getroffen haben. Bedeutet das, dass der freie Wille bloß eine Illusion ist?

Und schließlich: Welche Eigenschaften des Gehirns sind für die Formung unserer Identität verantwortlich? Bin ich dieselbe Person, die ich vor sechs Monaten war? Selbstverständlich bin ich nicht genau dieselbe Person, die ich damals war. Aber habe ich nicht dennoch dieselbe Identität?

Wir werden zu prüfen haben, was die Mustererkennungstheorie des Geistes für diese uralten (Menschheits-)Fragen bedeutet.

KAPITEL 1

Gedankenexperimente über die Welt

Darwins Theorie der natürlichen Selektion betrat erst spät die Bühne der Geschichte des Geistes.

Hatte ihr spätes Auftreten darin ihren Grund, dass sie in Opposition zur Wahrheit religiöser Offenbarung stand? Dass sie einen vollständig neuen Gegenstand in der Wissenschaftsgeschichte darstellte? Weil sie allein für lebende Wesen galt? Oder weil sie von Zwecken und finalen Ursachen handelte, ohne den Akt der Schöpfung vorauszusetzen? Ich denke nicht. Darwin entdeckte ganz einfach die Rolle der Selektion, eine Art der Kausalität, die von den Push-Pull-Mechanismen der damaligen Wissenschaft entscheidend abwich. Der Ursprung der fantastischen Vielfalt der lebendigen Dinge konnte durch den Beitrag von neuartigen Merkmalen, möglicherweise von zufälliger Herkunft, für ihr Überleben erklärt werden. Es gab wenig oder nichts in der physikalischen oder biologischen Wissenschaft, das Selektion als kausales Prinzip erahnen ließ.

B. F. SKINNER

Nichts ist letzten Endes heilig außer der Integrität deines eigenen Geistes.

RALPH WALDO EMERSON

Eine Metapher aus der Geologie

Im frühen 19. Jahrhundert dachten Geologen über eine fundamentale Frage nach. Riesige Höhlen und Schluchten wie der Grand Canyon in den Vereinigten Staaten und Vikos Gorge in Griechenland (angeblich die tiefste Schlucht der Welt) gab es überall auf dem ganzen Erdball. Wie kamen diese majestätischen Formationen dorthin?

Es gab dort stete Wasserströme, die die vorteilhaften Gegebenheiten des Geländes nutzten, um sich ihren Weg durch diese natürlichen Formationen zu bahnen. Aber vor Mitte des 19. Jahrhunderts schien es absurd, dass diese schwachen Ströme die Schöpfer solch riesiger Schluchten und Felswände gewesen sein sollten. Der britische Geologe Charles Lyell (1797–1875) äußerte nichtsdestotrotz die Vermutung, dass es tatsächlich die Bewegung des Wassers gewesen sei, die diese bedeutenden geologischen Änderungen über lange Zeiträume hinweg geformt hätte – im Grunde genommen Kieselstein für Kieselstein. Dieser Vorschlag erntete zunächst Spott, aber innerhalb von zwei Dekaden wurde er von der Mehrheit akzeptiert.

Eine Person, die aufmerksam die Reaktionen der wissenschaftlichen Gemeinschaft auf Lyells radikale These verfolgte, war der englische Naturforscher Charles Darwin (1809–1882). Vergegenwärtigen Sie sich die Situation der Biologie um 1850. Ihr Gegenstandsbereich war unübersehbar vielschichtig. Sie sah sich einer Unmenge von Tieren und Pflanzen gegenüber, von denen jedes für sich eine beachtliche Komplexität darstellte. Wenn überhaupt eine Einigkeit unter den Wissenschaftlern bestand, dann in der Verweigerung des Versuchs, eine einheitliche Theorie für diese überwältigende Mannigfaltigkeit und Vielgestaltigkeit der Natur aufzustellen. Diese Vielfalt diente vielmehr als Zeugnis für die Herrlichkeit der göttlichen Schöpfung – ebenso wie für die Intelligenz derjenigen Wissenschaftler, die imstande waren, dieselbe zu erfassen.

Darwin ging das Problem einer allgemeinen Theorie der Arten durch eine Analogie zu Lyells These an. Auf diesem Wege versuchte er zu erklären, dass es über mehrere Generationen hinweg schrittweise zu Veränderungen in der Gestalt der Arten gekommen sei.

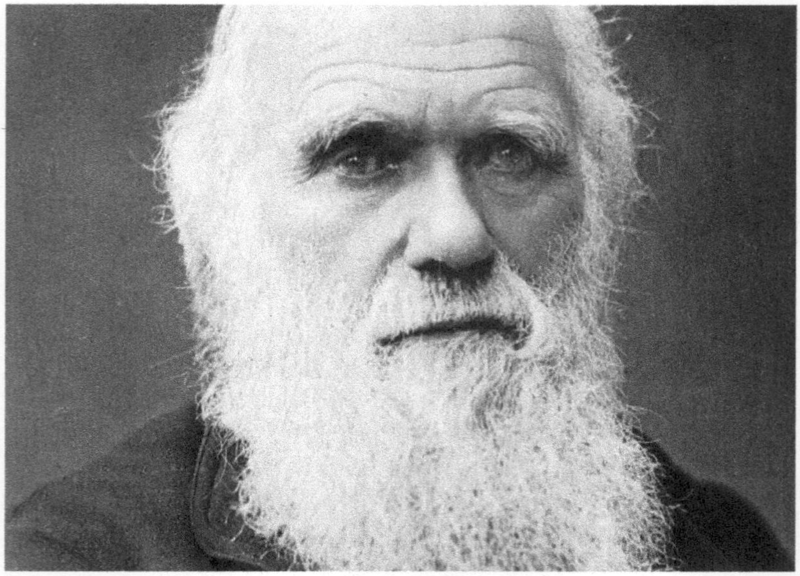

Charles Darwin, Autor von *Die Entstehung der Arten*, welches die Idee der biologischen Evolution begründete.

Er kombinierte diese Erkenntnis mit seinen Gedankenexperimenten und Beobachtungen, die er in dem berühmten Buch *Die Fahrt der Beagle* darlegte. Darwin behauptete, dass die Individuen jeder Generation, die am besten in ihrer ökologischen Nische überleben konnten, diejenigen seien, die die Individuen der Folgegeneration zeugen.

Am 22. November 1859 begann der Verkauf von Darwins *Die Entstehung der Arten durch natürliche Zuchtwahl*. In diesem sprach er deutlich aus, was er Lyell verdankte:

> Ich weiß wohl, dass die durch die vorangehenden ersonnenen Beispiele erläuterte Lehre von der natürlichen Zuchtwahl denselben Einwendungen ausgesetzt ist, welche man anfangs gegen Ch. Lyells großartige Ansichten in „The Modern Changes of the Earth, as Illustative of Geology" vorgebracht hat; indessen hört man jetzt die Wirkung der jetzt noch tätigen Momente in ihrer Anwendung auf die Aushöhlung der tiefsten Täler oder auf die Bildung der längsten binnenländischen Klippenlinien selten mehr als eine unwichtige und unbedeutende Ursache bezeichnen. Die natürliche Zuchtwahl wirkt nur durch Erhaltung und Häufung kleiner vererbter Modifikationen, deren jede dem erhaltenen Wesen von Vorteil ist; und wie die neuere Geologie solche Ansichten, wie die Aushöhlung großer Täler durch eine einzige Diluvialwoge, fast ganz verbannt hat, so wird auch die Zuchtwahl den Glauben an eine fortgesetzte Schöpfung neuer organischer Wesen oder an große und plötzliche Modifikationen ihrer Struktur verbannen.[1]

Es gibt immer etliche Gründe, warum große neue Ideen auf Widerstand stoßen. Es ist auch nicht schwierig, sie in Darwins Fall auszumachen. Dass wir nicht von Gott, sondern vom Affen abstammen, und (zeitlich) davor von Würmern, passte vielen Kritikern ganz und gar nicht ins Konzept. Die Andeutung, dass von daher unser Haushund so etwas wie unser (evolutionsgeschichtlicher) Cousin sein könnte – genauso wie die Raupe, ganz zu schweigen von der Pflanze, über die diese kriecht (ein Cousin millionsten oder milliardsten Grades vielleicht, aber dennoch immerhin verwandt) –, klang für viele wie Blasphemie.

Aber diese Idee setzte sich schnell durch, weil sie Kohärenz in etwas brachte, was vorher lediglich eine Unmenge von scheinbar beziehungslosen Beobachtungen gewesen war. 1872, in der sechsten Auflage der „Entstehung der Arten", fügte Darwin die folgende Passage hinzu: „Als Belege für einen früheren Zustand der Dinge habe ich in den vorstehenden Abschnitten und an anderen Orten mehrere Sätze beibehalten, welche die Ansicht enthalten, dass die Naturforscher an eine einzelne Entstehung jeder Spezies glauben: ich bin darüber, dass ich mich so ausgedrückt habe, sehr getadelt worden. Unzweifelhaft war dies aber der allgemeine Glaube, als die erste Auflage des vorliegenden Werkes erschien. [...] Jetzt haben sich die Sachen ganz und gar geändert und fast jeder Naturforscher nimmt das große Prinzip der Evolution an."[2]

Über das restliche Jahrhundert hinweg wurde Darwins Einheit stiftende Idee noch weiter vertieft. 1869, nur ein Jahrzehnt nach der ersten Veröffentlichung der „Entstehung der Arten", entdeckte der Schweizer Arzt Friedrich Miescher (1844–1895) eine Substanz im Zellkern, die er Nuklein nannte und von der sich herausstellen sollte, dass es sich um DNA handelt.[3] 1927 beschrieb der russische Biologe Nikolai Koltsov (1872–1940) etwas, das er „riesiges Erbmolekül" nannte, und von dem er sagte, das es sich zusammensetze aus „zwei spiegelbildlichen Strängen, die sich in einer semi-konservativen Weise replizieren, indem sie jeden Strang als Vorlage benutzen." Seine Entdeckung wurde ebenfalls von vielen Seiten verworfen. Die Kommunisten hielten sie für faschistische Propaganda und sein plötzlicher, unerwarteter Tod ist der sowjetischen Geheimpolizei zugeschrieben worden.[4] 1953, fast ein Jahrhundert nach der Veröffentlichung von Darwins bahnbrechendem Werk, stellten der amerikanische Biologe James D. Watson (geboren 1928) und der englische Biologe Francis Crick (1916–2004) die erste akkurate Beschreibung der DNA-Struktur vor. Sie beschrieben sie als eine Doppelhelix zweier umeinanderlaufender Stränge.[5] Es ist der Erwähnung wert, dass dieser Fund auf dem aufbaute, was heute als „Photo 51" bekannt ist, aufgenommen von ihrer Kollegin Rosalind Franklin in einer Röntgenstrukturuntersuchung, die das erste Bild einer Doppelhelix wiedergibt. Wegen der auf diesem Bild aufbauenden folgenden Entdeckungen wurde immer wieder von verschiedenen Seiten vorgebracht, dass Franklin zusammen mit Watson und Cricks den Nobelpreis hätte erhalten sollen.[6]

Mit der Beschreibung eines Moleküls, das das Programm der biologischen Prozesse codieren konnte, gab es nun eine fest verankerte Einheitstheorie der Biologie. Sie konnte eine einfache und elegante Begründung für alle Formen des Lebens liefern. Allein abhängig von den Werten der Basenpaare, die die DNA-Stränge im Nukleus ausmachen (und in geringerem Maße die Mitochondrien), entwickelt sich ein Organismus folglich entweder zu einem Grashalm oder in ein menschliches Wesen. Diese Einsicht zerstörte keinesfalls die herrliche Vielfalt der Natur. Aber wir verstehen jetzt, dass der außergewöhnliche Reichtum der Natur aus einem riesigen Sortiment von Strukturen herrührt, die durch dieses universale Molekül codiert werden können.

Ritt auf einem Lichtstrahl

Zu Beginn des 20. Jahrhunderts wurde die Welt der Physik durch eine weitere Reihe von Gedankenexperimenten auf den Kopf gestellt. 1879 wurde einem deutschen Ingenieur und einer Hausfrau ein Junge geboren. Er sprach kein Wort, bis er drei Jahre alt war, und soll bis ins Alter von neun Jahren Probleme in der Schule gehabt haben. Mit sechzehn träumte er davon, auf einem Mondstrahl zu reiten.

Der junge Mann kannte das Experiment des englischen Mathematikers Thomas Young aus dem Jahr 1803, das den vermeintlichen Erweis erbrachte, dass Licht sich aus Wellen zusammensetzt. Die Folgerung hieraus war zur damaligen Zeit, dass die Lichtwellen sich in einem gewissen Medium bewegen mussten; also ähnlich, wie sich Meereswellen durch Wasser und Schallwellen durch Luft und andere materielle Träger ausbreiten. Die Wissenschaftler nannten das Medium, durch das sich das Licht vermeintlich bewegte, Äther. Der Junge wusste ebenfalls von einem 1887 von den amerikanischen Wissenschaftlern Albert Michelson (1852–1931) und Edward Morley (1838–1923) durchgeführten Experiment, das beweisen sollte, dass Äther tatsächlich existiert. Die grundlegende Idee dieses Experiments lag in der Analogie zur Fortbewegung in einem Ruderboot, das sich auf einem Fluss sowohl stromaufwärts als auch stromabwärts bewegt. Wenn man mit einer konstanten Geschwindigkeit rudert, dann wird die Geschwindigkeit – gemessen vom ruhenden Ufer – größer sein, wenn man mit dem Strom, statt gegen den Strom rudert. Michelson und Morley nahmen an, das Licht würde sich durch den Äther mit einer konstanten Geschwindigkeit fortbewegen (das heißt mit Lichtgeschwindigkeit). Sie überlegten sich, dass die Geschwindigkeit des Sonnenlichts unterschiedlich sein müsste, je nachdem, ob die Erde sich zur Sonne hin bewegt oder sich von ihr entfernt (nämlich die zweifache Geschwindigkeit der Erddrehung). Das Zutreffen dieser Voraussage hätte die Annahme der Existenz von „Äther" gestützt. Was sie jedoch entdeckten, war, dass es keinen Unterschied in der Geschwindigkeit des Lichts gibt, gleichgültig wo sich die Erde in ihrer Umlaufbahn befindet. Die Forschungsresultate widerlegten die Idee eines Äthers. Aber was geschieht tatsächlich? Dies blieb für fast zwei Jahrzehnte ein Mysterium.

Als dieser deutsche Teenager sich seine Reise an der Seite eines Lichtstrahls vorstellte, dachte er sich, dass dann die Lichtwellen eigentlich in Ruhe verharren müssten, genauso wie wenn ein Zug sich anscheinend nicht bewegt, wenn man sich neben ihm mit gleicher Geschwindigkeit fortbewegt. Doch er erkannte, dass dies unmöglich ist, weil die Lichtgeschwindigkeit unabhängig von der eigenen

Bewegung als konstant vorausgesetzt wird. Daher modifizierte er das Gedankenexperiment und stellte sich vor, was passieren würde, wenn er sich neben dem Lichtstrahl mit geringerer Geschwindigkeit bewegte. Was würde passieren, wenn er nur mit 90 Prozent der Lichtgeschwindigkeit vorankäme? Wenn Lichtstrahlen sich genauso wie Züge verhalten, so dachte er, dann müsste er den Lichtstrahl mit einem Zehntel der Lichtgeschwindigkeit sich von ihm wegbewegen sehen. Tatsächlich müsste dies genauso Beobachtern auf der Erde erscheinen. Aber wir wissen, dass die Lichtgeschwindigkeit eine Konstante ist, wie das Michelson-Morley-Experiment zeigte. Daher würde er in seinem Gedankenexperiment den Lichtstrahl vor sich mit der vollen Lichtgeschwindigkeit sich fortbewegen sehen. Dies erschien wie ein Widerspruch. Wie konnte dies also möglich sein?

Die Antwort erkannte der deutsche Junge, dessen Name zufällig Albert Einstein (1879–1955) war, als er sechsundzwanzig wurde. Offenbar – so die Lösung des jungen Einsteins – hat sich die Zeit selbst für ihn verlangsamt. Er legte diese Überlegungen in einer Abhandlung dar, die er 1905 veröffentlichte.[7] Wenn Beobachter von der Erde aus einen Blick auf die Uhr des reisenden jungen Mannes werfen würden, dann sähen sie, dass sie zehnmal langsamer schlagen würde. Und tatsächlich würde seine Uhr, wenn er zur Erde zurückkehrte, anzeigen, dass auf seiner Reise nur zehn Prozent der auf der Erde vergangenen Zeit verstrichen wären (Be- und Entschleunigung hier einmal außer Acht gelassen). Aus seiner Perspektive aber würde die Zeit auf seiner Uhr ganz normal vergehen und der Lichtstrahl neben ihm würde sich mit Lichtgeschwindigkeit fortbewegen. Die zehnfache Verlangsamung der Geschwindigkeit der Zeit selbst (relativ zur „Erdzeit") erklärt vollkommen die offenbaren Unstimmigkeiten in der Beobachtung aus den verschiedenen Perspektiven. Im Extrem würde die Verlangsamung des Zeitablaufs Null erreichen ab dem Zeitpunkt, an dem die Reisegeschwindigkeit gleich der Lichtgeschwindigkeit ist. Daher ist es unmöglich, sich neben einem Lichtstrahl (mit gleicher Geschwindigkeit) fortzubewegen. Obwohl es unmöglich ist, sich mit Lichtgeschwindigkeit zu bewegen, erwies es sich als theoretisch nicht unmöglich, sich schneller als ein Lichtstrahl fortzubewegen. Dann würde allerdings die Zeit rückwärts laufen.

Diese Lösung erschien vielen frühen Kritikern absurd. Wie könnte die Zeit selbst sich verlangsamen, nur aufgrund der Bewegungsgeschwindigkeit von irgendjemandem? In der Tat waren andere Denker achtzehn Jahre lang (seit dem Michelson-Morley-Experiment) nicht in der Lage gewesen, die Schlussfolgerung zu ziehen, die für Einstein ganz naheliegend schien. Die vielen anderen, die sich diesem Problem im späten 19. Jahrhundert gestellt hatten, fielen buchstäblich „vom Stuhl“, als es galt, die Implikationen dieses Prinzips zu Ende zu denken. So sehr waren sie in ihren vorgefassten Meinungen über die Wirklichkeit gefangen. ("Fielen vom Lichtstrahl", könnte man die Metapher nun auch wenden.)

Einsteins zweites Gedankenexperiment bestand darin sich vorzustellen, wie er und sein Bruder durch den Weltraum fliegen: Sie sind 299 792,458 Kilometer voneinander entfernt. Einstein möchte schneller vorankommen. Aber er will auch die Entfernung zwischen ihm und seinem Bruder beibehalten. Deswegen gibt er seinem Bruder jedes Mal ein Zeichen mit einer Taschenlampe, wenn er beschleunigen möchte. Da er weiß, dass es eine Sekunde dauert, bis das Lichtsignal seinen Bruder erreicht, wartet er immer eine Sekunde (nach dem Senden des Signals), um dann seine Geschwindigkeit zu steigern. Jedes Mal wenn sein Bruder das Signal erhält, beschleunigt dieser seine Geschwindigkeit augenblicklich. Auf diese Weise beschleunigen die Brüder immer exakt zur selben Zeit und daher bleibt die Entfernung zwischen ihnen beiden immer dieselbe.

Aber nun überlegen Sie sich, was man von der Erde aus sähe. Wenn die beiden Brüder sich von uns weg bewegen (mit Albert vorneweg), dann würde es so erscheinen, als ob das Licht weniger als eine Sekunde braucht, um den Bruder zu erreichen, da dieser sich in Richtung des Lichts bewegt. Auch würden wir beobachten, wie die Uhr von Einsteins Bruder langsamer geht (da seine Geschwindigkeit umso höher ist, je näher er uns ist). Aus beiden Gründen sähe es aus unserer Perspektive von der Erde so aus, als ob die beiden sich immer mehr annähern, ja letztendlich sogar kollidieren würden. Dagegen bleibt die Distanz aus der Sicht der beiden Brüder konstant bei 299 792,458 Kilometer.

Wie kann das sein? Die Antwort ist – offenbar –, dass die Entfernungen sich parallel zu ihrer Bewegung zusammenziehen (nicht aber senkrecht). Das heißt, die Einstein-Brüder werden kleiner (angenommen sie fliegen mit dem Kopf voran), wenn sie schneller werden. Durch diese bizarre Folgerung verlor Einstein wahrscheinlich mehr frühe Anhänger als durch seine vorherigen Überlegungen zur Zeit.

Innerhalb desselben Jahres durchdachte Einstein das Verhältnis von Materie und Energie im Rahmen eines weiteren Gedankenexperiments. Der schottische Physiker James Clerk Maxwell hatte 1859 gezeigt, dass Lichtpartikel, die Photonen, keine Masse, aber nichtsdestotrotz einen Impuls besitzen. Als Kind hatte ich ein Gerät, das „Crookes Radiometer“[8], das aus einem luftdichten Glaskolben bestand, der ein teilweises Vakuum und einen Satz von vier Fähnchen, die auf einer Spindel rotieren, beinhaltete. Die Fähnchen waren auf der einen Seite weiß, auf der anderen schwarz. Die weiße Seite jedes Fähnchens reflektierte, die schwarze absorbierte Licht. (Das ist auch der Grund, warum es kühler ist, wenn man an einem heißen Tag ein weißes T-Shirt anstelle eines schwarzen trägt.) Wenn Licht auf das Gerät schien, fingen die Fähnchen zu rotieren an. Die schwarzen Seiten bewegten sich dabei vom Licht weg. Dies ist eine direkte Demonstration dafür, dass Photonen genug Impuls haben, um die Fähnchen des Radiometers zu bewegen.[9]

Der Sachverhalt, mit dem Einstein zu kämpfen hatte, ist, dass der Impuls eine Funktion der Masse ist: Impuls ist gleich Masse mal Geschwindigkeit. Daher hat beispielsweise eine Lokomotive bei einer Geschwindigkeit von 30 km/h einen sehr viel höheren Impuls als, sagen wir, ein Insekt, dass sich mit derselben Geschwindigkeit fortbewegt. Wie kann es dann aber einen positiven Impuls für einen Partikel ohne Masse geben?

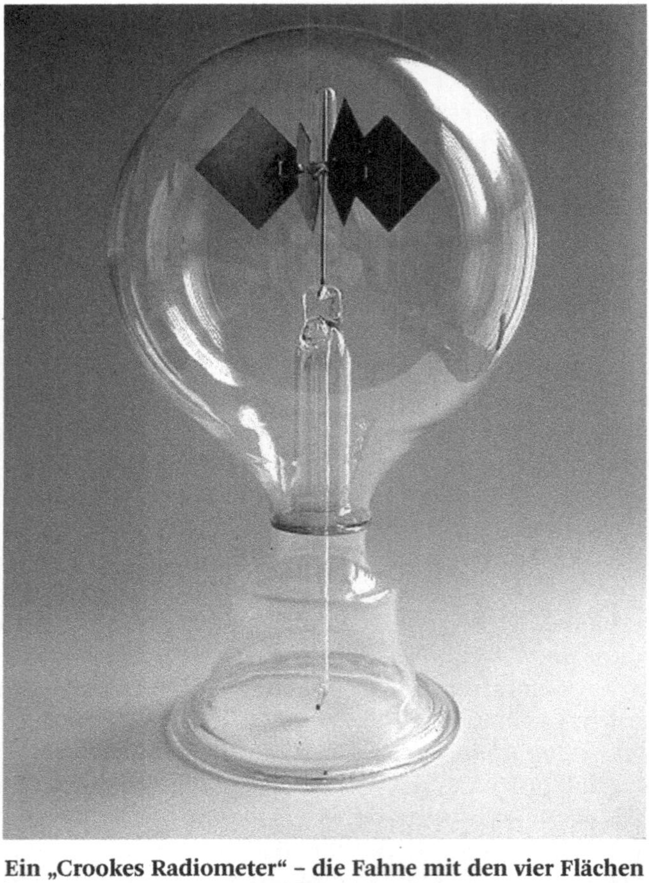

Ein „Crookes Radiometer" – die Fahne mit den vier Flächen rotiert, wenn das Licht auf sie scheint.

Einsteins Gedankenexperiment bestand in der Hauptsache aus einer Kiste, die im Weltraum schwebt. Ein Photon wird innerhalb der Kiste von der linken zur rechten Seite ausgesendet. Da der Gesamtimpuls des Systems erhalten bleiben muss, bedeutet dies, dass sich die Kiste nach der Aussendung des Photons nach links bewegt. Nach einer gewissen Zeit kollidiert das Photon mit der rechten Wand und überträgt so seinen Impuls zurück an die Kiste. Die Summe des Gesamtimpulses des Systems ist nun wiederhergestellt und daher stoppt die Bewegung der Kiste.

So weit, so gut. Aber nun betrachten Sie den Vorgang aus Einsteins Blickwinkel, der die Kiste von außen sieht. Er beobachtet keinerlei äußere Einwirkung auf die Kiste. Keine Partikel – mit oder ohne Masse – treffen auf sie und nichts verlässt sie. Dennoch sieht Einstein – gemäß obigem Szenario –, dass die Kiste sich vorübergehend nach links bewegt und dann stoppt. Gemäß unserer Analyse sollte jedes Photon permanent die Kiste nach links bewegen. Da es keine äußeren Einwirkungen auf die Kiste oder aus der Kiste gegeben hat, muss sich ihr Massenzentrum an der gleichen Stelle befinden. Demnach kann das Photon innerhalb der Kiste, das sich von links nach rechts bewegt, das Massenzentrum nicht verändern, weil es selbst keine Masse hat.

Oder doch? Einstein schlussfolgerte, dass, da das Photon offensichtlich Energie und Impuls hat, es also auch ein Masseäquivalent besitzen müsse. Die Energie des sich bewegenden Photons ist also äquivalent der sich bewegenden Masse. Wir können berechnen, wie groß dieses Äquivalent ist, wenn wir uns daran erinnern, dass das Massenzentrum des Systems während der Photonenbewegung stationär sein muss. Durch diese einfache mathematische Operation bewies Einstein, dass Masse und Energie äquivalent sind und in einem konstanten Verhältnis stehen. Allerdings gab es einen Haken. Die Konstante selbst mag vielleicht einfach sein, aber ihr Betrag stellte sich als enorm heraus. Denn sie beträgt das Quadrat der Lichtgeschwindigkeit (etwa 1.7×10^{17} m^2/s^2. Um es sich besser vorzustellen: 17 gefolgt von 16 Nullen). Und so entstand Einsteins berühmtes $E = mc^2$.[10] Dementsprechend hat die Masse einer Unze (28 Gramm) ein Äquivalent von 600.000 Tonnen TNT. Einsteins Brief an Präsident Roosevelt vom 2. August 1939, in dem er ihn über das auf dieser Formel aufbauende Potential einer Atombombe informierte, führte die Welt ins Atomzeitalter.[11]

Man könnte nun denken, dass dies schon vorher auf der Hand lag – vorausgesetzt Experimentatoren hätten bemerkt, dass die Masse radioaktiver Substanzen als Resultat der Strahlung über die Zeit abnimmt. Es wurde hingegen angenommen, dass radioaktive Substanzen einen besonderen, unbekannten hochenergetischen Brennstoff beinhalten, der abbrennt. Diese Annahme ist nicht ganz falsch. Allerdings ist der Brennstoff, der „abbrennt", ganz einfach die Masse.

Es gibt verschiedene Gründe dafür, warum ich dieses Buch mit Darwins und Einsteins Gedankenexperimenten eingeleitet habe: zuallererst zeigen sie uns die außergewöhnliche Macht des menschlichen Gehirns. Ohne andere Ausrüstung als Stift und Papier, um die Strichmännchen in diesen Gedankenexperimenten zu zeichnen und die daraus folgenden ziemlich einfachen Gleichungen zu notieren, war Einstein in der Lage, das seit zwei Jahrhunderten bestehende Verständnis der physikalischen Welt umzustürzen, den Lauf der Geschichte (einschließlich des 2. Weltkriegs) tiefgreifend zu beeinflussen und schließlich das Nuklearzeitalter einzuleiten.

Es ist wahr, dass Einstein sich auf wenige experimentelle Funde des 19. Jahrhunderts stützte, obwohl auch diese Experimente keiner aufwendigen Vorrichtungen bedurften. Es ist ebenfalls wahr, dass die folgende experimentelle Absicherung von Einsteins Theorien aufwendigere Technologien nutzte. Und wenn diese nicht entwickelt worden wären, dann hätten wir keine Bestätigung, wie wir sie heute haben, dass Einsteins Ideen glaubwürdig und zuverlässig sind. Jedoch sollten solche Technologien nicht die Aufmerksamkeit von der Tatsache ablenken, dass diese berühmten Gedankenexperimente in erster Linie etwas über die Macht des menschlichen Denkens offenbaren.

Einstein wird weithin für den führenden Wissenschaftler des 20. Jahrhunderts gehalten. (Darwin wäre wohl ein aussichtsreicher Anwärter auf diesen Titel für das 19. Jahrhundert.) Und doch ist die Mathematik, die seinen Theorien zugrunde liegt, nicht besonders kompliziert. Da auch die Gedankenexperimente selbst recht einfach und geradlinig waren, kann man sich fragen, in welchem Sinne Einstein dann besonders klug genannt werden sollte.

Wir werden später noch einmal darauf zurückkommen, was in Einsteins Gehirn vorging, als er all diese Theorien aufstellte, und wo diese Qualität ihren Sitz hat.

Auf der anderen Seite illustriert diese Geschichte auch die Begrenzungen des menschlichen Denkens. Einstein konnte auf seinem Lichtstrahl reisen, ohne herunterzufallen (obgleich seine Folgerungen zeigten, dass es unmöglich ist, tatsächlich auf einem Lichtstrahl zu reisen). Aber wie viele andere Beobachter und Wissenschaftler waren vollkommen unfähig, diese bemerkenswert unkomplizierten Gedankenübungen anzustellen! Ein häufiges Versagen beruht auf dem Unvermögen vieler, sich von der Ideenwelt und den Perspektiven ihres sozialen Umfelds zu lösen und sie zu überschreiten. Es gibt natürlich auch andere Unzulänglichkeiten, die wir später eingehender besprechen, nachdem wir untersucht haben, wie der Neokortex arbeitet.

Ein vereinheitlichtes Modell des Neokortex

Der wichtigste Grund, warum ich hier die bekanntesten Gedankenexperimente der Wissenschaftsgeschichte als Einleitung heranziehe, ist, dass ich denselben Ansatz hinsichtlich des Gehirns nutzen möchte. Wie Sie sehen werden, kann man mit ein paar einfachen Gedankenexperimenten das Verständnis dafür, wie menschliche Intelligenz funktioniert, recht weit vorantreiben. Überlegt man, um was es hier geht, sollten Gedankenexperimente einen geeigneten Denkansatz abgeben.

Wenn die müßigen Gedanken eines jungen Mannes und ein Minimum an technischer Ausrüstung (in Einsteins Fall nur Bleistift und Papier) ausreichten, um das Verständnis der Physik grundlegend zu verändern, dann sollten wir doch in der Lage sein, einen angemessenen Fortschritt bei einem Phänomen zu erzielen, mit dem wir viel vertrauter sind. Denn letztlich erfahren wir unser Denken in jedem Augenblick unseres wachen Lebens – und in unseren Träumen ebenfalls.

Nachdem wir durch diesen Prozess der Selbstreflexion ein Modell davon entworfen haben, wie unser Denken funktioniert, werden wir untersuchen, in welchem Maße wir dieses Modell durch neueste Beobachtungen realer Gehirne und den aktuellen Stand der Wissenschaft, diese Prozesse in Maschinen nachzubilden, bestätigen können.

KAPITEL 2

Gedankenexperimente über das Denken

Ich denke selten überhaupt in Worten. Ein Gedanke kommt und ich kann dann später versuchen, ihn in Worten auszudrücken.

ALBERT EINSTEIN

Das Gehirn ist eine Masse von drei Pfund, die man in der Hand halten kann. Und doch kann es ein Universum erfassen, das Hunderte von Milliarden Lichtjahre entfernt ist.

MARIAN DIAMOND

Was erstaunlich erscheint, ist, dass ein lediglich drei Pfund schwerer Gegenstand, gemacht aus denselben Atomen wie alle anderen Dinge unter der Sonne, fähig ist, alles zu steuern, was die Menschen jemals gemacht haben: Mondflüge, Home Runs, die Dichtung von Hamlet und den Bau des Taj Mahal – sogar die Entschlüsselung der Geheimnisse des Gehirns selbst.

JOEL HAVEMANN

Ich begann mit dem Nachdenken über das Denken um das Jahr 1960 herum, im selben Jahr als ich den Computer für mich entdeckte. Heute wird man kaum noch einen Zwölfjährigen finden, der nicht einen Computer benutzt. Aber damals gab es nur eine Handvoll davon in meiner Heimatstadt New York. Bekanntlich waren diese frühen Geräte ziemlich unhandlich und der erste Computer, zu dem ich Zugang hatte, nahm einen beträchtlichen Raum ein. In den frühen 1960ern programmierte ich an einem IBM 1620, um Varianzanalysen von Daten (ein statistischer Test) vorzunehmen, die bei der Untersuchung eines Programms für frühkindliche Erziehung – einem Vorläufer von „Head Start" – gesammelt worden waren. Es war ein beachtliches Drama mit diesem Projekt verbunden, da das Schicksal dieser nationalen Erziehungsinitiative von unserer Arbeit abhing. Die Algorithmen und zu analysierenden Daten waren hinreichend komplex, so dass wir nicht von vornherein antizipieren konnten, welche Antworten der Computer geben würde. Natürlich waren die Antworten durch die Daten determiniert, aber sie waren nicht voraussagbar. Es stellte sich heraus, dass der Unterschied zwischen *determiniert* und *voraussagbar* sehr wichtig ist, worauf ich später zurückkommen werde.

Ich erinnere mich noch genau, wie aufregend es war, wenn, kurz bevor der Algorithmus seine Berechnungen abschloss, sich das Licht an der Vorderfront des Computers abschwächte, als ob er in tiefem Nachdenken verharren würde. Immer wenn jemand vorbeikam, um die nächsten Ergebnisse zu bekommen, zeigte ich auf die sanft flackernden Lichter und sagte: „Er denkt." Das war zugleich ein Scherz und kein Scherz. Denn er schien wirklich über die Antworten nachzudenken und die Mitarbeiter fingen an der Maschine eine Persönlichkeit zuzuschreiben. Das war natürlich eine Anthropomorphisierung. Aber es brachte mich dazu, mich mit der Beziehung zwischen Denken und Rechnen zu beschäftigen. Um den Umfang zu ermessen, in dem mein Gehirn mir bekannten Computerprogrammen ähnlich war, überlegte ich, was mein Gehirn wohl tun muss, wenn es Informationen verarbeitet. Ich habe diese Untersuchung fünfzig Jahre fortgesetzt. Was ich im Folgenden über unser gegenwärtiges Verständnis der Funktionsweise des Gehirns darlegen werde, klingt sehr verschieden von der Standardkonzeption eines Computers. Das Gehirn speichert und verarbeitet im Wesentlichen Informationen. Und wegen der Universalität des Rechnens – ein Konzept, auf das ich zurückkommen werde – gibt es mehr Parallelen zwischen Gehirnen und Computern, als es auf den ersten Blick erscheinen mag. Immer wenn ich etwas tue – oder an etwas denke –, ob es Zähneputzen, durch die Küche Laufen, Nachdenken über geschäftliche Angelegenheiten, Keyboard Spielen oder das Ausbrüten einer neuen Idee ist, reflektiere ich bewusst darauf, was mich in die Lage versetzt, das zu vollbringen. Ich denke sogar noch mehr über all die Dinge nach, die ich nicht vollbringen kann (da die Grenzen des menschlichen Denkens gleichermaßen wichtige Hinweise liefern). Das viele Nachdenken über das Denken macht mich vielleicht langsamer. Aber ich habe immer noch die Hoffnung, dass solche Übungen in Selbstreflexion mir dazu verhelfen werden, meine mentalen Methoden zu verfeinern.

Um unsere Aufmerksamkeit darauf zu lenken, wie unsere Gehirne arbeiten, lassen Sie uns eine Reihe von Gedankenexperimenten anstellen.

Versuchen Sie einmal dies: *Sagen Sie das Alphabet auf.*

Sie kennen das wahrscheinlich aus Ihrer Kindheit und es macht Ihnen keine Schwierigkeiten.

Nun versuchen Sie dies: *Sagen Sie das Alphabet rückwärts auf.*

Es sei denn, Sie haben das Alphabet in dieser Reihenfolge einstudiert, wird es für Sie wahrscheinlich geradezu unmöglich sein.

Durch Zufall wird jemand, der eine gewisse Zeit in einem Klassenzimmer einer Grundschule verbracht hat, in dem ein Poster mit dem Alphabet aufgehängt war, vielleicht fähig sein, sein visuelles Gedächtnis abzurufen und das ABC von da an rückwärts zu lesen. Sogar das ist schwierig, weil wir normalerweise nicht ganze Bilder erinnern. Das Alphabet rückwärts aufzusagen sollte eine einfache Aufgabe sein, da es genau dieselben Informationen erfordert, wie wenn wir es vorwärts aufsagen. Trotzdem sind wir gewöhnlich dazu nicht in der Lage.

Können Sie sich an Ihre Sozialversicherungsnummer erinnern? Wenn ja, können Sie sie auch rückwärts rezitieren, ohne sie vorher aufzuschreiben? Wie ist es mit dem Kinderlied „Alle meine Entchen“? Für Computer ist dies eine triviale Aufgabe. Und trotzdem scheitern wir daran, es sei denn, wir lernen gezielt die rückwärtige Abfolge als neue Aufeinanderfolge. Das sagt uns etwas Wichtiges darüber, wie die menschliche Erinnerung organisiert ist. Natürlich bewältigen wir diese Aufgabe problemlos, wenn wir die Reihenfolge aufschreiben und sie dann rückwärts lesen. Wenn wir das machen, nutzen wir eine Technik – geschriebene Sprache –, um die Begrenzungen unseres Denkens auszugleichen (obgleich dies ein sehr frühes Werkzeug ist). (Sie war unsere zweite Erfindung, während die gesprochene Sprache die erste war.) Das ist der Grund, warum Werkzeuge erfunden werden – um unsere Mängel zu kompensieren.

Dies legt den Gedanken nahe, dass **unsere Erinnerungen sequentiell und geordnet strukturiert sind. Sie können in der Ordnung aufgerufen werden, in der sie erinnert werden. Und: wir sind unfähig, die Abfolge unserer Erinnerungen direkt umzukehren.**

Wir haben auch Schwierigkeiten damit, eine Erinnerung gewissermaßen in der Mitte ihres Ablaufes zu vergegenwärtigen. Wenn ich ein Musikstück auf dem Klavier zu spielen lerne, kann ich im Allgemeinen nicht an irgendeinem zufälligen Punkt in der Mitte beginnen. Es gibt gewisse Punkte, an denen ich einsteigen kann, weil meine sequentielle Erinnerung dieses Stückes in Segmenten organisiert ist. Wenn ich trotzdem in der Mitte eines Segments beginne, muss ich einfach vom Blatt ablesen, bis meine sequentielle Erinnerung einsetzt.

Als nächstes versuchen Sie dies: *Rufen Sie sich vor ihrem geistigen Auge die Erinnerung an einen Spaziergang hervor, den Sie in den letzten Tagen gemacht haben. Woran können Sie sich dabei erinnern?*

Dieses Gedankenexperiment funktioniert am besten, wenn Sie sich einen Spaziergang vorstellen, den Sie vor kurzem gemacht haben, z. B. heute früh oder gestern. (Sie können anstelle des Spaziergangs auch eine Autofahrt nehmen, oder auch jede andere Aktivität, während der Sie sich über eine gewisse Strecke bewegt haben.)

Wahrscheinlich können Sie sich nicht an allzu viel erinnern? Wer war die fünfte Person, die Ihnen begegnet ist (Personen ausgeschlossen, die sie kennen)? Haben Sie eine Eiche gesehen? Einen Briefkasten? Was haben Sie gesehen, als Sie um die erste Ecke bogen? Falls Sie an Geschäften vorbeigekommen sind, was gab es im zweiten Schaufenster zu sehen? Vielleicht können Sie die Antworten auf diese Fragen anhand von einigen Anhaltspunkten, an die Sie sich erinnern, rekonstruieren. Aber wahrscheinlich erinnern Sie sich an relativ wenige Einzelheiten, selbst wenn es sich um eine Erfahrung handelt, die Sie erst vor kurzer Zeit gemacht haben.

Falls Sie regelmäßig Spaziergänge machen, denken Sie an den ersten Spaziergang des Monats zurück (oder die erste Fahrt zum Büro, wenn Sie pendeln). Sie können sich wahrscheinlich überhaupt nicht an diesen besonderen Spaziergang oder diese Fahrt erinnern, und falls sie es tun, werden Sie sich zweifellos weniger Details über diese vergegenwärtigen können als über ihren Spaziergang heute.

Ich werde später auf Fragen des Bewusstseins zurückkommen und die Behauptung vertreten, dass wir dazu tendieren, unser Bewusstsein mit unserer Erinnerung an Ereignisse gleichzusetzen. Der ausschlaggebende Grund für unseren Glauben, dass wir unter Narkose nicht bei Bewusstsein sind, ist der, dass wir uns an nichts in dieser Zeitspanne erinnern können (obgleich es auch hier faszinierende – und verstörende – Ausnahmen gibt). Muss man also sagen, dass ich bei dem Spaziergang an diesem Morgen die meiste Zeit nicht bei Bewusstsein war? Das ist eine berechtigte Frage, wenn man bedenkt, dass ich mich an fast nichts erinnere, was ich gesehen oder sogar worüber ich nachgedacht habe.

Es gibt schon einige Dinge, an die ich mich von meinem morgendlichen Spaziergang erinnere. Ich erinnere mich, dass ich über dieses Buch nachgedacht habe. Aber ich könnte Ihnen nicht genau sagen, welche Gedanken dies waren. Ebenso habe ich die Erinnerung an eine vorbeilaufende Frau, die einen Kinderwagen schiebt. Ich entsinne mich, dass die Frau attraktiv und das Baby niedlich war. Auch an zwei Gedanken kann ich mich erinnern, die ich im Zusammenhang mit dieser Erfahrung hatte:

Dieses Baby ist bezaubernd, wie mein neuer Enkel und *Was nimmt das Baby aus seinem Gesichtsfeld war?* Ich weiß nicht mehr, welche Kleidung sie getragen haben oder welche Haarfarbe sie hatten (meine Frau könnte Ihnen solche Sachen allerdings sagen). Obwohl ich also kaum Einzelheiten ihrer Erscheinung beschreiben kann, habe ich einen unbeschreibbaren Sinn dafür, wie die Mutter aussah, und ich glaube auch, ihr Bild in einer Reihe anderer Bilder von Frauen wiedererkennen zu können. Während ich also etwas an ihrer Erscheinung in meinem Gedächtnis behalte, wenn ich an diese Frau denke, an den Kinderwagen, an das Baby, bin ich nicht in der Lage, sie mir visuell vorzustellen. Es gibt kein Foto oder Video dieses Ereignisses in meinem Kopf. Es ist schwer zu beschreiben, was genau in meinem Bewusstsein von dieser Erfahrung zurückgeblieben ist.

Ich kann mich an eine andere Frau mit einem Kinderwagen auf einem Spaziergang ein paar Wochen früher erinnern. In diesem Fall glaube ich, kann ich mich nicht einmal mehr an das Bild der Frau erinnern. Diese Erinnerung ist jetzt viel schwächer, als sie kurz nach diesem Spaziergang gewesen sein muss.

Als nächstes denken Sie an Leute, denen Sie nur ein- oder zweimal begegnet sind. Können Sie sie deutlich visualisieren? Wenn Sie ein visueller Künstler sind, dann haben Sie sich vielleicht diese Beobachtungsgabe angeeignet. Aber normalerweise können wir uns kein klares Bild von Leuten machen, die wir nur zufällig getroffen haben, so dass wir sie nicht hinreichend zeichnen oder beschreiben können, obwohl wir kaum ein Problem damit hätten, ein Bild von ihnen wiederzuerkennen.

Dies spricht dafür, dass **keine Bilder, Videos oder Tonaufnahmen im Gehirn gespeichert werden. Unsere Erinnerungen sind als Abfolgen von Mustern gespeichert. Erinnerungen, die nicht aufgerufen werden, verblassen über die Zeit.** Wenn Phantomzeichner der Polizei Verbrechensopfer befragen, fragen sie nicht: „Wie sahen die Augenbrauen des Täters aus?" Viel eher werden sie eine Bilderserie von Augenbrauen vorlegen und das Opfer auffordern, die passenden auszuwählen. Der richtige Satz Augenbrauen wird eine Wiedererkennung des Musters auslösen, das im Gedächtnis des Opfers gespeichert ist.

Wenden wir uns nun Gesichtern zu, die Sie gut kennen. *Können Sie irgendwelche dieser Leute wiedererkennen?*

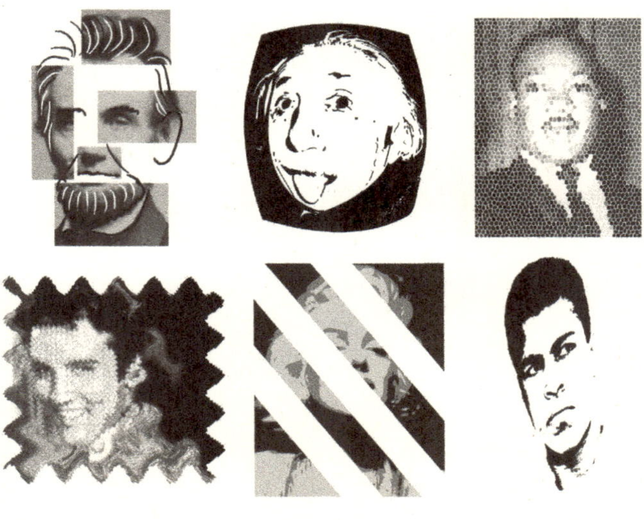

Sie werden unzweifelhaft in der Lage sein, diese bekannten Persönlichkeiten wiederzuerkennen, auch wenn sie teilweise verdeckt oder verzerrt sind. Dies zeichnet eine entscheidende Stärke der menschlichen Wahrnehmung aus: **Wir können ein Muster sogar dann wiedererkennen, wenn nur ein Teil von ihm wahrgenommen (gesehen, gehört, gefühlt) wird, und sogar auch dann, wenn es Abweichungen enthält. Unsere Fähigkeit zur Wiedererkennung ist offenbar in der Lage invariante Merkmale von Mustern festzustellen und diese auch dann zu erfassen, wenn die Muster selbst merklich in ihren Eigenschaften verändert sind.** Die offensichtlichen Verzerrungen in Karikaturen oder in bestimmten Kunstformen wie etwa im Impressionismus unterstreichen die Muster eines Bildes (einer Person, eines Gegenstands), das wir erkennen, während andere Details verändert sind. Die Welt der Kunst hat der Welt der Wissenschaft voraus, die Kraft des menschlichen Wahrnehmungssystems wertzuschätzen. Wir nutzen denselben Ansatz, wenn wir eine Melodie aus nur ein paar Tönen heraushören.

Achten Sie nun auf das folgende Bild:

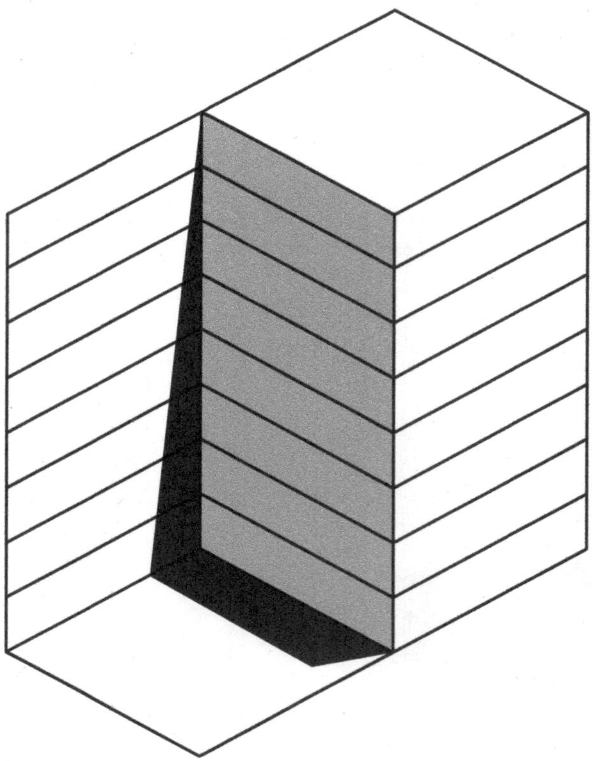

Das Bild ist mehrdeutig. Bei der durch die dunkle Schattierung angedeuteten Ecke könnte es sich sowohl um eine Ecke an der Innen- wie auch an der Außenseite handeln. Zuerst wird man es wahrscheinlich entweder auf die eine oder auf die andere Weise wahrnehmen, obwohl Sie es mit einiger Mühe auch dazu bringen können, die alternative Sehweise zu akzeptieren. Wenn sich ihr Gehirn aber einmal auf eine Sichtweise festgelegt hat, könnte es schwierig werden, die andere Perspektive überhaupt noch zu sehen. (Das erweist sich auch für intellektuelle Perspektiven als wahr.) Die Interpretation des Bildes durch Ihr Gehirn beeinflusst tatsächlich Ihr Erleben des Bildes. Wenn es so scheint, als ob die Ecke auf der Innenseite liegt, wird ihr Gehirn die graue Region als einen Schatten deuten. Sie scheint dann nicht ganz so dunkel, als wenn Sie die Ecke als auf der Außenseite liegend deuten.

Mit anderen Worten: **Das bewusste Erleben unserer Wahrnehmungen wird im Grunde genommen durch unsere Interpretationen bestimmt.**

Denken Sie einmal daran, dass wir sehen, was wir erwarten zu ___

Ich bin zuversichtlich, dass Sie den obigen Satz vervollständigen konnten. Hätte ich das letzte Wort ausgeschrieben, hätten Sie bloß einen kurzen Blick darauf werfen müssen, um sich dessen zu versichern, was Sie ohnehin erwartet haben.

Dies bedeutet auch, dass **wir ständig die Zukunft vorhersagen und Hypothesen darüber anstellen, was wir erleben werden. Diese Erwartung hat nun Einfluss darauf, was wir wirklich erleben.** Die Voraussage zukünftiger Ereignisse ist in der Tat ein entscheidender Grund dafür, dass wir ein Gehirn besitzen.

Denken Sie an ein Erlebnis, das wir alle regelmäßig haben: Eine Erinnerung aus früheren Jahren kommt Ihnen unerklärlicherweise in den Sinn.

Oft wird das eine Erinnerung an eine Person oder ein Ereignis sein, an die Sie lange Zeit nicht mehr gedacht haben. Es ist ganz offensichtlich, dass irgendetwas diese Erinnerung ausgelöst hat. Der gedankliche Vorgang, der zu ihr geführt hat, mag klar zu Tage liegen und möglicherweise etwas sein, das Sie artikulieren können. Zu einem anderen Zeitpunkt sind Sie sich vielleicht der Reihenfolge der Gedanken, die zu dieser Erinnerung führten, bewusst, aber ihn auszudrücken mag kaum möglich sein. Oft vergisst man den Auslöser schnell, so dass es scheint, als ob die Erinnerung plötzlich aus dem Nichts aufgetaucht sei. Ich erlebe solche zufälligen Erinnerungen häufig bei Routinehandlungen wie zum Beispiel beim Zähneputzen. Manchmal bin ich mir dann des Zusammenhangs bewusst – die Zahnpasta, die mir von der Zahnbürste fällt, könnte mich an das Herabfallen von Farbe während eines Zeichenkurses erinnern, den ich am College belegt habe. Manchmal habe ich ein vages Gespür für die Verbindung, manchmal nicht die geringste Idee.

Ein verwandtes Phänomen, das jeder von uns häufig erlebt, ist das, wenn man sich an einen Namen oder ein Wort zu erinnern versucht. Das Vorgehen, das wir unter diesen Umständen wählen, ist zu versuchen, uns an Auslöser zu erinnern, die unsere Erinnerung „aufschließen" könnten. (Zum Beispiel: *Wer spielte Königin Padmé in „Die Rache der Sith"? Lassen Sie mich überlegen: War das nicht dieselbe Schauspielerin, die letztens die Hauptrolle in diesem düsteren Film übers Tanzen gespielt hat? Hieß der nicht „Black Swan"? Ach so, ja, das ist Natalie Portman.*) Manchmal gebrauchen wir sehr idiosynkratische Gedächtnisstützen, um uns zu erinnern. (Zum Beispiel: *Wie heißt nur die Ballerina in diesem Film „Black Swan"? Wenn man sich das anschaut, muss man schon sagen: Ballett ist eigentlich ein ganz schön harter Sport, Mann! Ach ja, sie heißt Natalie Portmann*). Manche unserer Erinnerungen sind stark genug, dass wir direkt und ohne Zwischenschritte von der Frage (beispielsweise „*Wer spielte Königin Padmé?*") zur Antwort übergehen können. Aber vielfach brauchen wir eine Reihe von Auslösern, bis wir den finden, der uns zur Antwort bringt. Es ist ganz ähnlich, wie wenn man den richtigen Weblink hat. Erinnerungen können tatsächlich verloren gehen wie eine Webseite, auf die keine andere Seite verweist (zumindest keine, die wir finden können).

Achten sie einmal auf sich selbst, wenn Sie Routinehandlungen – etwa ein T-Shirt anziehen – ausführen, und überlegen Sie, in welchem Maße Sie jedes Mal dieselbe Abfolge von Schritten tätigen. Aus meinen eigenen Beobachtungen weiß ich (und wie schon erwähnt, versuche ich mich unaufhörlich selbst zu beobachten), dass es wahrscheinlich ist, dass Sie jedes Mal dieselben Teilhandlungen tun, wenn Sie eine besondere Routineaufgabe ausführen, obwohl manchmal natürlich zusätzliche Bausteine hinzukommen mögen. Beispielsweise haben nicht viele meiner Hemden Manschettenknöpfe, aber wenn sie welche haben, bedeutet das eine Reihe weiterer Zusatzhandlungen.

Die Liste dieser Schritte ist gedanklich in Hierarchien geordnet. Ich folge einer Routineprozedur vor dem Schlafengehen. Der erste Schritt besteht darin, mir die Zähne zu putzen. Aber diese Handlung ist nun wiederum aus kleineren Zwischenschritten aufgebaut. Der erste von ihnen ist es, Zahnpasta auf die Zahnbürste zu tun. Diese Handlung ist ihrerseits aus kleineren Teilhandlungen zusammengesetzt, nämlich zuerst die Zahnpasta zu finden, den Verschluss zu öffnen usw. Die Zwischenhandlung „Zahnpasta finden" beinhaltet ebenfalls weitere Schritte, deren erster es ist, den Badezimmerschrank zu öffnen. Auch dieser Schritt erfordert kleinere Teilhandlungen: Zuerst muss man die Außenseite der Schranktür ergreifen. Diese Schachtelung von Handlungen setzt sich letztlich bis zu sehr kleinen, elementaren Handlungen fort, so dass man buchstäblich sagen kann, meine abendliche Routine setze sich aus tausend kleinen Handlungen zusammen. Obwohl ich also Schwierigkeiten dabei bekommen könnte, wenn ich mich an alle Einzelheiten eines Spaziergangs erinnern sollte, den ich vor zwei Stunden gemacht habe, ist es nicht weiter schwierig, mich all der Schritte meiner Vorbereitung für das zu Bett Gehen zu erinnern – so sehr sogar, dass ich während dieser Routinen über andere Dinge nachdenken kann. Es ist wichtig hervorzuheben, dass diese Liste nicht als eine lange Liste mit tausenden Schritten gespeichert wird – **eher wird jedes unserer Routinevorgehen als eine durchorganisierte Hierarchie verschachtelter Aktivitäten erinnert.**

Derselbe Typ von Hierarchie ist beteiligt an unserer Fähigkeit, Gegenstände und Situationen zu erkennen. Wir erkennen die Gesichter von Menschen, die wir gut kennen, und erkennen auch, dass diese Gesichter Augen beinhalten, eine Nase, einen Mund usw. – eine Hierarchie von Mustern, die wir sowohl beim Wahrnehmen als auch beim Handeln nutzen. Der Gebrauch von Hierarchien erlaubt uns die Wiederverwendung von Mustern. Zum Beispiel brauchen wir nicht das Konzept „Nase" oder „Mund" jedes Mal noch einmal zu lernen, wenn wir ein neues Gesicht sehen.

Im nächsten Kapitel werden wir die Resultate dieser Gedankenexperimente in eine Theorie von der Funktionsweise des Neokortex integrieren. Ich werde dafür argumentieren, dass sie wesentliche Eigenschaften unseres Denkens aufweisen, die gleichartig sind, vom Finden der Zahnpasta bis hin zum Schreiben eines Gedichts.

KAPITEL 3

Ein Modell des Neokortex: Die Mustererkennungstheorie des Geistes

Das Gehirn ist ein Gewebe. Es ist ein kompliziertes, verstrickt gewobenes Gewebe, wie wir kein zweites im Universum kennen. Aber es ist gleichzeitig wie jedes andere Gewebe zusammengesetzt aus Zellen. Es sind natürlich hoch spezialisierte Zellen, aber sie funktionieren nach denselben Gesetzen wie alle anderen Zellen. Ihre elektrischen und chemischen Signale können beobachtet, aufgezeichnet und interpretiert werden und ihre chemische Zusammensetzung kann identifiziert werden. Die Verknüpfungen, die des Gehirns verwobenes Netz bilden, können verzeichnet werden. Kurzum, das Gehirn kann genauso untersucht werden wie eine Niere.

DAVID H. HUBEL, NEUROWISSENSCHAFTLER

Stellen wir uns einmal vor, es gäbe eine Maschine, deren Struktur es vermöchte zu denken, zu fühlen und Perzeptionen zu haben; man könnte sie nun vergrößert unter Wahrung derselben Proportionen so sich vorstellen, dass man in sie hineintreten könnte, wie in eine Mühle. Dies vorausgesetzt, wird man darin bei einiger Besichtigung nur Stücke finden, die sich gegenseitig stoßen, niemals aber etwas, was eine Perzeption zu erklären vermag.

GOTTFRIED WILHELM LEIBNIZ

Eine Hierarchie von Mustern

Ich habe die recht simplen Experimente und Beobachtungen der vorherigen Kapitel Tausende Male in unzähligen verschiedenen Kontexten dargelegt.

Die Schlussfolgerungen aus diesen Beobachtungen grenzen notwendigerweise die Erklärungen darüber ein, was das Gehirn wahrscheinlich tut, genauso wie die einfachen Experimente über Zeit, Raum und Masse, die im frühen und späten 19. Jahrhundert angestellt wurden, notwendigerweise die Überlegungen des jungen

Einsteins darüber bestimmten, wie das Universum funktioniert. In der nun folgenden Diskussion werde ich einige sehr grundlegende Beobachtungen der Neurowissenschaft heranziehen und versuche dabei, die vielen Details außer Acht zu lassen, die darüber hinaus zur Sache gehören.

Lassen Sie mich zunächst erklären, warum dieser Abschnitt in erster Linie den Neokortex (latein. „Neue Rinde") behandelt. Wir wissen, dass unsere Fähigkeit, mit Informationsmustern umzugehen, und dies in hierarchischer Weise zu tun, im Neokortex wurzelt. Tiere ohne Neokortex (hauptsächlich Nichtsäugetiere) sind größtenteils zum Verstehen von Hierarchien unfähig.[1] Verstehen und Nutzen der von Hause aus hierarchischen Natur der Wirklichkeit ist eine einzigartige Eigenschaft des Säugetiers und resultiert aus dessen einzigartigem Besitz dieser evolutionär jüngsten Hirnstruktur. Der Neokortex sorgt für sensorische Wahrnehmung, die Erkennung aller Dinge angefangen von visuellen Gegenständen bis hin zu abstrakten Konzepten, Kontrollbewegungen, Räsonnement, angefangen von räumlicher Orientierung bis hin zu rationalen Gedanken und Sprache – kurz: für all das, was wir „Denken" nennen.

Der menschliche Neokortex, die äußerste Schicht des Gehirns, ist dünn, eine im Wesentlichen zweidimensionale Struktur von nur ca. 2,5 Millimeter Höhe. Bei Nagetieren hat er die Größe einer Briefmarke und ist glatt. Eine evolutionäre Neuerung bei Primaten besteht darin, dass er sich in tiefen Furchen, Rillen und Faltungen über den Rest des Gehirns hinzieht, um so seine Oberfläche zu vergrößern. Wegen seiner aufwendigen Faltung macht der Neokortex den Großteil des menschlichen Gehirns aus und ist für 80 % seines Gewichts verantwortlich. Der *Homo sapiens* entwickelte eine große Stirn, die Raum gab für einen noch größeren Neokortex. Insbesondere haben wir einen Stirnlappen, aufgrund dessen wir mit abstrakteren Mustern, die mit Konzepten auf hoher Stufe assoziiert sind, umgehen können.

Diese dünne Struktur besteht im Wesentlichen aus sechs Schichten, nummeriert von I (die äußerste Schicht) bis VI. Die Axone, die von den Schichten II und III ausgehen, führen zu anderen Teilen des Neokortex. Die Axone (Output-Verbindungen) aus den Schichten V und VI sind hauptsächlich mit dem Thalamus, dem Hirnstamm und der Wirbelsäule verbunden. Die Neuronen in Schicht IV sind durch synaptische (Input-)Verbindungen mit Neuronen verknüpft, die außerhalb des Neokortex, vor allem im Thalamus, liegen. Die Anzahl der Schichten variiert leicht von Region zu Region. Schicht IV ist im Bereich des Motorkortex sehr dünn, weil sie in dieser Gegend kaum Input vom Thalamus, dem Hirnstamm und der Wirbelsäule bekommt. Umgekehrt gibt es im Occipitallappen (dem Teil des Neokortex, der gewöhnlich für visuelle Vorgänge zuständig ist) wegen des umfangreichen Inputflusses innerhalb dieser Region (eingeschlossen der des Thalamus) drei zusätzliche Unterschichten der Schicht IV.

Von kaum zu unterschätzender Bedeutung ist die Beobachtung, dass der Neokortex eine außergewöhnliche Uniformität in seiner fundamentalen Struktur aufweist. Zuerst wurde dies vom amerikanischen Neurowissenschaftler Vernon Mountcastle (geboren 1918) bemerkt. 1957 entdeckte Mountcastle die säulenartige Organisation des Neokortex. 1978 machte er eine Beobachtung, die für die Neurowissenschaften so wichtig ist wie das Michelson-Morley-Experiment von 1887, das zur Verwerfung der Äthertheorie führte, für die Physik. In diesem Jahr beschrieb er die bemerkenswert wenig variierende Organisation des Neokortex und stellte die Vermutung an, dass sie sich aus einem einzigen, sich ständig wiederholenden Mechanismus aufbaue.[2] Er schlug die kortikale Säule als Basiseinheit vor. Die Differenz in der Breite bestimmter Schichten in verschiedenen Regionen, die ich oben erwähnte, beruht einfach auf der Menge an Vernetzungen, die diese Regionen leisten.

Mountcastle stellte die Hypothese von Minisäulen innerhalb der einzelnen Säulen auf. Aber diese Theorie blieb kontrovers, weil sich keine sichtbaren Abgrenzungen solcher kleineren Strukturen aufweisen ließen. Letztlich haben aber ausgedehnte Experimente zeigen können, dass es tatsächlich sich wiederholende Einheiten im Neuronengewebe jeder Säule gibt. Es ist meine These, dass die grundlegende Einheit ein Mustererkenner (engl. „pattern recognizer“) ist, und dass dieser die fundamentale Komponente des Neokortex ausmacht. Im Gegensatz zu Mountcastles Konzept der Minisäulen gibt es bei diesen Erkennern keine physische Begrenzung, da sie so eng und miteinander verwoben beieinanderliegen, dass die kortikale Säule nichts weiter als das Aggregat einer großen Anzahl derselben ist. Diese Erkenner können sich selbst innerhalb eines Lebens miteinander verknüpfen. Daher ist die aufwendige Verschaltung (zwischen den Modulen), die wir im Neokortex sehen, nicht durch den genetischen Code vorgegeben. Vielmehr entsteht sie, um die Muster zu reflektieren, die wir über die Zeit erlernen. Ich werde diese These detaillierter erörtern, aber ich bleibe dabei, dass der Neokortex genau so organisiert sein muss.

Bevor wir mit der Untersuchung der Struktur des Neokortex fortfahren, soll hier noch einmal darauf hingewiesen werden, wie wichtig es ist, dass man Systeme auf einer angemessenen Ebene modelliert. Obwohl die Chemie auf den theoretischen Grundlagen der Physik aufbaut und im Ganzen aus den Gesetzen der Physik abgeleitet werden könnte, wäre dies doch in der Praxis eher schwerfällig und kaum durchführbar. Aus diesem Grund haben sich in der Chemie eigene Regeln und Modelle etabliert. In ganz ähnlicher Weise sollten wir eigentlich in der Lage sein, die Gesetze der Thermodynamik aus der Physik abzuleiten. Aber haben wir einmal eine hinreichend große Anzahl an Partikeln, so dass wir sie eher Gas als einen Haufen Partikel nennen würden, wäre es aussichtslos, Gleichungen für die Physik aller Partikelinteraktionen lösen zu wollen. Hingegen lassen sich hier die Gesetze der Thermodynamik gut anwenden. Die Biologie hat gleichfalls ihre eigenen Regeln und Modelle. Eine einzige Inselzelle der Bauchspeicheldrüse ist überaus kompliziert, besonders wenn wir ein Modell von ihr auf molekularer Ebene bilden. Dagegen ist das, was eine Bauchspeicheldrüse tatsächlich tut – das Regulieren von Insulinspiegel und Verdauungsenzymen – um einiges weniger komplex.

Das gleiche Prinzip lässt sich auf das Modellieren und Verstehen des Gehirns anwenden. Es ist gewiss ein nützlicher wie notwendiger Teil des Reverse Engineerings des Gehirns, dessen Interaktionen auf molekularer Ebene darzustellen. Aber Ziel unserer Bemühung hier ist in der Hauptsache, unser Modell über die Informationsverarbeitung des Gehirns, die kognitive Bedeutung produziert, weiterzuentwickeln.

Der amerikanische Wissenschaftler Herbert A. Simon (1916–2001), der als Mitbegründer des Fachgebiets der künstlichen Intelligenz gilt, schrieb wortreich über das Verstehen komplexer Systeme auf dem angemessenen Abstraktionslevel. Bei der Beschreibung des von ihm entwickelten KI-Programms EPAM (Elementarer Empfänger und Memorisierer; engl. „elementary perceiver and memorizer") konstatiert er 1973: „Nehmen Sie an, Sie entscheiden sich dafür, dass Sie dieses rätselhafte EPAM-Programm verstehen wollen. Ich könnte ihnen zwei Versionen geben. Eine würde [...] die Form haben, in der es tatsächlich geschrieben wurde – mit der ganzen Struktur von Routinen und Subroutinen. [...] Alternativ könnte ich Ihnen aber auch eine maschinensprachliche Version von EPAM geben, nachdem die ganze Übersetzung schon ausgeführt worden wäre – nachdem es sozusagen geglättet worden ist. Ich denke, ich brauche nicht lange darüber zu debattieren, welche der beiden Versionen wohl die sparsamste, die bedeutungsvollste und gesetzmäßigste Beschreibung abgeben wird. [...] Ich werde gar nicht erst die dritte Möglichkeit vorschlagen [...], Sie nicht mit einem Programm, stattdessen aber mit den elektromagnetischen Gleichungen und Randbedingungen zu versorgen, denen der Computer, als physikalisches System betrachtet, gehorchen muss, wenn er sich als EPAM verhält. Denn das wäre der Gipfel der Reduktion und Unverständlichkeit."[3]

Es gibt etwa eine halbe Million kortikaler Säulen im menschlichen Neokortex. Jede einzelne von ihnen nimmt einen Platz ein, der ungefähr eine Höhe von zwei Millimetern und eine Breite von einem halben Millimeter bemisst, und sich aus ca. 60.000 Neuronen zusammensetzt (alles in allem also eine Gesamtsumme von ca. 30 Milliarden Neuronen im Neokortex). Nach einer groben Schätzung besteht ein Mustererkenner in einer kortikalen Säule aus ungefähr 100 Neuronen. D. h. es gibt insgesamt ca. 300 Millionen Mustererkenner im Neokortex.

Wenn wir uns nun überlegen, wie diese arbeiten, möchte ich noch einmal auf die Schwierigkeiten mit dem Anfang hinweisen. Alles passiert gleichzeitig im Neokortex, so dass es also weder einen klar bestimmbaren Anfang noch ein solches Ende dieser Prozesse gibt. Ich werde mich daher häufig auf Phänomene beziehen müssen, die ich bis dahin noch nicht erklärt habe, auf die ich aber später zurückkomme. Haben Sie also bitte Geduld mit solchen Vorverweisen.

Menschliche Wesen verfügen nur über eine geringe Fähigkeit, logische Operationen zu vollziehen. Ihre Kernkompetenz besteht vielmehr darin, Muster zu erkennen. Für logisches Denken nutzen wir den Neokortex, der im Grunde nichts anderes ist als ein großer Mustererkenner. Er ist kein ideales Instrument für logische Transformationen, aber er ist alles, was wir haben, um diese Arbeit zu erledigen. Vergleichen Sie zum Beispiel, wie ein Mensch Schach spielt damit, wie ein typisches Schachprogramm arbeitet. Deep Blue – der Computer, der den damaligen Schachweltmeister Garry Kasparow schlug – hatte 1997 die Kapazität, jede Sekunde die logischen Implikationen von 200 Millionen Spielstellungen (Zug und Gegenzug-Sequenzen) zu analysieren. (Das schaffen heute übrigens auch ein paar PCs.) Auf die Frage, wie viele Positionen er pro Sekunde analysieren könne, antwortete Kasparow: Weniger als eine.

Wie kann es dann sein, dass er überhaupt mit Deep Blue mithalten konnte? Die Antwort liegt in der enormen Fähigkeit des Menschen zur Mustererkennung. Nichtsdestotrotz müssen wir diese Anlage trainieren, was der Grund dafür ist, dass nicht jeder von uns Schach wie ein Großmeister spielen kann.

Kasparow kannte etwa 100.000 Brettpositionen auswendig. Das ist schon eine ganz schöne Menge. Man kann in etwa sagen, dass auf einem speziellen Gebiet außerordentlich befähigte Menschen ca. 100.000 Einheiten an Wissen beherrschen. Shakespeare verwendete beim Verfassen seiner Stücke 100.000 Wortbedeutungen (er verwendete dabei ca. 29.000 verschiedene Worte, aber gebrauchte die meisten von ihnen auf verschiedene Weise). Medizinische Expertensysteme, die entworfen wurden, um das Wissen eines menschlichen Mediziners zu repräsentieren, haben gezeigt, dass ein typischer Facharzt ca. 100.000 Konzepte in seinem Bereich beherrscht. Das Erkennen einer Wisseneinheit aus diesem Speicher geht nicht geradlinig vor sich, da jedes besondere Stück sich jedes

Mal, wenn es erfahren wird, ein wenig anders darstellt.

Mit solchem Wissen gerüstet schaut Kasparow auf das Schachbrett und vergleicht die Muster, die er sieht, mit allen 100.000 Brettstellungen, die er beherrscht. Und er stellt alle 100.000 Vergleiche simultan an. Es besteht Einigkeit in diesem Punkt: Alle unsere Neuronen arbeiten zur gleichen Zeit, wenn wir uns mit Mustern befassen. Das heißt nicht, dass sie alle gleichzeitig *feuern* (wir würden wahrscheinlich zusammenbrechen, wenn sie das täten). Aber während sie arbeiten (oder: verarbeiten), stehen sie zum Feuern bereit.

Wie viele Muster kann der Neokortex speichern? Wir müssen das Phänomen der Redundanz berücksichtigen. Das Gesicht eines geliebten Menschen beispielsweise ist nicht nur einmal gespeichert, sondern bestimmt um die tausend Mal. Einige dieser Wiederholungen zeigen größtenteils dasselbe Bild dieses Gesichts, wohingegen die meisten es aus verschiedenen Perspektiven zeigen, bei verschiedener Beleuchtung, mit verschiedenem Ausdruck usw.

Keines dieser wiederholten Muster ist einfach schlichtweg gespeichert (d. h. als zweidimensionale Aneinanderreihung von Pixeln). Vielmehr sind sie in Merkmalslisten gespeichert, in denen die konstitutiven Elemente eines Musters selber wieder Muster sind. Wir werden unten präziser beschreiben, wie diese Merkmalshierarchien aussehen und wie sie organisiert sind.

Wenn wir annehmen, dass die Kernkompetenz eines Experten aus etwa 100.000 „Einheiten" an Wissen (d. h. Mustern) mit einer geschätzten Redundanz von ca. 100 zu 1 besteht, so sind hierfür 10 Millionen Muster erforderlich. Diese Kernkompetenz baut auf einem mehr allgemeinen und umfangreicheren professionellen Wissen auf, so dass die Menge an Mustern sich dann sogar in einer ungefähren Größenordnung von 30 bis 50 Millionen bewegt. Unser lebenspraktisches Allgemeinwissen als menschliche Wesen ist sogar noch größer. „Straßenschläue" verlangt tatsächlich wesentlich mehr von unserem Neokortex als „Buchwissen". Dies eingeschlossen bringt es unsere Schätzung jetzt auf über 100 Millionen Muster, unter Berücksichtigung eines Redundanzfaktors von ungefähr 100. Beachten Sie, dass der Redundanzfaktor keineswegs starr und unveränderlich ist. Sehr gewöhnliche Muster haben wahrscheinlich einen Redundanzfaktor, der in die Tausende geht, während ein brandneues Phänomen vielleicht einen von weniger als 10 hat.

Wie ich weiter unten ausführen werde, bestehen unsere Vorgehensweisen und Handlungen ebenfalls aus Mustern und sind gleichermaßen in Regionen des Neokortex gespeichert. Deshalb beläuft sich meine Schätzung der Totalkapazität des menschlichen Neokortex auf einen Betrag um einige Hundertmillionen Muster. Dies werde ich später diskutieren. Diese Überschlagsrechnung passt gut mit der Anzahl an Mustererkennern zusammen, die ich oben auf ca. 300

Millionen geschätzt habe. Daher ist es eine vernünftige Folgerung, dass es die Funktion jedes neokortikalen Mustererkenners ist, eine Iteration (d. h. eine Kopie unter den redundanten Kopien der meisten Muster im Neokortex) zu verarbeiten. Unsere Schätzungen über die Menge der Muster, mit denen ein menschliches Gehirn umgehen kann (die notwendige Redundanz eingeschlossen), und die tatsächliche Anzahl physischer Mustererkenner bewegen sich also in derselben Größenordnung. Ich muss anmerken, dass, wenn ich vom „Verarbeiten" eines Musters spreche, ich damit all die Dinge meine, die wir mit einem Muster tun können: es lernen, voraussagen (einschließlich einzelner Teile), erkennen und implementieren (entweder durch Nachdenken über es oder durch ein Muster von körperlicher Bewegung).

Dreihundert Millionen Musterprozessoren klingen vielleicht nach einer großen Masse, und in der Tat war sie hinreichend, damit der *Homo sapiens* gesprochene und geschriebene Sprache, all unsere heutigen Werkzeuge und etliche weitere Schöpfungen hat hervorbringen können. Diese Erfindungen haben aufeinander aufgebaut und führten zu einem exponentiellen Wachstum an informationstragenden Technologien, wie ich es in meinem Gesetz vom steigenden Ertragszuwachs (engl. „law of accelerating returns“, LOAR) beschrieben habe. Keine andere Spezies hat Ähnliches vollbracht. Ich habe schon darauf hingewiesen, dass ein paar andere Arten, z. B. Schimpansen, auch über eine rudimentäre Fähigkeit verfügen, Sprache zu verstehen und zu bilden und auch primitive Werkzeuge zu benutzen. Sie haben schließlich auch einen Neokortex. Aber ihre Fähigkeiten sind entsprechend seiner geringeren Größe, besonders des Frontallappens, begrenzt. Die Größe unseres Neokortex dagegen hat eine Schwelle überschritten, die unserer Spezies die Herstellung immer leistungsfähigerer Werkzeuge ermöglichte (einschließlich solcher Werkzeuge, die uns nun befähigen, unsere eigene Intelligenz zu verstehen). Letztlich werden es uns unsere Gehirne – kombiniert mit den Technologien, die sie in die Welt gebracht haben – erlauben, uns einen synthetischen Neokortex zu schaffen, der weit mehr als bloß 300 Millionen Musterprozessoren umfasst. Warum nicht eine Milliarde? Oder eine Trillion?

Die Struktur eines Musters

Die Mustererkennungstheorie des Geistes, die ich hier vorstelle, basiert auf der Erkennung von Mustern durch Mustererkennungsmodule im Neokortex. Diese Muster (und Module) sind in Hierarchien organisiert. Später werde ich auf die intellektuellen Wurzeln dieser

Idee eingehen (in diesem Zusammenhang auch auf meine Arbeit mit hierarchischer Mustererkennung in den 1980ern und 1990ern sowie auf Jeff Hawkins' (geboren 1957) und Dileep Georges (geboren 1977) Modell des Neokortex in den frühen 2000ern).

Jedes Muster (das durch einen der geschätzten 300 Millionen Mustererkenner im Neokortex erkannt wird) setzt sich aus drei Teilen zusammen. Teil eins ist der Input, der aus niedrigerstufigen Mustern besteht, aus denen sich das Hauptmuster zusammensetzt.

Die Beschreibung jedes dieser niedrigerstufigen Muster braucht nicht für jedes höherstufige Muster, das sich auf sie bezieht, wiederholt zu werden. Zum Beispiel kommt in vielen Mustern für Wörter der Buchstabe „A“ vor. Die Beschreibung des Buchstabens „A” braucht – wie gesagt – nicht von jedem Muster erneut vorgenommen werden, sondern sie werden dieselbe Beschreibung benutzen. Stellen Sie es sich als einen Webpointer vor. Es gibt eine Webseite (d. h. ein Muster) für den Buchstaben „A“, und alle Webseiten (Muster) für Wörter, in denen „A“ auftaucht, haben einen Link zu dieser „A“-Seite (zum „A“-Muster). Anstelle von Weblinks verwendet der Neokortex wirkliche Nervenverbindungen. Ein Axon verbindet den „A“-Mustererkenner mit mehreren Dendriten, einen für jedes Wort, in dem der Buchstabe „A“ vorkommt. Bedenken Sie zudem den Redundanzfaktor: Es gibt mehr als einen Mustererkenner für den Buchstaben „A“. Jeder dieser vielfachen „A“-Mustererkennner kann ein Signal an diejenigen Mustererkenner senden, die „A“ enthalten.

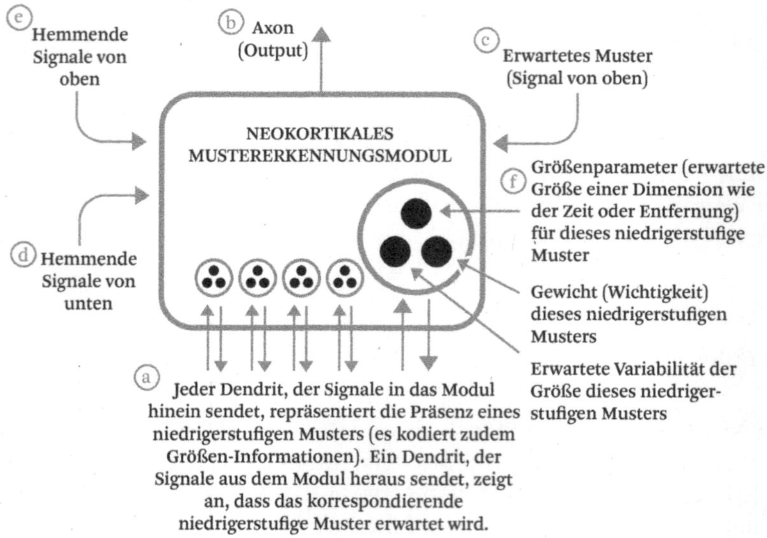

Der zweite Teil jedes Musters ist der Name des Musters. In der Welt der Sprache mag dieses höherstufige Muster einfach das Wort „Apple“* sein. Obwohl wir direkt unseren Neokortex gebrauchen, um jede Sprachstufe zu verstehen und zu verarbeiten, sind die meisten Muster, die er umfasst, nicht per se Sprachmuster. Im Neokortex ist der „Name“ eines Musters einfach das Axon, das aus jedem Musterprozessor austritt. Wenn dieses Axon feuert, ist sein korrespondierendes Muster erkannt worden. Das Feuern eines Axons bedeutet so viel, als wenn ein Mustererkenner den Namen des Musters ruft: „Hey Leute, ich habe gerade das geschriebene Wort ‚Apple‘ gesehen.“

Der dritte und letzte Teil jedes Musters ist die Menge höherstufiger Muster, von der es selbst ein Teil ist. Für den Buchstaben „A“ sind das alle Wörter, die ein „A“ enthalten. Diese kann man sich wieder wie Weblinks vorstellen. Jedes auf einer Stufe erkannte Muster signalisiert der nächst höheren Stufe, dass ein Teil dieses höherstufigen Musters vorliegt. Im Neokortex stellen Dendriten diese Links dar, die in jedem kortikalen Mustererkenner in Neuronen münden. Behalten Sie im Gedächtnis, dass jedes Neuron einen Input von mehreren Dendriten empfangen kann und trotzdem nur einen einzigen Output für das abgehende Axon produziert. Dieses Axon kann indes seinerseits an mehrere Dendriten übertragen.

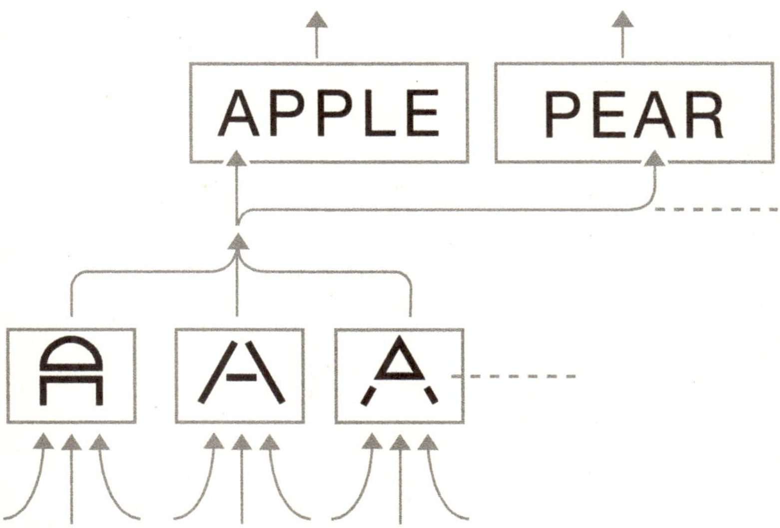

Drei redundante (aber einigermaßen verschiedene) Muster für „A“, die höherstufigen Mustern zugeführt werden, die „A“ beinhalten.

* Da die Schreibweise der englischen Worte für den weiteren Gedankengang Kurzweils von Belang ist, sind diese in die deutsche Übersetzung übernommen worden.

Um ein einfaches Beispiel zu wählen: Die einfachen Muster auf der nächsten Seite sind eine kleine Teilmenge aus jenen Mustern, die verwendet werden, um gedruckte Buchstaben zu bilden. Man bedenke, dass jede Stufe ein Muster konstituiert. In diesem Fall sind die Formen Muster, die Buchstaben sind Muster und die Wörter sind ebenfalls Muster. Jedes dieser Muster hat ein bestimmtes Set an Inputs, einen Prozess der Mustererkennung (der sich auf die Inputs stützt, die in diesem Modul anfallen) und einen Output (der die Mustererkenner der je nächst höheren Stufe versorgt).

Südwest-Nord-Verbindung:

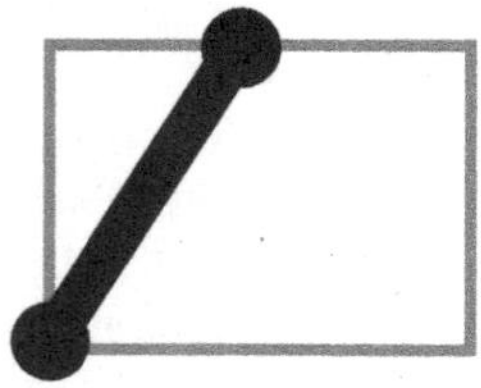

Südost-Nord-Verbindung:

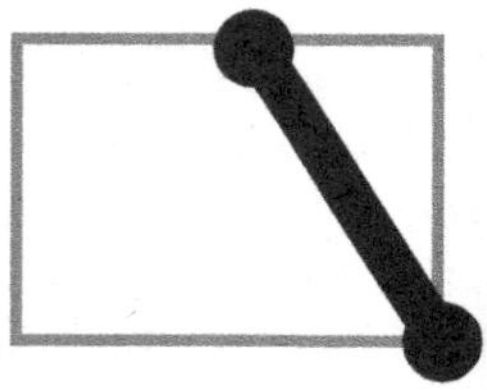

Horizontaler Querbalken:

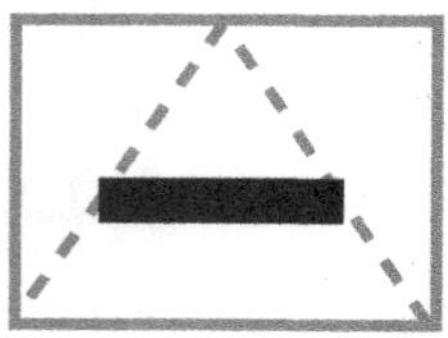

Linkseitige vertikale Linie:

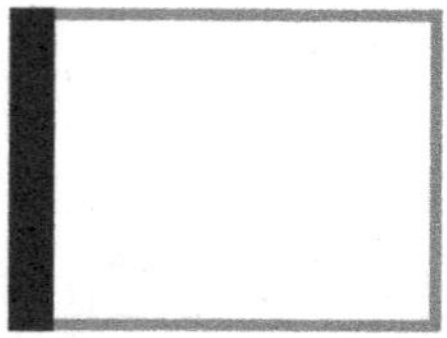

Konkave Region Richtung Süden:

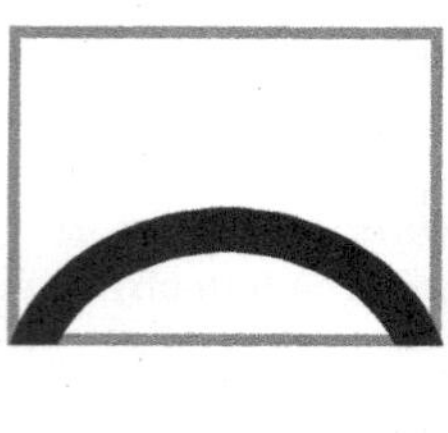

Untere horizontale Linie:

Obere horizontale Linie:

Mittlere horizontale Linie:

Schlaufe, die eine obere
Region bildet:

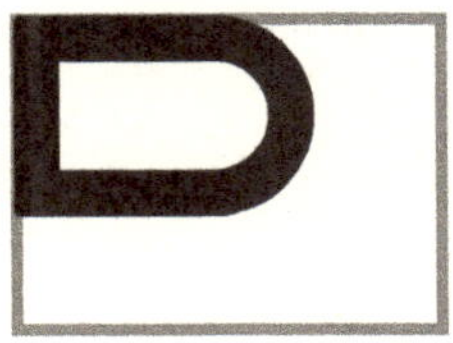

Die obigen Muster sind Grundbestandteile der nächsthöheren Stufe von Mustern, nämlich der Kategorie „gedruckte Buchstaben“ (es gibt im Neokortex natürlich keine solche formale Kategorie; im Gegenteil, es gibt dort überhaupt keine formalen Kategorien).

„A“:

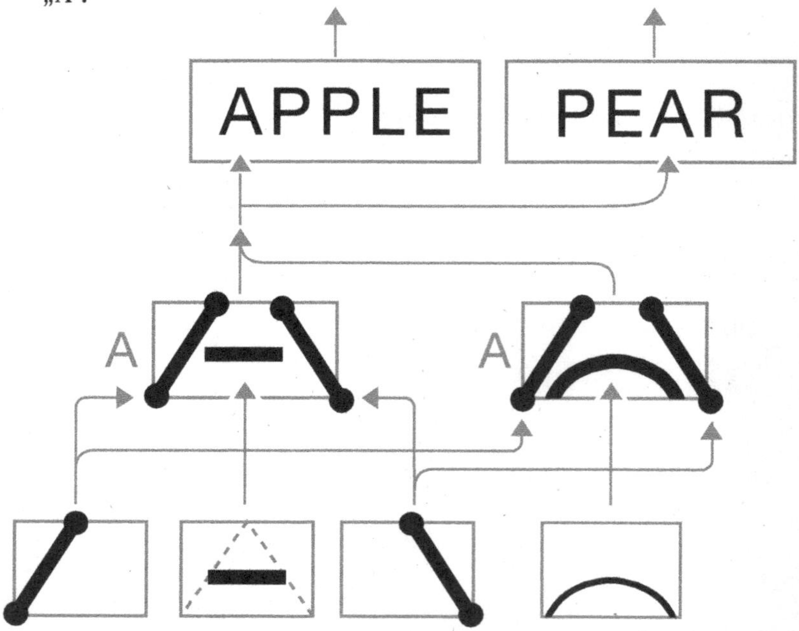

Zwei verschiedene Muster, die beide „A“ konstituieren, und zwei verschiedene Muster einer höheren Stufe („APPLE“ und „PEAR“), zu deren Bestandteilen „A“ gehört.

„P“:

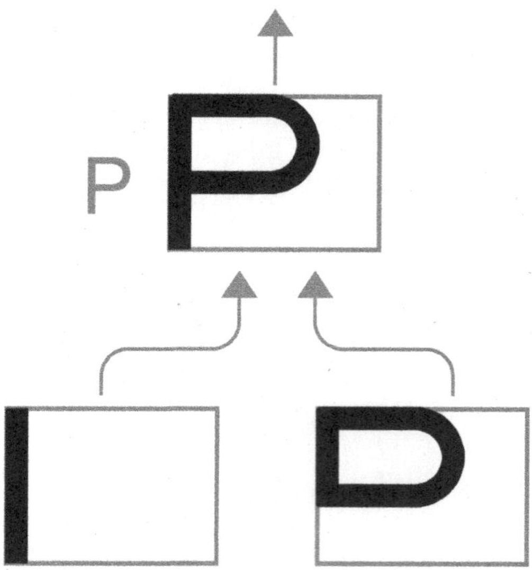

Muster, die Bestandteil des höherstufigen Musters „P“ sind.

„L“:

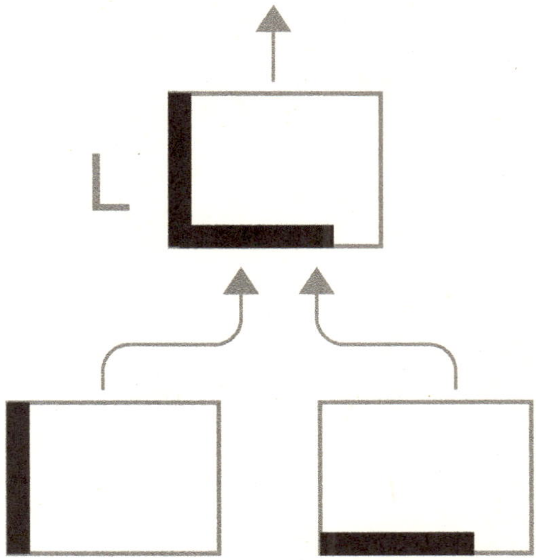

Muster, die Bestandteil des höherstufigen Musters „L“ sind.

„E“:

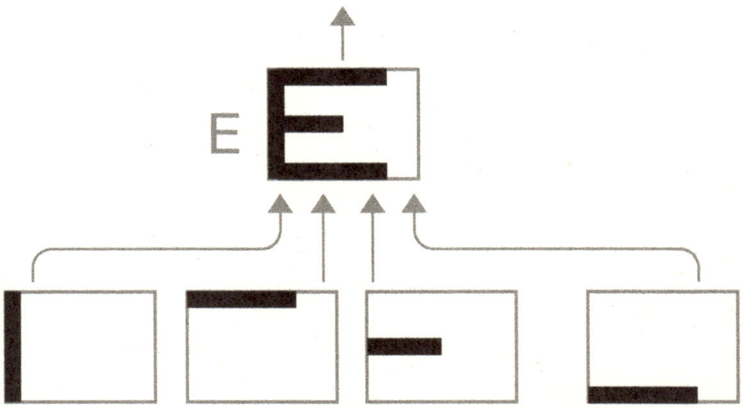

Muster, die Bestandteil des höherstufigen Musters „E“ sind.

Diese Buchstabenmuster versorgen ein noch höherstufigeres Muster, nämlich die Kategorie „Wörter”. (Das Wort „Wörter“ ist unsere Sprachkategorie für dieses Konzept. Aber der Neokortex behandelt sie lediglich wie Muster.)

„APPLE“:

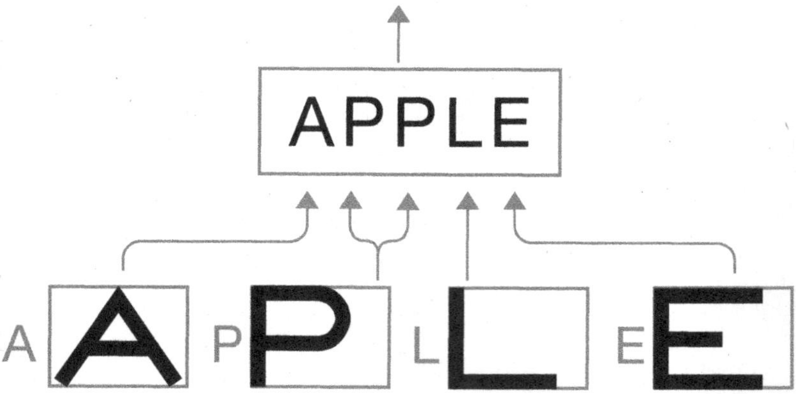

In einem anderen Teil des Kortex verarbeitet eine vergleichbare Hierarchie von Mustern ein tatsächliches *Bild* dieses Gegenstands (im Gegensatz zu gedruckten Buchstaben). Wenn Sie sich einen wirklichen Apfel anschauen, stellen niedrigstufige Erkenner die Muster einer kurvigen Silhouette und Oberflächenfarbe fest, was einen Mustererkenner zum Feuern seines Axons veranlassen wird, der im Endeffekt meldet: „Hey Leute. Ich habe gerade einen echten Apfel gesehen.“ Weitere Mustererkenner werden bestimmte Geräuschfrequenzen wahrnehmen, was die Mustererkenner im auditorischen Kortex zum Feuern ihres Axons mit der Botschaft animieren könnte: „Ich habe gerade das gesprochene Wort ‚Apple‘ gehört.“

Behalten Sie den Redundanzfaktor im Kopf – wir haben nicht nur einen einzelnen Mustererkenner für „Apple“ in all seinen Formen (geschrieben, gesprochen, visuell). Es gibt wahrscheinlich Hunderte solcher Erkenner, die feuern, wenn nicht mehr. Die Redundanz erhöht nicht nur die Wahrscheinlichkeit, dass Sie erfolgreich jede Gegebenheitsweise eines Apfels erkennen, sondern hilft auch, mit der Verschiedenheit realer Äpfel umzugehen. Für jedes „Apple”-Objekt gibt es mögliche Muster, die den vielen verschiedenen Formen von Äpfeln entsprechen: verschiedene Perspektiven, Farben, Schattierungen, Formen und Sorten.

Man beachte, dass die oben aufgezeigte Hierarchie eine Hierarchie von *Konzepten* ist. Diese Erkenner sind nicht physisch übereinander angeordnet. Wegen des dünnschichtigen Aufbaus des Neokortex ist er physisch gesehen nur einen Mustererkenner hoch. Die konzeptionelle Hierarchie wird durch die Verknüpfungen zwischen den individuellen Mustererkennern hergestellt.

Ein wichtiges Charakteristikum der PRTM besteht in der Art und Weise, wie Erkennungsprozesse innerhalb jedes Mustererkennungsmoduls erfolgen. In den Modulen ist die Gewichtung für jeden Input-Dendriten gespeichert, die bestimmt, wie wichtig dieser Input für die Erkennung ist. Die Mustererkenner haben eine Schwelle, ab der sie feuern (was anzeigt, dass dieser Mustererkenner das Muster erfolgreich erkannt hat, für das er zuständig ist). Nicht jedes Input-Muster muss vorhanden sein, damit ein Erkenner feuert. Der Erkenner mag auch dann feuern, wenn ein Input mit geringem Gewicht fehlt. Aber er wird weniger wahrscheinlich feuern, wenn ein höchst wichtiger Input fehlt. Wenn er feuert, wird ein Mustererkenner so etwas sagen wie: „Das Muster, für das ich zuständig bin, liegt wahrscheinlich vor."

Erfolgreiche Erkennung durch ein Modul dieses Musters geht über das Zählen der aktivierten Input-Signale hinaus (sogar über eine Zählung, die mit Wichtigkeitsparametern gewichtet ist). Es gibt einen anderen Parameter (für jeden Input), der die erwartete Größe des Inputs anzeigt, und noch einen weiteren für die Variabilität der Größe. Damit wir dies auch richtig wertzuschätzen wissen, illustrieren wir diese Funktionsweise an einem Beispiel. Angenommen, wir haben einen Mustererkenner, der für das Erkennen des gesprochenen Wortes „steep" verantwortlich ist. Dieses gesprochene Wort hat vier Laute: [s], [t], [E] und [p]. Das [t]-Phonem wird auch als „dentaler Konsonant" bezeichnet. Dies bedeutet, dass er mit der Zunge geformt wird, indem die Zunge eine Laut-„Explosion" erzeugt, wenn Luft über den Kontakt mit den oberen Schneidezähnen gebrochen wird. Es ist kaum möglich, dass [t]-Phonem langsam zu artikulieren. Das [p]-Phonem wird als „Plosiv" oder „Verschlusskonsonant" bezeichnet. Dies bedeutet, dass es erzeugt wird, wenn der Vokaltrakt plötzlich blockiert wird (im Fall von [p] mit den Lippen), so dass keine Luft mehr passieren kann. Es ist notwendigerweise schnell. Der [E]-Vokal wird durch Resonanzen der Stimmbänder und dem geöffneten Mund verursacht. Man nennt ihn auch „langer Vokal", d. h. er hält sich für eine viel längere Zeit als Konsonanten wie [t] oder [p]. Freilich ist seine Dauer variabel. Das [s]-Phonem trägt die Bezeichnung „Zischkonsonant". Erzeugt wird er, wenn man Luft gegen die Ecken der Zähne strömen lässt, die zusammengehalten werden. Er ist normalerweise kürzer als ein langer Vokal wie [E]. Aber er ist ebenfalls variabel (mit anderen Worten: das [s] kann schnell gesprochen oder in die Länge gezogen werden).

Bei unserer Arbeit mit Spracherkennung haben wir herausgefunden, dass es notwendig ist, diese Art von Informationen zu verschlüsseln, um Sprachmuster zu erkennen. Zum Beispiel klingen die Worte „step" und „steep" sehr ähnlich. Obwohl das [e]-Phonem in „step" und das [E]-Phonem in „steep" ziemlich unterschiedliche Vokallaute sind (darin, dass sie verschiedene resonante Frequenzen haben), ist eine Unterscheidung der beiden Worte anhand dieser verwechselbaren Vokallaute nicht verlässlich. Es ist viel sicherer und einfacher auszumachen, dass das [e] in „step" im Vergleich zu dem [E] in „steep" relativ kurz ist.

Wir können diese Art der Information mit zwei Zahlen für jeden Input codieren: die erwartete Größe und die Variabilität der Größe. In unserem Beispiel, dem Wort „steep", erwartet man von den Phonemen [t] und [p] eine kurze Dauer ebenso wie eine geringe Variabilität (d. h. wir erwarten nicht, lange „t"'s oder „p"'s zu hören). Der [s]-Laut hat eine erwartete kurze Dauer, aber eine größere Variabilität, weil es möglich ist, ihn in die Länge zu ziehen. Der [E]-Laut hat sowohl eine erwartete lange Dauer als auch einen hohen Grad an Variabilität.

In diesen Sprachbeispielen bezieht sich der „Größe"-Parameter auf die Dauer, aber Zeit ist nur eine der möglichen Dimensionen. In unserer Arbeit mit Buchstabenerkennung haben wir herausgefunden, dass vergleichbare räumliche Informationen für die Erkennung von gedruckten Buchstaben relevant sind (zum Beispiel erwartet man, dass der „i"-Punkt sehr viel kleiner ist als der Teil unter dem Punkt). Auf viel höheren Stufen der Abstraktion hat es der Neokortex mit Mustern aller Art eines Kontinuums zu tun, wie zum Beispiel Stufen der Attraktivität, der Ironie, des Glücks, der Frustration und einer Myriade anderer. Wir können Ähnlichkeiten selbst in einem eher breit gefächerten Kontinuum entdecken, wie es Darwin tat, als er die geologische Eigenart der Schluchten mit dem Ausmaß der Artendifferenzierung in Verbindung setzte.

In einem biologischen Gehirn stammen die Parameter aus den Erfahrungen des Gehirns selbst. Wir haben kein angeborenes Wissen über Phoneme. Tatsächlich enthalten verschiedene Sprachen sehr verschiedene Mengen von Phonemen. Dies bedeutet, dass mehrere Beispiele eines Musters in den erlernten Parametern jedes Mustererkenners codiert sind (da es viele Beispiele eines Musters erfordert, um die erwartete Verteilung der einzelnen Input-Größen für dieses Muster zu bestimmen). In manchen KI-Systemen wird diese Art von Parametern per Hand von Experten codiert (zum Beispiel von Linguisten, die uns die erwartete Dauer der verschiedenen Phoneme – wie eben erklärt – nennen können). In meiner eigenen Arbeit fanden wir heraus, dass ein überlegener Ansatz der ist, das KI-System diese Parameter selbst durch Trainingsdaten (ganz ähnlich der Art, wie das Gehirn verfährt) ermitteln zu lassen. Manchmal verwendeten wir einen „hybriden" Ansatz. D. h., wir speisten in das System die Intuitionen eines menschlichen Experten (für die anfängliche Einstellungen der Parameter) und ließen dann das System automatisch diese Schätzungen weitertreiben, wobei es einen Lernprozess anhand von echten Sprachspielen durchlief.

Was das Mustererkennungsmodul tut, ist Berechnen der Wahrscheinlichkeit (d. h., der Ähnlichkeit, die sich auf die vorhergehenden Erfahrungen stützt), dass das Muster, für dessen Erkennung es zuständig ist, tatsächlich gerade gegenwärtig ist, was sich anhand der eingehenden Impulse ermittelt. Jeder einzelne Input an das Modul ist aktiv, wenn der korrespondierende niedrigerstufige Mustererkenner feuert (was bedeutet, dass das niedrigerstufige Muster erkannt wurde). Jeder Input codiert auch die beobachtete Größe (in einer passenden Dimension wie etwa zeitliche Dauer, physische Größe oder in einem anderen Kontinuum), so dass die Größe vom Modul verglichen werden kann, indem es die Gesamtwahrscheinlichkeit des Musters berechnet.

Wie berechnet das Gehirn die Gesamtwahrscheinlichkeit (und wie kann sie ein KI-System berechnen), dass das Muster (für dessen Erkennung das Modul verantwortlich ist) vorliegt, angenommen (1) die Inputs (jeder mit einer beobachteten Größe), (2) die gespeicherten Größenparameter (die erwartete Größe und die Variabilität der Größe) für jeden Input und (3) die Relevanzparameter für jeden Input seien gegeben? In den 1980ern und 1990ern bereiteten ich und andere mit einer mathematischen Methode, den sog. hierarchischen Hidden-Markov-Modellen (HHMM), dem Erlernen solcher Parameter und deren Nutzung zur Erkennung hierarchischer Muster den Weg. Wir verwendeten diese Technik für die Erkennung der menschlichen Sprache ebenso wie für das Verstehen von natürlichen Sprachen. Ich werde diesen Ansatz ausführlicher im 7. Kapitel behandeln.

Kommen wir zurück zum Ablauf der Erkennung von einer Stufe der Mustererkennung zur nächsten. In den obigen Beispielen sahen wir, wie die Information von der Ebene basaler Eigenschaften gedruckter Buchstaben zu der von vollständigen Buchstaben und schließlich Worten aufstieg. Von hier aus setzt der Erkenntnisprozess diese Bewegung fort hin zu Sätzen und dann zu komplexeren Strukturen der Sprache. Wenn wir noch ein paar Dutzend Stufen höher steigen, kommen wir zu solch hochstufigen Konzepten wie Ironie und Neid. Obwohl alle Mustererkenner gleichzeitig arbeiten, braucht es Zeit, bis der Erkenntnisprozess diese konzeptionelle Hierarchie hinaufgelangt. Das Durchlaufen jeder Stufe braucht zwischen wenigen Hundertstel- und wenigen Zehntelsekunden. Experimente haben gezeigt, dass das Erkennen eines eher mäßig hochstufigen Musters wie eines Gesichts wenigstens eine Zehntelsekunde braucht. Es kann sogar eine ganze Sekunde dauern, wenn es auffallende Verzerrungen gibt. Wenn das Gehirn sequentiell (wie ein konventioneller Computer) arbeitete und jede Mustererkennung sequentiell durchführte, müsste es jedes mögliche niedrigstufige Muster bedenken, ehe es zur nächsten Stufe weiterginge. Dies würde also viele Millionen Zyklen für jede Stufe erfordern. Das ist genau das, was passiert, wenn wir diese Prozesse auf einem Computer simulieren. Denken Sie daran, dass Computer um das Millionenfache schneller arbeiten als unsere biologischen Schaltkreise.

Ein wichtiger Punkt ist, dass der Informationsstrom sowohl hinab als auch hinauf entlang einer konzeptionellen Hierarchie fließt. Wenn überhaupt, dann ist der Fluss abwärts sogar wichtiger. Wenn wir zum Beispiel von links nach rechts lesen und schon die Buchstaben „A“, „P“, „P“ und „L“ gesehen haben, wird der „APPLE“-Erkenner voraussehen, dass wahrscheinlich ein „E“ an der nächsten Stelle folgen wird. Er wird ein Signal *hinab* zum „E”-Erkenner schicken, das im Effekt sagt: „Denke daran, dass Du mit hoher Wahrscheinlichkeit sehr bald ein ‚E‘-Muster sehen wirst. Also sei auf der Hut.“ Der „E“-Erkenner wird daraufhin seinen Schwellenwert so ausrichten, dass er mit größerer Wahrscheinlichkeit ein „E“ erkennen wird. Wenn also ein Bild erscheint, das vage wie ein „E“ aussieht, aber vielleicht so verschmutzt ist, dass man es unter „normalen“ Umständen nicht als ein „E“ erkannt hätte, wird der „E“-Erkenner vielleicht nichtsdestotrotz anzeigen können, dass er tatsächlich ein „E“ gesehen hat, da er es erwartete.

Demnach sieht der Neokortex voraus, was er anzutreffen erwartet. Sich die Zukunft vorzustellen ist einer der Hauptgründe dafür, dass wir einen Neokortex haben. Auf der höchsten konzeptionellen Stufe machen wir fortwährend Voraussagen – wer wird als nächstes durch diese Tür gehen, was wird jemand als nächstes sagen, was erwarten wir zu sehen, wenn wir um die Ecke biegen, die wahrscheinlichen Resultate unserer Handlungen usw. Diese Voraussagen tauchen fortwährend auf *jeder* Stufe der Neokortex-Hierarchie auf. Wir erkennen häufig Menschen, Dinge und Worte aus dem Grund, dass in vielen Fällen die Schwelle für die Bestätigung eines erwarteten Musters sehr gering ist.

Zusätzlich zu positiven Signalen gibt es auch hemmende Signale, die anzeigen, dass das Vorliegen eines bestimmten Musters weniger wahrscheinlich ist. Diese Signale können von niedrigeren konzeptionellen Stufen stammen (zum Beispiel wird die Erkennung eines Schnurrbarts die Wahrscheinlichkeit, dass die Person, die ich in der Schlange an der Kasse sehe, meine Frau ist, verringern) oder von einer höheren Stufe (zum Beispiel wenn ich weiß, dass meine Frau verreist ist, und daher die Person in der Schlange nicht sie sein kann). Wenn ein Mustererkenner ein hemmendes Signal erhält, erhöht er den Schwellenwert für eine Erkennung, auch wenn es immer noch möglich ist, beim Erscheinen dieses Musters zu feuern (also werde ich, wenn sie wirklich die Person in der Schlange ist, sie letztlich auch erkennen können).

Die Beschaffenheit des Datenflusses in einen neokortikalen Mustererkenner

Lassen Sie uns weiter überlegen, wie die Daten für ein Muster aussehen. Wenn das Muster ein Gesicht ist, liegen Daten in wenigstens zwei Dimensionen vor. Wir können nicht sagen, dass die Augen notwendigerweise zuerst kommen, gefolgt von der Nase usw. Dasselbe gilt für die meisten Töne. Ein Musikstück hat auch wenigstens zwei Dimensionen. Da gibt es vielleicht mehr als nur ein Instrument und/ oder mehr als eine Stimme zur gleichen Zeit. Außerdem besteht eine einzelne Note eines komplexen Instruments wie dem Klavier aus mehreren Frequenzen. Eine menschliche Stimme besteht aus variierenden Lagen von Energie in Dutzenden von verschiedenen Frequenzbändern gleichzeitig. Ein Tonmuster kann also in jedem Moment komplex sein und diese komplexen Momente können sich über die Zeit erstrecken. Taktile Inputs sind auch zweidimensional, da die Haut ein zweidimensionales Sinnesorgan ist. Und solche Muster mögen sich in der dritten Dimension der Zeit ändern.

Daher kann es so aussehen, als ob der Input zu einem Neokortexmusterprozessor zwei-, wenn nicht dreidimensionale Muster beinhaltet. Wie dem auch sei, wir können aus der Struktur des Neokortex ersehen, dass die Muster-Inputs nur eindimensionale Listen sind. All unsere Arbeiten auf dem Feld künstlicher Mustererkennungssysteme (wie Spracherkennungs- und visuelle Erkennungssysteme) zeigen, dass wir zwei- und dreidimensionale Phänomene durch eindimensionale Listen repräsentieren können. Ich werde im Kapitel 7 diese Funktionsweisen darlegen, aber für jetzt können wir mit dem vorläufigen Verständnis auskommen, dass der Input zu jedem Musterprozessor eine eindimensionale Liste ist, sogar wenn das Muster selbst grundsätzlich mehr als eine Dimension widerspiegelt.

Wir sollten an diesem Punkt die Einsicht berücksichtigen, dass die Muster, die wir zu erkennen gelernt haben (zum Beispiel einen bestimmten Hund oder die allgemeine Idee „Hund", eine Musiknote oder ein Musikstück), genau dieselben Mechanismen abgeben, die das Fundament unserer Erinnerungen bilden. Unsere Erinnerungen sind faktisch in Mustern geordnet als Listen (wo jedes Stück in jeder Liste ein anderes Muster in der kortikalen Hierarchie darstellt), die wir gelernt haben und an die wir uns dann erinnern, wenn der passende Stimulus auftaucht. Tatsächlich existieren Erinnerungen im Neokortex um erkannt zu werden.

Die einzige Ausnahme hiervon besteht auf der niedriegstmöglichen Stufe der konzeptionellen Hierarchie, auf der die Input-Daten eines Musters spezifische sensorische Informationen sind (beispielsweise Bilddaten aus dem optischen Nerv). Sogar diese niedrigstufigen Muster werden maßgeblich umgestaltet in einfache Muster, sobald sie den Kortex erreichen. Die Musterlisten, die eine Erinnerung konstituieren, sind in einem vorwärts gerichteten Ablauf geordnet und wir können uns nur genau in dieser Reihenfolge erinnern. Daher kommt es zu Problemen, wenn wir versuchen, uns in umgekehrter Reihenfolge an sie zu erinnern.

Eine Erinnerung braucht einen anderen Gedanken bzw. eine andere Erinnerung (das ist dasselbe) als Auslöser. Wir können diesen Mechanismus erfahren, wenn wir Muster wahrnehmen.

Wenn wir „A", „P", „P" und „L" wahrnehmen, wird das „APPLE"-Muster voraussagen, dass wir ein „E" sehen werden und löst das „E"-Muster aus, das nun erwartet wird. Unser Kortex „denkt" dabei schon daran, ein „E" zu sehen, bevor wir es wirklich sehen. Wenn wir auf diese besondere Interaktion in unserem Kortex achten, werden wir an das „E" denken, bevor wir es sehen, auch dann, wenn wir es niemals sehen. Ein ähnlicher Mechanismus löst alte Erinnerungen aus. Gewöhnlich gibt es eine ganze Kette solcher Verbindungen. Sogar wenn uns diese Erinnerungen irgendwie gewahr sind (d. h. die Muster), die die alte Erinnerung auslösen, haben diese Erinnerungen (Muster) keine Sprache oder Bildlabel. Das ist der Grund, warum alte Erinnerungen uns bisweilen ganz urplötzlich wieder in den Kopf kommen. Wenn man sie vergraben oder über Jahre hinweg nicht aktiviert hat, brauchen sie einen Auslöser genau in derselben Weise, wie eine Webseite einen Weblink braucht, um aktiviert zu werden. Und genau wie eine Webseite „verwaisen" kann, weil es keinen Link zu ihr gibt, kann das auch mit unseren Erinnerungen geschehen.

Unsere Gedanken werden hauptsächlich auf zwei Weisen aktiviert, in direkter und indirekter Weise, wobei beide dieselben kortikalen Verbindungen nutzen. Bei der indirekten Weise lassen wir den Verknüpfungen freies Spiel, ohne zu versuchen, ihnen eine bestimmte Richtung aufzudrängen. Manche Formen der Meditation (wie etwa die „Transzendentale Meditation", die ich betreibe) gründen sich darauf, den Geist genau das tun zu lassen. Auch Träume haben diese Qualität.

Beim gerichteten Denken versuchen wir in mehr methodischer Weise unsere Erinnerungen zurückzurufen (durch eine Geschichte zum Beispiel) oder ein Problem zu lösen. Dies schließt das Durchgehen von Listen in unserem Neokortex ein. Aber das weniger strukturierte Gestöber eines ungerichteten Gedankens wird auch diesen Prozess begleiten. Der vollständige Inhalt unseres Denkens ist also ziemlich ungeordnet, ein Phänomen, das James Joyce in seinen „Stream of Consciousness"-Romanen illustriert hat.

Wenn Sie die Gedanken/Geschichten/Muster in Ihrem Leben

durchgehen, ob sie eine Zufallsbegegnung mit einer Mutter mit Kinderwagen und einem Baby bei einem Spaziergang beinhalten oder die wichtigere Geschichte, wie sie Ihren Lebenspartner getroffen haben, Ihre Erinnerungen bestehen aus Sequenzen von Mustern. Weil diese Muster nicht mit Worten oder Tönen oder Bildern oder Videos etikettiert sind, werden Sie, wenn Sie sich an ein wichtiges Ereignis zu erinnern versuchen, im Grunde die Bilder in Ihrem Geiste rekonstruieren, weil das tatsächliche Bild nicht vorhanden ist.

Wenn wir die Gedanken von jemandem „lesen“ und genau darauf achten sollten, was in dessen Neokortex vor sich geht, wäre es sehr schwer seine Gedanken zu deuten. Diese Deutung wäre abhängig davon, ob wir einen Blick auf die Muster werfen, die lediglich im Neokortex gespeichert sind und darauf warten, ausgelöst zu werden, oder auf die, die bereits ausgelöst worden sind und momentan als aktive Gedanken erlebt werden. Was wir „sehen“ würden, wäre die simultane Aktivierung von Millionen von Mustererkennern. Eine Hundertstelsekunde später sähen wir eine verschiedene Menge aktivierter Mustererkenner von vergleichbarer Größe. Jedes solche Muster wäre eine Liste anderer Muster und jedes dieser wäre wiederum eine Liste anderer Muster usw., bis wir die elementarsten einfachen Muster auf der niedrigsten Stufe erreichen. Es wäre extrem schwer zu deuten, was diese höherstufigen Muster bedeuten, ohne *alle* Informationen aller Stufen in unseren eigenen Neokortex zu kopieren. Daher ist jedes Muster in unserem Neokortex bedeutungstragend allein im Licht all der anderen Informationen, die es aus niedrigeren Stufen mit sich trägt. Darüber hinaus sind ebenfalls Muster auf derselben bzw. einer höheren Stufe wichtig für die Interpretation eines bestimmten Musters, weil sie den Kontext bereitstellen. Wahrhaftes Gedankenlesen würde daher erfordern, nicht nur die Aktivierungen der relevanten Axone im Gehirn einer Person aufzuspüren, sondern im Grunde vielmehr deren gesamten Neokortex mit all ihren Erinnerungen zu durchforsten, um diese Aktivierungen zu verstehen.

Indem wir unsere Gedanken und Erinnerungen erfahren, „wissen“ wir, was sie bedeuten, aber sie existieren nirgendwo als erklärbare Gedanken und Wiedererinnerung. Wenn wir sie mit anderen teilen wollen, müssen wir sie in Sprache übersetzen. Diese Aufgabe wird auch vom Neokortex gelöst, indem Mustererkenner genutzt werden, die auf solche Muster zielen, die wir für den Zweck der Sprachverwendung gelernt haben. Sprache ist in sich selbst sehr hierarchisch und entstand, um aus der hierarchischen Natur des Neokortex Vorteil zu ziehen, welcher im Gegenzug die hierarchische Natur der Realität reflektiert. Die angeborene Fähigkeit des Menschen die hierarchischen Strukturen der Sprache zu erlernen, über die

Noam Chomsky schreibt, spiegelt die Struktur des Neokortex wider. In einem Paper, bei dem er 2002 Co-Autor war, führt Chomsky „Rekursion“ als verantwortlichen Faktor für die einzigartige Sprachfähigkeit der menschlichen Spezies an.[4] Rekursion ist laut Chomsky die Fähigkeit, kleine Teile zu einem größeren Stück zusammenzusetzen, dasselbe dann als Teil einer noch größeren Struktur zu verwenden und diesen Prozess iterativ fortzusetzen. Auf diese Weise können wir elaborierte Satzstrukturen und -zusammenhänge mit einer begrenzten Menge an Worten bilden. Obwohl sich Chomsky hier nicht explizit auf die Hirnstruktur bezieht, ist die Fähigkeit, die er beschreibt, genau die, die dem Neokortex eigen ist.

Niedrigere Säugetierspezies lasten ihren Neokortex mit den Herausforderungen ihrer je besonderen Lebensführung aus. Die menschliche Art erlangte dadurch zusätzliche Kapazitäten, dass ihr ein erheblich größerer Kortex zur Verfügung steht, um gesprochene und geschriebene Sprache verwenden zu können. Manche haben diese Fertigkeit besser erlernt als andere. Wenn wir eine bestimmte Geschichte viele Male erzählt haben, beginnen wir die Sequenz der Sprache zu lernen, die die Geschichte als eine Serie von separaten Sequenzen beschreibt. Sogar in diesem Fall besteht unsere Erinnerung nicht aus einer strengen Abfolge von Worten, sondern eher von Sprachstrukturen, die wir jedes Mal, wenn wir die Geschichte erzählen, in spezifische Wortsequenzen übersetzen müssen. Das ist der Grund, warum wir eine Geschichte jedes Mal ein bisschen anders erzählen, wenn wir sie mit anderen teilen (es sei denn, wir lernen die exakte Wortabfolge als ein Muster).

Bei jeder dieser Beschreibungen eines spezifischen gedanklichen Prozesses müssen wir den Aspekt der Redundanz beachten. Wie ich schon erwähnte, haben wir nicht ein einziges Muster, das die wichtigen Entitäten in unserem Leben vertritt, ob diese sich nun aus sensorischen Kategorien, Sprachkonzepten oder erinnerten Ereignissen zusammensetzen. Jedes wichtige Muster wird – auf jeder Stufe – viele Male wiederholt. Einige dieser Wiederholungen stellen einfache Wiederholungen dar, wohingegen viele verschiedene Perspektiven und Blickwinkel repräsentieren. Dies ist ein prinzipieller Grund dafür, warum wir ein bekanntes Gesicht aus verschiedenen Richtungen und Lichtbedingungen erkennen können. Jede Stufe hinauf in dieser Hierarchie besitzt eine substantielle Redundanz und erlaubt so hinreichende Variabilität, solange sie mit dem Konzept stimmig ist.

Wenn wir uns also vorstellen, den Neokortex von jemandem zu untersuchen, der gerade eine geliebte Person anschaut, würden wir eine beträchtliche Zahl von Axonen der Mustererkenner aller Stufen entdecken – von der elementarsten Stufe primitiver sensorischer Muster hin zu vielen verschiedenen Mustern, die das Bild der geliebten Person darstellen. Wir würden auch eine beträchtlich Anzahl von Feuerungen sehen, die andere Aspekte der Situation darstellen – etwa die Bewegungen der Person, was sie sagt usw. Wenn also die Erfahrung sehr viel reicher erscheint als ein eingleisiger Aufstieg entlang einer Hierarchie von Merkmalen, dann deshalb, weil sie es ist.

Aber der grundlegende Mechanismus dieses Aufsteigens entlang einer Hierarchie von Mustererkennern, in welcher jede höhere konzeptionelle Stufe ein abstrakteres und integrierenderes Konzept repräsentiert, bleibt gültig. Der Informationsfluss abwärts ist sogar noch größer, da jede aktivierte Stufe erkannter Muster Voraussagen darüber an die nächst niedrigere Stufe an Mustererkennern sendet, womit diese wahrscheinlich als Nächstes in Berührung kommen werden. Die offenbare Reichhaltigkeit menschlicher Erfahrung resultiert aus der Tatsache, dass alle diese Hunderte von Millionen Mustererkennern in unserem Neokortex ihren Input gleichzeitig prüfen.

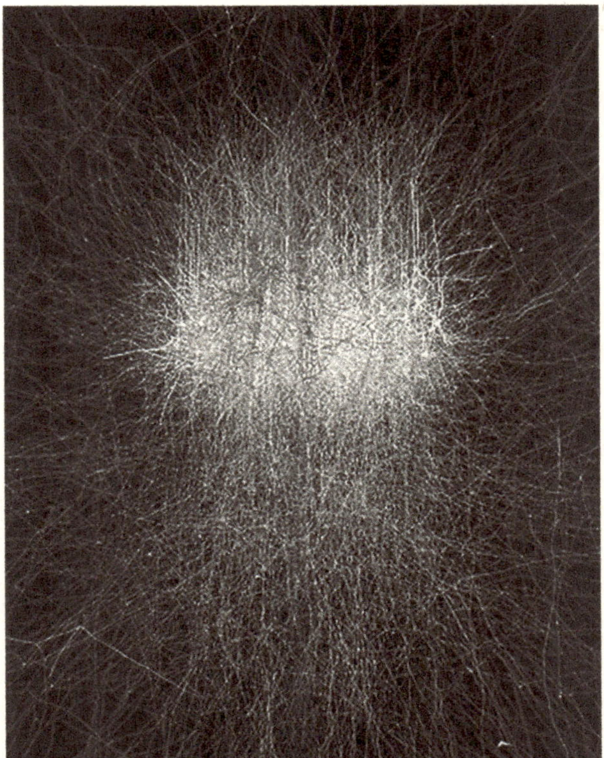

Computersimulation des gleichzeitigen Feuerns mehrerer Mustererkenner im Neokortex.

In Kapitel 5 werde ich den Informationsfluss diskutieren, der vom Gefühls-, Gesichts-, Gehörsinn und anderen Sinnesorganen in den Neokortex gelangt. Diese anfänglichen Inputs werden in kortikalen Regionen verarbeitet, die auf wichtige Typen an sensorischem Input spezialisiert sind (obwohl es eine enorme Plastizität in der Zuweisung dieser Regionen gibt, was die grundlegende Gleichförmigkeit der Funktionen des Neokortex widerspiegelt). Die konzeptionelle Hierarchie setzt sich bis hin zu den höchsten Konzepten in jeder sensorischen Region des Neokortex fort. Die kortikalen Assoziationsareale integrieren die verschiedenen sensorischen Inputs. Wenn wir etwas hören, das vielleicht so klingt wie die Stimme unserer Lebenspartnerin, und dann etwas sehen, das auf ihre Anwesenheit hindeutet, werden wir uns nicht mit elaborierten logischen Deduktionen beschäftigen. Eher werden wir unverzüglich aus der Kombination sensorischer Erkennungen erfassen, dass die Partnerin oder der Partner anwesend ist. Wir kombinieren alle passenden sensorischen und perzeptuellen Hinweise – vielleicht sogar den Geruch ihres Parfüms oder seines Rasierwassers – zu einer mittelstufigen Wahrnehmung.

Auf einem konzeptionellen Level oberhalb der kortikalen sensorischen Assoziationsareale sind wir in der Lage mit sogar noch abstrakteren Konzepten (Wahrnehmung, Erinnerung, Nachdenken) umzugehen. Auf der höchsten Stufe erkennen wir Muster wie „Das ist lustig" oder „Sie ist hübsch" oder „Das ist ironisch" usw. Unsere Erinnerungen schließen ebenfalls diese abstrakten Erkennungsmuster ein. Zum Beispiel erinnern wir uns vielleicht daran, dass wir einen Spaziergang mit jemandem gemacht haben, sie etwas Lustiges sagte und wir beide gelacht haben, obwohl wir uns nicht unbedingt mehr an den Witz erinnern können. Die Gedächtnissequenz für diese Wiedererinnerung hat einfach die Wahrnehmung von Humor gespeichert, aber nicht den genauen Inhalt dessen, was lustig war.

Im vorangegangenen Kapitel habe ich festgestellt, dass wir oft Muster erkennen, obwohl wir sie nicht gut genug erkennen, um sie beschreiben können. Zum Beispiel glaube ich, ich könnte das Bild der Frau mit dem Kinderwagen, die ich heute früher am Tag sah, aus einer Gruppe von Bildern heraussuchen, trotz der Tatsache, dass ich sie nicht visualisieren und kaum ein spezifisches Detail ihrer Erscheinung beschreiben kann. In diesem Fall besteht meine Erinnerung an sie aus einer Liste von gewissen hochstufigen Merkmalen. Diese Merkmale sind weder sprachlich noch tragen sie Bildetiketten an sich. Es sind auch keine Pixelbilder. So bin ich also während der Zeit, in der ich an sie denke, nicht wirklich in der Lage, sie zu beschreiben. Wenn mir aber ein Bild von ihr vorgelegt wird, kann ich dieses Bild verarbeiten, was zu der Erkennung derselben hochstufigen Merkmale führt, die ich schon bei der ersten Begegnung erkannte. Ich wäre in der Lage festzustellen, dass diese Merkmale übereinstimmen, und könnte daher mit einiger Sicherheit ihr Bild auswählen.

Obwohl ich also diese Frau nur einmal auf meinem Spaziergang gesehen habe, gibt es wahrscheinlich schon mehrfache Kopien ihres Musters in meinem Neokortex. Wenn ich indes eine gewisse Zeit nicht an sie denke, werden diese Mustererkenner anderen Mustern neu zugeordnet. Das ist der Grund, weshalb Erinnerungen mit der Zeit immer schwächer werden. Der Betrag an Redundanz wird verringert, bis gewisse Erinnerungen völlig verblassen. Nun da ich dieser speziellen Frau durch meine wiederholten Beschreibungen hier gewissermaßen ein Denkmal gesetzt habe, werde ich sie wahrscheinlich nicht mehr so leicht vergessen.

Autoassoziation und Invarianz

Im vorangegangenen Kapitel habe ich mich damit auseinandergesetzt, wie man Muster auch dann erkennt, wenn nicht das vollständige Muster vorliegt, und auch dann, wenn es verzerrt ist. Das Vermögen zu ersterem wird Autoassoziation genannt: die Fähigkeit, ein Muster mit einem Teil seiner selbst zu assoziieren. Die Struktur jedes Mustererkenners unterstützt diese Anlage von Haus aus.

Indem jeder Input von einem niedrigerstufigen zu einem höherstufigen Mustererkenner weitergeleitet wird, kann die Verbindung ein „Gewicht" haben, das anzeigt, wie wichtig dieses besondere Element im Muster ist. Daher werden die signifikanteren Elemente eines Musters bei der Prüfung, ob dieses Muster etwas als „erkannt" auslöst, stärker gewichtet. Lincolns Bart, Elvis' Koteletten und Einsteins berühmte Geste (das Herausstrecken der Zunge auf einem bekannten Bild von ihm) haben wahrscheinliches großes Gewicht in den Mustern, die wir über die Erscheinung dieser Ikonen gelernt haben. Die Mustererkenner berechnen die Wahrscheinlichkeit, die die Wichtigkeitsparameter berücksichtigt. Daher ist die Gesamtwahrscheinlichkeit geringer, wenn eines der Elemente fehlt, obwohl vielleicht nichtsdestotrotz die Schwelle des Erkennens überschritten ist. Wie ich hervorgehoben habe, die Berechnung dieser Gesamtwahrscheinlichkeit (dass das Muster vorliegt) ist komplizierter als eine einfache gewichtete Summe, bei der die Größenparameter ebenfalls bedacht werden müssen.

Wenn der Mustererkenner ein Signal von einem höherstufigen Erkenner erhalten hat, dass sein Muster „erwartet" wird, dann wird die Schwelle effektiv abgesenkt (d. h. es wird erleichtert, den

Schwellenwert zu erreichen). Alternativ könnte ein solches Signal sich auch zu der Gesamtsumme des gewichteten Inputs addieren, wodurch es ein fehlendes Element kompensiert. Dies geschieht auf jeder Stufe, so dass ein Muster – beispielsweise ein Gesicht –, das sich etliche Stufen über dem basalsten befindet, vielleicht auch dann erkannt wird, wenn mehrere Merkmale fehlen.

Die Fähigkeit, Muster auch dann zu erkennen, wenn sogar einige ihrer Aspekte transformiert sind, wird Merkmalsinvarianz genannt. Mit ihr wird auf vier verschiedene Arten umgegangen. Erstens: Es gibt globale Transformationen, die bereits vollzogen sind, bevor der Neokortex sensorische Daten erhält. Wir werden uns dieser „Reise" der Sinnesdaten von den Augen, den Ohren und der Haut im Abschnitt „Die sensorischen Nervenbahnen" auf Seite 94 annehmen.

Die zweite Verfahrensweise zieht Nutzen aus der Redundanz in unserer kortikalen Mustererinnerung. Besonders für wichtige Dinge haben wir viele verschiedene Perspektiven und Blickwinkel für jedes Muster erlernt. Daher sind also viele Variationen separat gespeichert und verarbeitet.

Das dritte und wirkungsvollste Vorgehen ist die Fähigkeit zwei Listen zu kombinieren. Eine solche Liste kann einen Satz an Transformationen enthalten, die wir auf eine bestimmte Kategorie von Mustern anzuwenden gelernt haben. Der Kortex wird dieselbe Liste möglicher Änderungen auf andere Muster anwenden. Auf diese Weise verstehen wir solche sprachlichen Phänomene wie Metaphern und Gleichnisse.

Zum Beispiel haben wir gelernt, dass bestimmte Phoneme (die elementarsten Laute der Sprache) in der gesprochenen Sprache ausgelassen werden können (beispielsweise geh'n). Wenn wir dann ein neues gesprochenes Wort erlernen (zum Beispiel sehen), werden wir das Wort zu erkennen auch dann imstande sein, wenn eines seiner Phoneme fehlt – sogar wenn wir mit diesem Wort vorher niemals in dieser Form in Kontakt gekommen sind, weil wir mit dem allgemeinen Phänomen ausgelassener Phoneme vertraut sind. Ein weiteres Beispiel: Wir können möglicherweise lernen, dass ein spezieller Künstler gerne bestimmte Partien eines Gesichts pointiert (indem er sie größer macht), etwa die Nase. Wir können also ein bekanntes Gesicht, das auf irgendeine Weise verändert wurde, auch dann erkennen, wenn wir niemals diese Varianten an diesem Gesicht gesehen haben. Bestimmte künstlerische Abwandlungen heben eben die Merkmale hervor, die von unserem mustererkennungsbasierten Neokortex erkannt werden. Wie gesagt, das ist genau das, worauf Karikaturen aufbauen.

Die vierte Methode leitet sich von den Größenparametern ab, die es einem einzelnen Modul erlauben, mehrere Instanzen eines Musters zu codieren. Wir haben zum Beispiel das Wort „steep" viele

Male gehört. Ein bestimmtes Mustererkennungsmodul, das dieses gesprochene Wort erkennt, kann diese multiplen Beispiele codieren, indem es anzeigt, dass die Dauer von [E] eine erwartete hohe Variabilität hat. Wenn alle Wort-Module, die [E] einschließen, ein ähnliches Phänomen gemeinsam haben, kann diese Variabilität in den Modellen für [E] codiert werden. Wie dem auch sei, verschiedene Worte, in denen [E] vorkommt (oder viele andere Phoneme), können einen unterschiedlichen Betrag an erwarteter Variabilität haben. Zum Beispiel wird bei dem Wort „peak" das [E]-Phonem wahrscheinlich nicht in gleicher Weise in die Länge gezogen wie beim Wort „steep".

Lernen

> Erschaffen wir nicht selbst unsere Nachfolger in der Vorherrschaft über die Erde? Indem wir täglich zur Schönheit und Feinheit ihrer Organisation etwas hinzufügen, ihnen täglich größere Fertigkeiten geben und immer mehr jener selbstregulierenden, selbsttätigen Macht bereitstellen, die besser sein wird als irgendein Intellekt?
>
> SAMUEL BUTLER, 1871

> Die Haupttätigkeiten des Gehirns bestehen darin, in ihm selbst Veränderungen herbeizuführen.
>
> MARVIN MINSKY, *THE SOCIETY OF MIND* [DT. TITEL: *MENTOPOLIS*]

Bisher haben wir untersucht, wie wir (Sinnes- und Wahrnehmungs-) Muster erkennen und Mustersequenzen erinnern (unser Gedächtnis von Dingen, Menschen und Ereignissen). Wir sind jedoch nicht mit einem Neokortex geboren, der irgendeines dieser Muster enthält. Der Neokortex ist jungfräuliches Gebiet, wenn unser Gehirn entsteht. Er hat die Befähigung zum Lernen und kann daher Verknüpfungen zwischen seinen Mustern schaffen. Aber er schöpft diese Verknüpfungen aus der Erfahrung.

Dieser Lernprozess beginnt sogar schon vor der Geburt, gleichzeitig mit dem biologischen Prozess des Gehirnwachstums. Ein Fötus hat schon im Alter von einem Monat ein Gehirn, obwohl es im Grunde ein Reptiliengehirn ist, da der Fötus die Stufen der biologischen Evolution im Mutterleib noch einmal im Schnelldurchlauf durchläuft. Das natale Gehirn ist dann im ersten Trimester der Schwangerschaft ein eindeutig menschliches Gehirn mit einem menschlichen Neokortex. Zu dieser Zeit macht der Fötus Erfahrungen und der Neokortex lernt. Er kann Töne hören, vor allem den Herzschlag der Mutter, was wahrscheinlich der ausschlaggebende

Grund dafür ist, dass rhythmische musikalische Qualitäten universell in der menschlichen Kultur sind. In jeder jemals entdeckten menschlichen Zivilisation ist Musik Teil der Kultur, was nicht unbedingt bei anderen Formen der Kunst – etwa der Malerei – der Fall ist. Es ist auch der Fall, dass der Takt der Musik unserer Herzfrequenz vergleichbar ist. Der Rhythmus der Musik variiert natürlich – anderenfalls würde uns Musik nicht sehr lange interessieren –, aber auch unser Herzschlag variiert. Ein allzu gleichmäßiger Herzschlag ist tatsächlich das Symptom eines erkrankten Herzens. Die Augen des Fötus sind sechsundzwanzig Wochen nach der Empfängnis schon teilweise geöffnet und die meiste Zeit ganz geöffnet ab der achtundzwanzigsten Woche der Schwangerschaft. Es mag zwar nicht allzuviel im Mutterleib zu sehen geben, aber es gibt Muster aus Licht und Dunkel, die der Neokortex zu verarbeiten beginnt. Während also ein Neugeborenes einige wenige Erfahrungen im Mutterleib gemacht hat, sind diese selbstverständlich von geringer Reichweite. Der Neokortex könnte also vom Althirn lernen (ein Thema, das ich im 5. Kapitel behandeln werde), aber ganz allgemein hat ein Kind bei seiner Geburt eine Menge zu lernen – alles von elementarsten primitiven Tönen und Gestalten bis hin zu Metaphern und Sarkasmus.

Lernen ist ausschlaggebend für die menschliche Intelligenz. Falls wir einmal den menschlichen Neokortex (wie es das Blue Brain Project anstrebt) perfekt modellieren und simulieren sollten und alle anderen Gehirnregionen, die es für sein Funktionieren braucht (wie den Hippocampus und den Thalamus), so könnte er dennoch nicht viel tun – in etwa genauso wie das neugeborene Kind nicht viel tun kann (außer niedlich zu sein, was aber definitiv eine Adaption zum Zwecke des Überlebens ist).

Lernen und Erkennen finden simultan statt. Wir beginnen sofort mit dem Lernen, und sobald wir ein Muster gelernt haben, fangen wir unverzüglich an es zu erkennen. Der Neokortex versucht beständig aus dem ihm präsentierten Input Sinn zu machen. Wenn eine bestimmte Stufe unfähig ist, ein Muster vollständig zu verarbeiten und zu erkennen, wird es zur nächst höheren Stufe weitergereicht. Wenn keine der Stufen bei der Mustererkennung Erfolg hat, wird es für ein neues Muster gehalten. Ein Muster als neu zu klassifizieren bedeutet nicht notwendigerweise, dass jeder seiner Aspekte neu ist. Wenn wir uns die Gemälde eines Künstlers anschauen und das Gesicht einer Katze mit dem Rüssel eines Elefanten sehen, werden wir zwar in der Lage sein, jedes einzelne dieser verschiedenen Merkmale zu identifizieren. Aber wir werden bemerken, dass die Kombination dieser Muster etwas Neues ist, und werden uns wahrscheinlich daran erinnern. Höhere konzeptionelle Stufen des Neokortex, die Kontexte verstehen – etwa den Umstand, dass dieses

Bild ein Beispiel des speziellen Werkes eines Künstlers ist und wir der Eröffnung einer Ausstellung neuer Bilder des Künstlers beiwohnen –, werden die ungewöhnliche Kombination im Katzen-Elefanten-Gesicht bemerken und diese kontextuellen Details als zusätzliche Erinnerungsmuster integrieren.

Neue Erinnerungen wie dieses Katzen-Elefanten-Gesicht werden in einem verfügbaren Mustererkenner gespeichert. Der Hippocampus spielt eine Rolle in diesem Prozess, und wir werden im folgenden Kapitel sehen, was über die tatsächlichen biologischen Mechanismen bekannt ist. Für die Zwecke unseres Neokortexmodells ist es ausreichend zu sagen, dass Muster, die nicht auf andere Weise erkannt werden, als neue Muster gespeichert und passend mit den niedrigerstufigen Mustern, aus denen sie sich zusammensetzen, verknüpft werden. Das Katzen-Elefanten-Gesicht beispielweise wird auf mancherlei verschiedene Weisen gespeichert. Das neue Arrangement der Gesichtspartien wird ebenso gespeichert wie die kontextuellen Erinnerungen, die den Künstler, die Situation und vielleicht die Tatsache umfassen, dass wir lachten, als wir es zuerst sahen.

Erinnerungen, die erfolgreich erinnert werden, können durchaus in der Schaffung eines neuen Musters resultieren, um eine größere Redundanz zu erreichen. Wenn Muster nicht vollkommen erkannt werden, werden sie wahrscheinlich so gespeichert, als würden sie eine unterschiedliche Perspektive des Gegenstands reflektieren, der erkannt wurde.

Was ist aber dann die übergreifende Vorgehensweise zur Bestimmung, welche Muster gespeichert werden? In mathematischen Begriffen lässt sich das Problem wie folgt ausdrücken: Wie lassen sich innerhalb der verfügbaren Grenzen der Musterspeicherung die Input-Muster, die soweit schon vorgelegt worden sind, optimal darstellen? Wenngleich es Sinn macht eine gewisse Menge an Redundanz zu erlauben, wäre es nicht zweckmäßig den gesamten zur Verfügung stehenden Raum (d. h. den gesamten Neokortex) mit sich wiederholenden Mustern zu füllen. Denn das würde keine hinreichende Diversität an Mustern gestatten. Ein Muster wie das [E]-Phonem in gesprochenen Worten haben wir unzählige Male erlebt. Es ist ein einfaches Muster von Tonfrequenzen und es erfreut sich unzweifelhaft einer bemerkenswerten Redundanz im Neokortex. Wir könnten allerdings unseren gesamten Neokortex mit sich wiederholenden Mustern des [E]-Phonems füllen. Es gibt aber eine gewisse Grenze an brauchbarer Redundanz. Ein verbreitetes Muster wie dieses hat ganz offensichtlich dieses Limit erreicht.

Es gibt eine mathematische Lösung für dieses Optimierungsproblem, die lineare Programmierung, mit der sich die bestmögliche Allokation für begrenzte Ressourcen ermitteln lässt (in diesem Fall eine begrenzte Zahl von Mustererkennern), also für all die Fälle, in denen das System unterrichtet ist. Das lineare Programmieren wurde für Systeme mit eindimensionalem Input entworfen. Dies ist ein anderer Grund, warum es optimal ist, den Input jedes Mustererkennermoduls als eine lineare Kette von Inputs darzustellen. Wir können diesen mathematischen Ansatz für Softwaresysteme nutzen. Und obwohl ein reales Gehirn weiteren Beschränkungen durch die ihm zur Verfügung stehenden physischen Verknüpfungen unterliegt, die es zwischen Mustererkennern einrichten kann, ist die Vorgehensweise nichtsdestotrotz ähnlich.

Eine wichtige Implikation dieser optimalen Lösung ist, dass Routineerlebnisse zwar erkannt, aber nicht permanent zu neuen Erinnerungen verarbeitet werden. Bei meinem Spaziergang habe ich Millionen von Mustern aller Stufen wahrgenommen, angefangen von elementaren visuellen Begrenzungen und Gestalten bis hin zu Gegenständen wie Laternenpfähle, Briefkästen, Menschen, Tiere und Pflanzen, an denen ich vorbeikam. Fast nichts von dem, was ich wahrnahm, war einzigartig, und die Muster, die ich erkannte, hatten schon vor langer Zeit ihr optimales Redundanzlevel erreicht. Das Ergebnis ist, dass ich mich an fast nichts von diesem Spaziergang erinnere. Die wenigen Einzelheiten, an die ich mich tatsächlich erinnere, werden wahrscheinlich mit neuen Mustern überschrieben, wenn ich ein paar andere Spaziergänge unternommen habe – bis auf die Tatsache, dass ich diesen Spaziergang zu etwas Besonderem gemacht habe, indem ich über ihn schreibe.

Ein wichtiger Punkt, der sowohl auf unseren biologischen Neokortex als auch auf Versuche, ihn nachzukonstruieren, zutrifft, ist die Schwierigkeit, zu viele konzeptionelle Stufen gleichzeitig zu erlernen. Wir können im Wesentlichen ein oder höchstens zwei konzeptionelle Stufen auf einmal lernen. Wenn dieses erlernte Wissen einigermaßen beherrscht wird, können wir zum Lernen auf der nächsten Stufe übergehen. Zwar könnten wir mit der Feinabstimmung unseres Lernens auf den niedrigeren Stufen fortfahren, aber der Schwerpunkt unseres Lernens ist schon auf die nächsten Stufe der Abstraktion gerichtet. Dies trifft sowohl für unseren Lebensbeginn zu – wenn Neugeborene mit ganz grundlegenden Formen zu kämpfen haben – als auch für das spätere Leben – wenn wir uns damit abmühen, neue Dinge zu lernen: immer eine Stufe der Komplexität auf einmal. Wir finden dasselbe Phänomen in maschinellen Nachkonstruktionen des Neokortex. Wenn ihnen zunehmend abstraktes Material – je eine Stufe zu einer Zeit – vorgesetzt wird, lernen Maschinen genauso wie Menschen (obwohl nicht mit so vielen konzeptionellen Stufen).

Der Output eines Musters kann rückgekoppelt werden an ein Muster auf einem niedrigeren Level oder sogar an das Muster selbst, und verhilft so dem menschlichen Gehirn zu einer leistungsfähigen rekursiven Kapazität. Dies ist besonders nützlich für die Listen, mit deren Hilfe sich Handlungen zusammensetzen – zum Beispiel, sich eine neue Zahnpastatube zu besorgen, wenn die jetzige leer ist. Diese Konditionale kommen auf jeder Stufe vor. Wie jeder, der auf einem Computer einen Ablauf zu programmieren versucht hat, weiß, sind Konditionale unverzichtbar für das Beschreiben einer Vorgehensweise.

Die Sprache der Gedanken

> Der Traum leistet dem überbürdeten Gehirn die Dienste eines Sicherheitsventils.
>
> SIGMUND FREUD, *DIE TRAUMDEUTUNG*, 1911

> Gehirn: ein Apparat mit dem wir denken, wir denken.
>
> AMBROSE BIERCE, *THE DEVIL'S DICTIONARY*

Um zusammenzufassen, was wir soweit über die Arbeitsweise des Gehirns gelernt haben, schauen Sie sich bitte noch einmal das Diagramm des neokortikalen Mustererkennermoduls auf Seite 42 an.

a) Dendriten reichen in das Modul hinein, das das Muster repräsentiert. Obwohl die Muster sogar zwei- oder dreidimensionale Qualitäten zu haben scheinen, werden sie von einer eindimensionalen Signalsequenz dargestellt. Das Muster muss in dieser (sequentiellen) Ordnung für den Mustererkenner repräsentiert sein, damit dieser in der Lage ist, es zu erkennen. Für jedes dieser Input-Muster gibt es möglicherweise viele niedrigerstufige Mustererkenner, die das Signal generieren können, dass das niedrigerstufige Muster erkannt wurde. Die notwendige Schwelle, um das Muster zu erkennen, kann überschritten werden, sogar wenn nicht alle Inputs dies signalisiert haben. Das Modul berechnet die Wahrscheinlichkeit, dass das Muster, für das es zuständig ist, vorliegt. Die Rechnung berücksichtigt die „Relevanz"- und die „Größen"-Parameter (vgl. unten [f]).

   Beachten Sie, dass manche Dendriten Signale an die Module übermitteln und andere von den Modulen ausgehende Signale. Wenn alle Input-Dendriten diesem Mustererkenner signalisieren, dass ihre niedrigerstufigen Muster erkannt wurden bis auf ein oder zwei, dann sendet dieser Mustererkenner ein Signal an die anderen, die für die noch fehlenden niedrigerstufigen Muster zuständig sind, welches beinhaltet, dass mit hoher Wahrscheinlichkeit das Muster bald erkannt sein wird und diese niedrigerstufigen Mustererkenner wachsam sein sollen.

b) Wenn dieser Mustererkenner sein Muster erkennt (basierend auf der Aktivierung der gesamten oder der meisten Input-Dendriten-Signale), wird das Axon (Output) dieses Mustererkenners aktiviert. Umgekehrt kann sich das Axon zu einem ganzen Netzwerk von Dendriten auswachsen und sich mit vielen hochstufigen Mustererkennern verbinden, für die dieses Muster der Input ist. Dieses Signal wird dann eine Größeninformation übermitteln, so dass die Mustererkenner des nächsthöheren konzeptionellen Levels es berücksichtigen können.

c) Wenn ein höherstufiger Mustererkenner ein positives Signal von allen oder den meisten seiner konstituierenden Muster erhält außer für das, welches dieser Mustererkenner repräsentiert, dann wird der höherstufige Mustererkenner unter Umständen ein Signal nach unten zu diesem Erkenner schicken und zu verstehen geben, dass dessen Muster erwartet wird. Solch ein Signal würde den Mustererkenner veranlassen, seine Schwelle heruntersetzen, was bedeutet, dass es wahrscheinlicher wird, ein Signal an sein Axon zu senden (welches anzeigt, dass sein Muster erkannt worden wäre), sogar wenn einige Inputs fehlen oder unklar sind.

d) Hemmende Signale von unten dagegen würden es weniger wahrscheinlich machen, dass dieser Mustererkenner dieses Muster erkennt. Dies kann von einer Erkennung eines niedrigerstufigen Musters herrühren, das inkonsistent mit dem Muster ist, welches mit dem Mustererkenner verbunden ist (zum Beispiel, die Erkennung eines Schnurrbarts durch einen niedrigerstufigen Erkenner würde es weniger wahrscheinlich machen, dass dieses Bild „meine Frau“ ist).

e) Hemmende Signale von oben machen es ebenfalls weniger wahrscheinlich, dass dieser Mustererkenner sein Muster erkennt. Dies kann Ergebnis des Umstands sein, dass ein höherstufiger Kontext inkonsistent mit dem Muster ist, das zu diesem Erkenner gehört.

f) Für jeden Input gibt es gespeicherte Parameter für die Relevanz, die erwartete Größe und die erwartete Variabilität der Größe. Das Modul errechnet eine Gesamtwahrscheinlichkeit für das Vorliegen des Musters, basierend auf all diesen Parametern und den momentanen Signalen, die darüber informieren, welche Inputs vorliegen und mit welchen Größen. Eine mathematisch optimale Weise, dies zu tun, ist eine bestimmte Methode, die sog. „Hidden-Markov-Modelle“. Wenn solche Modelle in einer Hierarchie organisiert sind (wie sie es im Neokortex oder in den Simulationsmodellen für den Neokortex sind), nennt man sie „hierarchische Hidden-Markov-Modelle".

Muster, die im Neokortex ausgelöst werden, lösen andere Muster aus. Partiell vollständige Muster senden Signale die konzeptionelle Hierarchie hinab. Vollständige Muster senden Signale die konzeptionelle Hierarchie hinauf. Diese neokortikalen Muster sind die Sprache der Gedanken. Ganz wie Sprache sind sie hierarchisch, aber sie sind nicht Sprache per se. Unsere Gedanken werden nicht in erster Linie in Elementen der Sprache erfasst, obwohl, da Sprache auch in Muster-Hierarchien in unserem Neokortex existiert, wir sprachbasierte Gedanken haben können. Aber größtenteils werden Gedanken in diesen neokortikalen Mustern repräsentiert.

Wie ich oben dargelegt habe: Wenn wir imstande wären, die Musteraktivierungen in jemandes Neokortex zu beobachten, würden wir immer noch kaum eine Idee davon haben, was diese Musteraktivierungen bedeuten, ohne Zugang zur gesamten Musterhierarchie über und unter jedem aktiviertem Muster zu haben. Dies würde so viel wie den Zugang zum gesamten Neokortex dieser Person erfordern. Es ist schwierig genug für uns, den Inhalt unserer eigenen Gedanken zu verstehen, aber diejenigen einer anderen Person zu verstehen erfordert, einen Neokortex zu beherrschen, der von dem unsrigen verschieden ist. Natürlich haben wir noch keinen Zugang zum Neokortex irgendeines anderen. Wir müssen uns stattdessen auf dessen Versuche verlassen, seine Gedanken in Sprache auszudrücken (oder auch mit anderen Werkzeugen, etwa Gesten). Die unvollständige Fähigkeit der Menschen diese Kommunikationsaufgaben auszuführen, fügt eine weitere Schicht an Komplexität hinzu – es ist kein Wunder, dass wir uns so oft missverstehen, wie wir es tun.

Es gibt für uns zwei Arten des Denkens. Eine ist das nicht-gerichtete Denken, bei dem sich die Gedankenauslöser gegenseitig auf nicht-logische Weise auslösen. Wenn plötzlich eine Erinnerung, die aus früheren Jahren oder Jahrzehnten stammt, in uns auftaucht, wenn wir gerade irgendetwas anderes tun – vielleicht Laub Harken oder die Straße hinunter Gehen –, wird das Erlebnis, wie alle Erinnerungen, als eine Abfolge von Mustern erinnert. Wir führen uns die Szene nicht sofort vor Augen, es sei denn, wir rufen eine Menge anderer Erinnerungen ab, die es uns ermöglichen, eine robustere Rückbesinnung zu synthetisieren. Wenn wir uns die Szene auf diese Weise vorstellen, erschaffen wir sie im Wesentlichen in unserem Geist aus Hinweisen auf die Zeit, aus der sie stammt. Die Erinnerung selbst ist nicht in Form von Bildern oder Visualisierungen gespeichert. Wie früher erwähnt, die Auslöser, die diesen Gedanken in unserem Geiste aufscheinen lassen, liegen entweder auf der Hand oder nicht. Die Sequenz der relevanten Gedanken könnte etwa sofort vergessen worden sein. Sogar wenn wir sie erinnern, wird es eine nichtlineare und umständliche Abfolge von Assoziationen sein.

Die zweite Art des Denkens ist das gerichtete Denken, dessen wir uns bedienen, wenn wir versuchen Probleme zu lösen oder eine strukturierte Antwort zu formulieren. Zum Beispiel könnten wir im Geiste etwas erwägen, was wir zu jemandem zu sagen planen, oder wir könnten eine Passage formulieren, die wir schreiben wollen (für ein Buch über den Geist vielleicht). Wenn wir über solche Tätigkeiten nachdenken, haben wir schon jede einzelne in eine Hierarchie von Untertätigkeiten aufgeteilt. Ein Buch schreiben zum Beispiel schließt das Schreiben von Kapiteln ein. Jedes Kapitel hat Abschnitte. Jeder Abschnitt hat Absätze. Jeder Absatz enthält Sätze, die Ideen ausdrücken. Jede Idee enthält eine Konfiguration ihrer Elemente. Jedes Element und jede Relation zwischen Elementen besteht in einer Idee, die artikuliert wird, usw. Zur gleichen Zeit haben unsere neokortikalen Strukturen gewisse Regeln, die befolgt werden sollten, erlernt. Wenn die Tätigkeit Schreiben ist, dann sollten wir unnötige Wiederholungen vermeiden. Wir sollten dafür sorgen, dass der Leser dem Geschriebenen folgen kann. Wir sollten versuchen gewissen grammatischen und stilistischen Regeln zu folgen, usw. Der Schreiber muss deshalb ein Modell des Lesers in seinem Geiste bilden, und dieses Konstrukt ist dann in sich wieder hierarchisch. Wenn man in der Art des gerichteten Denkens verfährt, gehen wir in unserem Neokortex Listen durch, von denen sich jede in umfangreiche Hierarchien von Sub-Listen aufspannt, jede mit ihren je eigenen Erwägungen. Denken Sie daran, dass die Elemente einer Liste in einem neokortikalen Muster Konditionale einschließen können, so dass unsere subsequenten Gedanken und Handlungen von Einschätzungen abhängen, die wir machen, während wir diesen Prozess durchlaufen. Außerdem löst jeder dieser gerichteten Gedanken Hierarchien von ungerichteten Gedanken aus. Ein fortwährender Gedankenschwall geht mit unseren sensorischen Erfahrungen und unseren Bemühungen im gerichteten Denken einher. Unser tatsächliches mentales Erleben ist kompliziert und chaotisch, erzeugt aus dem blitzartigen Andrang ausgelöster Muster, die um die hundert Mal pro Sekunde wechseln.

Die Sprache der Träume

Träume sind Beispiele ungerichteter Gedanken. Sie machen zu einem bestimmten Teil Sinn, weil das Phänomen, dass einer unserer Gedanken einen nächsten auslöst, sich auf eine tatsächliche Verbindungen von Mustern in unserem Neokortex stützt. Bis zu der Grenze, an der ein Traum keinen Sinn mehr macht, versuchen wir ihn durch unsere Fähigkeit des Konfabulierens* gewissermaßen zu reparieren. Wie ich im 9. Kapitel beschreiben werde, erfinden Split-Brain-Patienten (deren Corpus callosum, das die zwei Gehirnhälften verbindet, gekappt oder beschädigt ist) Erklärungen mit ihrer linken Hirnhälfte, die das Sprachzentrum kontrolliert, um zu begründen, was die rechte Hälfte gerade mit dem Input tat, zu dem die linke keinen Zugang hat. Wir konfabulieren die ganze Zeit über, wenn wir den Ausgang von Ereignissen erklären. Wenn Sie ein gutes Beispiel hierfür haben wollen, schalten sie einfach den täglichen Kommentar zu den Bewegungen der Finanzmärkte ein. Ganz egal, wie sich die Märkte gerade verhalten, es ist immer möglich eine gute Erklärung zu (er)finden, warum gerade dies geschieht. Solche nachträglichen Kommentare gibt es massenhaft. Natürlich würden die Kommentatoren, wenn sie die Märkte wirklich verstünden, ihre Zeit nicht mit dem Verfassen von Kommentaren verschwenden müssen.

Der Akt des Konfabulierens wird natürlich auch im Neokortex verrichtet, welcher gut darin ist, innerhalb gewisser Grenzen Geschichten und Erklärungen zu entwerfen. Wir machen das jedes Mal, wenn wir eine Geschichte weitererzählen. Wir führen Details ein, die möglicherweise nicht vorhanden waren oder die wir vergessen haben, damit die Geschichte mehr Sinn macht. Das ist der Grund, warum Geschichten sich über die Zeit verändern, wenn sie immer wieder von neuen Erzählern mit vielleicht verschiedenen Absichten erzählt wird. Als die gesprochene Sprache zur geschriebenen führte, hatten wir schließlich eine Technik, mit der eine endgültige Version der Geschichte festgehalten werden konnte und die diese Art von Abweichen verhinderte.

Der tatsächliche Inhalt eines Traumes – in dem Maße, in dem wir uns erinnern – ist wieder eine Abfolge von Mustern. Diese Muster repräsentieren Begrenzungen in einer Geschichte. Wenn wir eine Geschichte konfabulieren, bewegt sie sich innerhalb dieser Grenzen. Die Traumversion, die wir wiedererzählen (auch wenn nur still für uns) ist diese Konfabulation. Wenn wir einen Traum nacherzählen, lösen wir Kaskaden von Mustern aus, die den tatsächlichen Traum, wie wir ihn ursprünglich erlebten, auffüllen.

* Konfabulieren bedeutet, (nicht zwangsläufig bewusst) erfundene Erlebnisse als selbst erlebt darzustellen (und möglicherweise auch für wahr zu halten).

Es gibt einen Hauptunterschied zwischen Traumgedanken und unserem Denken im Wachzustand. Eine Lektion, die wir im Leben lernen, ist, dass bestimmte Handlungen, sogar Gedanken, in der wirklichen Welt nicht erlaubt sind. Zum Beispiel lernen wir, dass wir uns nicht augenblicklich unsere Wünsche erfüllen können. Es gibt gewisse Regeln dagegen, dass man sich einfach das Geld aus der Ladenkasse nimmt, und Grenzen für das Verhalten gegenüber Personen, zu denen wir uns vielleicht physisch hingezogen fühlen. Wir lernen auch, dass gewisse Gedanken nicht erlaubt sind, weil sie einem kulturellen Verbot unterliegen. Wenn wir berufliche Fertigkeiten erwerben, lernen wir Denkwege, die in unseren Berufen anerkannt und belohnt werden, und vermeiden dadurch Gedankenmuster, die die Methoden und Normen dieses Berufs hintergehen. Viele dieser Tabus sind wertvoll, da sie der sozialen Ordnung Geltung verschaffen und den Fortschritt festigen. Indes können sie auch Fortschritte verhindern, indem sie eine unproduktive Orthodoxie stützen. Eine solche Orthodoxie ist genau das, was Einstein hinter sich ließ, als er in seinem Gedankenexperiment versuchte, auf einem Lichtstrahl zu reiten.

Kulturelle Regeln werden im Neokortex mit Hilfe des Althirns durchgesetzt, besonders der Amygdala. Jeder Gedanke, den wir haben, löst andere Gedanken aus, und manche von ihnen handeln von Gefahren. Wir lernen beispielsweise, dass das Brechen kultureller Normen selbst in Gedanken zu Ächtung führen kann, was, wie der Neokortex begreift, unser Wohlergehen bedroht. Wenn wir solche Gedanken hegen wird die Amygdala ausgelöst. Das generiert Angst, was im Allgemeinen dazu führt, dass wir von so einem Gedanken ablassen.

In Träumen hingegen sind diese Tabus gelockert und wir träumen häufig von Dingen, die kulturell, sexuell oder beruflich verboten sind. Es ist fast so, als ob unser Gehirn begreifen würde, dass wir keine tatsächlich Handelnden in der Welt sind, wenn wir träumen. Freud schrieb über dieses Phänomen und bemerkte dabei, dass wir solche gefährlichen Gedanken verkleiden würden. Wenigstens dann, wenn wir versuchen, uns an solche Dinge zu erinnern, schützen wir auf diese Weise das wache Gehirn weiterhin vor ihnen.

Das Lockern professioneller Tabus erweist sich für die Lösung kreativer Probleme als nützlich. Ich wende jede Abend eine mentale Technik an, indem ich immer beim zu Bett Gehen über ein bestimmtes Problem nachdenke. Dies löst eine Gedankensequenz aus, die sich bis in meine Träume fortsetzt. Wenn ich dann erst einmal träume, kann ich über die Lösung des Problems nachdenken – *träumen* – ohne die professionellen Beschränkungen, die ich während des Tages mit mir herumtrage. Ich habe morgens dann immer noch einen gewissen Zugang zu meinen Traumgedanken, wenn ich mich in einem Zustand zwischen Traum und Wachheit, manchmal „luzides Träumen"[5] genannt, befinde.

Freud schrieb bekanntermaßen auch über die Möglichkeit, durch Traumdeutung Einsicht in die Psyche einer Person zu erlangen. Es gibt natürlich massenhaft Literatur über alle Aspekte dieser Theorie, aber die grundlegende Idee, dass wir Einsicht in uns selbst durch die Auslegung unserer Träume gewinnen können, macht Sinn. Unsere Träume werden vom Neokortex erschaffen, und daher kann deren Inhalt etwas von den dort anzutreffenden Inhalten und Verknüpfungen ans Licht bringen. Die Lockerung der dem Denken auferlegten Beschränkungen während unserer wachen Zeit ist nützlich zur Aufdeckung des neokortikalen Inhalts, den wir sonst nicht direkt erreichen können. Es ist vernünftig daraus zu schließen, dass die Muster, die in unseren Träumen landen, wichtige Dinge für uns darstellen und deswegen etwas über unsere ungelösten Wünsche und Ängste aussagen.

Die Ursprünge des Modells

Wie ich bereits oben erwähnte, leitete ich in den 1980ern und 1990ern ein Team, das die Technik des hierarchischen Hidden-Markov-Modells zur Erkennung der menschlichen Sprache und dem Verstehen natürlichsprachlicher Aussagen entwickelte. Diese war der Vorgänger der heutzutage weitverbreiteten kommerziellen Systeme, die erkennen und verstehen, was wir ihnen zu sagen versuchen (Navigationssysteme in Automobilen, zu denen man sprechen kann, Siri auf dem iPhone, Google Voice Search und viele andere). Die Technik, die wir entwickelten, hatte im Wesentlichen all die Merkmale, die ich in der PRTM beschrieben habe. Dies schloss eine Hierarchie von Mustern ein, bei der jede höhere Stufe abstrakter ist als die vorhergehende. Zum Beispiel schließen in der Spracherkennung die Stufen basale Muster von Tonfrequenzen auf der untersten Ebene ein, dann Phoneme, dann Wörter und Redewendungen (welche oft so erkannt werden, als ob sie Wörter wären). Einige unserer Spracherkennungssysteme konnten die Bedeutung natürlichsprachlicher Befehle erfassen. Daher umfassen höhere Stufen auch solche Strukturen wie Substantive und Nominal- und Verbalphrasen. Jedes Mustererkennungsmodul konnte eine lineare Sequenz von Mustern einer niedrigeren konzeptionellen Stufe erkennen. Jeder Input hat Parameter für Wichtigkeit, Größe und Variabilität der Größe. Dort gibt es „absteigende" Signale, die melden, dass ein niedrigerstufiges Muster erwartet wird. Ich werde diese Forschung detaillierter in Kapitel 7 diskutieren.

2003 und 2004 entwickelten die Palm Pilot-Erfinder Jeff Hawkins und Dileep George ein hierarchisches kortikales Modell, hierarchisches Zeitgedächtnis genannt. Zusammen mit der Wissenschaftsjournalistin Sandra Blakeslee beschrieb Hawkins dieses Modell wortgewandt in ihrem Buch *On Intelligence*. Hawkins bot ein sehr starkes Beispiel für die Uniformität des kortikalen Algorithmus und seiner hierarchischen listenbasierten Organisation auf. Es gibt einige wichtige Unterschiede zwischen dem in *On Intelligence* dargelegten Modell und dem, das ich in diesem Buch präsentiere. Wie der Name fast schon vermuten lässt, betont Hawkins die zeitliche (zeitbasierte) Natur konstituierender Listen. Mit anderen Worten: Die Richtung der Listen ist immer vorwärts in der Zeit gerichtet. Seine Erklärung dafür, dass die Charakteristika in einem zweidimensionalen Muster wie etwa dem gedruckten Buchstaben „A" eine Richtung in der Zeit haben, basiert auf der Augenbewegung.

Er erklärt, dass wir Bilder unter Zuhilfenahme von Sakkaden – sehr schnelle Bewegungen des Auges, von denen wir nichts wissen – visualisieren. Die Information, die den Neokortex erreicht, ist daher nicht eine zweidimensionale Menge von Merkmalen, sondern eine nach der Zeit geordnete Liste. Wenn es auch wahr ist, dass unsere Augen sehr schnelle Bewegungen machen, die Sequenz, in der sie die Eigenschaften eines Musters – wie etwa des Buchstabens „A" – betrachten, läuft nicht immer in einer konsistenten zeitlichen Ordnung ab. (Zum Beispiel werden die Sakkaden nicht immer die obere Spitze „A" vor der Höhlung am Boden registrieren.) Außerdem können wir auch ein visuelles Muster erkennen, das uns lediglich für ein Zehntel einer Millisekunde vorgelegt wird, was eine zu kurze Zeitspanne für das „Überfliegen" per sakkadischer Augenbewegung ist. Es trifft zu, dass die Mustererkenner im Neokortex Muster als Listen speichern und dass diese Listen geordnet vorkommen. Aber deren Ordnung richtet sich nicht notwendigerweise nach der Zeit. Das ist zwar tatsächlich oft der Fall, aber sie könnte sich auch nach räumlichen oder höherstufigen konzeptionellen Ordnungsgesichtspunkten richten, wie ich oben ausgeführt habe.

Die wichtigste Differenz ist das Set von Parametern, das ich für jeden Input in die Mustererkennungsbausteine eingeschlossen habe, speziell die Parameter der Größe und Größenvariabilität. In den 1980ern versuchten wir tatsächlich die menschliche Sprache mit diesem Typ von Informationen zu erkennen. Dieses Vorgehen war dadurch motiviert, dass uns Linguisten erzählten, die Dauer der Information sei nicht besonders wichtig. Diese Perspektive wird durch die Wörterbücher illustriert, die die Aussprache jedes Wortes als eine Kette von Phonemen angeben, zum Beispiel das Wort „steep" als [s] [t] [E] [p], ohne Anzeige, wie lange diese Phoneme dauern sollen. Die Folgerung ist, dass, wenn wir ein Programm für die Erkennung von Phonemen entwickeln und dann dieser besonderen Sequenz von vier Phonemen (in einer gesprochenen Äußerung) begegnen, wir in der Lage sein sollten, das gesprochene Wort zu erkennen. Das System, das wir mit diesem Ansatz konstruiert haben, funktionierte bis zu einem gewissen Ausmaß, aber nicht gut genug, um mit solchen Merkmalen wie großem Vokabular, mehreren Sprechern und kontinuierlich, ohne Pausen gesprochenen Wörtern umzugehen. Als wir die Technik des hierarchischen Hidden-Markov-Modells verwendeten, um die Verteilung der Größen jedes Inputs zu integrieren, stieg die Leistung sprunghaft an.

Kapitel 4

Der biologische Neokortex

Weil alle wichtigen Dinge in einen Behälter gehören, hast Du einen Schädel für Dein Gehirn, eine Plastikhülle für Deinen Kamm und eine Brieftasche für Dein Geld.

George Costanza, in der *Seinfeld*-Episode „The Reverse Peephole"

Heute beobachten wir zum ersten Mal umfassend das Gehirn bei seiner Arbeit mit solch einer Klarheit, dass wir in der Lage sein sollten, das übergreifende Programm hinter seinen überwältigenden Leistungen zu entdecken.

J. G. Taylor, B. Horwitz und K. J. Friston

Kurz gesagt, bearbeitet der Geist die Daten, die er empfängt, in ganz ähnlicher Weise wie ein Bildhauer einen Steinblock. In gewissem Sinne existiert die Statue schon von Ewigkeit her. Aber es gab eben tausend andere, die sie überlagerten, und allein dem Bildhauer ist es geschuldet, diese eine aus den restlichen herausgehoben zu haben. So wie die Welt eines jeden von uns, wie verschieden unsere besonderen Erfahrungsweisen von ihr auch immer sein mögen, eingebettet liegt im ursprünglichen Chaos unserer Sinneseindrücke, das gleichgültig den bloßen *Stoff* für unserer aller Gedanken abgibt. Wir können vielleicht, wenn wir wollen, mit unserem Verstand die Dinge bis zu dieser schwarzen und fugenlosen Kontinuität des Raumes und der sich bewegenden Wolken aus umherschwirrenden Atomen zurückverfolgen, welche die Wissenschaft die einzig wahre Welt nennt. Aber schon immer ist die Welt, die wir fühlen und in der wir leben, die, welche unsere Vorfahren und wir, durch sich sachte ansammelnde Entscheidungen, aus all dem herausgeschält haben, wie Bildhauer, einfach durch das Aussortieren gewisser Mengen desselben Steins! Anderer Geist, andere Welten aus demselben monotonen und ausdruckslosen Chaos! Meine Welt ist nur eine unter einer Million möglicher dort eingeschlossener Welten, gleichermaßen real für die, die sie dem Chaos entreißen. Wie verschieden muss die Welt doch im Bewusstsein einer Ameise, eines Tintenfisches oder eines Krebses sein!

William James

Ist Intelligenz das Ziel – oder überhaupt *ein* Ziel – der Evolution? Steven Pinker schreibt: „Wir sind sehr selbstherrlich, was unser Gehirn angeht, und sehen darin das höchste Ziel der Evolution."[1] Er führt weiter aus: „Das macht keinen Sinn. [...] In der natürlichen Auslese finden wir nicht einmal annähernd etwas, was wir als ein

Streben nach Intelligenz bezeichnen könnten. Dieser Prozess wird allein durch die Differenzen in den Überlebens- und Reproduktionsraten von sich replizierenden Organismen in einer bestimmten Umwelt vorangetrieben. Mit der Zeit erlangen diese Organismen ein Design, das für die Zwecke des Überlebens und der Fortpflanzung dieser Umwelt angepasst ist – Punkt. Nichts bestimmt ihre Richtung außer Erfolg an Ort und Stelle." Pinker zieht den Schluss, dass „das Leben ein sich verzweigender Busch, keine Skala oder Leiter ist. Lebende Organismen existieren auf den Spitzen dieser Zweige und nicht auf den unteren Sprossen."

Auf das menschliche Gehirn bezogen stellt er die Frage, ob der „Nutzen die Nachteile überwiege". Zu den Nachteilen rechnet er: „[D]as Gehirn ist sperrig. Im weiblichen Becken hat der übergroße Kopf eines Babys kaum Platz. Durch diesen Kompromiss in der Konstruktion sterben viele Frauen bei der Geburt, zudem erzwingt er eine schwankende Gangart, die Frauen biomechanisch zu weniger leistungsfähigen Läufern als Männer macht. Außerdem macht uns unser schwerer, auf dem Genick hin und her wippender Kopf für das Risiko tödlicher Verletzungen bei Unfällen – etwa bei Stürzen – anfällig." Dem fügt er weitere Nachteile hinzu, unter anderem den hohen Energieverbrauch des Gehirns, seine langsame Reaktionszeit und die langwierigen Lernprozesse.

Oberflächlich gesehen ist jede dieser Behauptungen korrekt (auch wenn viele meiner weiblichen Freunde bessere Läufer sind als ich). Pinker übersieht trotz allem das Wesentliche. Es trifft zu, dass die Evolution unter biologischen Gesichtspunkten keine bestimmte Richtung verfolgt. Es ist eine Methode des (Ver)Suchens, das den „dichtverzweigten Busch der Natur" ganz ausfüllt. Und es stimmt ebenfalls, dass evolutionäre Veränderungen nicht *mit Notwendigkeit* in Richtung größerer Intelligenz voranschreiten – sie bewegen sich in *alle* Richtungen. Es gibt viele Beispiele erfolgreich angepasster Lebewesen, die sich seit Millionen von Jahren kaum verändert haben (Alligatoren etwa gibt es seit 200 Millionen Jahren, und viele Mikroorganismen sind wesentlich älter). Aber während sich die Evolution in unzählige Abzweigungen verästelt, ist eine der Richtungen, *in die* sie sich bewegt, eindeutig die hin zu größerer Intelligenz. Das ist der für die Zwecke dieser Diskussion allein relevante Punkt.

Angenommen wir haben ein blaues Gas in einem Marmeladenglas. Wenn wir den Deckel abnehmen, gibt es nicht so etwas wie die Botschaft an alle Gasmoleküle: „Hey Leute, der Deckel ist weg! Lasst uns durch die Öffnung und in die Freiheit verschwinden!" Die Moleküle machen einfach das, was sie immer tun. Sie bewegen sich kreuz und quer, anscheinend ohne jede bestimmte Richtung. Aber wenn sie das tun, werden mit der Zeit einige der Moleküle, die sich

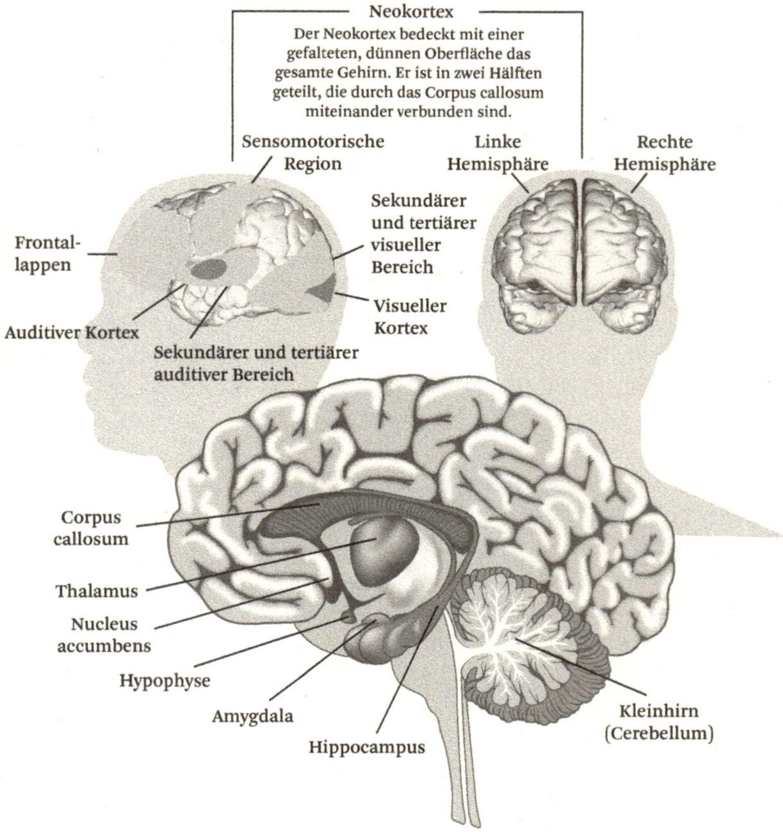

Schematische Abbildung der wichtigsten Hirnregionen.

in der Nähe der Öffnung befinden, das Glas verlassen – und nach einer Weile folgen ihnen die meisten anderen. Immer wenn die biologische Evolution zufällig auf einen neuronalen Mechanismus stieß, der zu hierarchischem Lernen fähig war, zeigte sich, wie unglaublich nützlich diese Entdeckung für das eine Ziel der Evolution ist: das Überleben. Die Vorteile des Neokortex traten dann zutage, wenn eine sich rasch verändernde Umwelt schnelles Lernen begünstigte. Alle Arten von Lebewesen – Tiere wie Pflanzen – können mit der Zeit lernen, sich an veränderte Gegebenheiten anzupassen. Aber solange sie keinen Neokortex besitzen, sind sie auf den Verlauf der genetischen Evolution angewiesen. Es kann für Spezies ohne Neokortex unzählige Generationen – Tausende von Jahre – dauern, grundlegend neue Verhaltensweisen (oder im Fall von Pflanzen, andere Anpassungsstrategien) zu erlernen. Der hervorstechende Überlebensvorteil, den der Neokortex bietet, ist also, dass er solche Lernprozesse innerhalb weniger Tage bewältigen kann. Wenn eine Spezies mit dramatisch veränderten Umständen zurechtkommen muss und ein Mitglied dieser Art einen Weg erfindet – oder entdeckt oder zufällig auf ihn stößt (alle drei Wege sind Varianten der Innovation) –, sich diesem Wandel anzupassen, werden andere Individuen diese Methode bemerken, erlernen und kopieren. Sie wird sich schnell, wie ein Virus, in der ganzen Population verbreiten. Während des kataklystischen Massenaussterbens im Übergang von der Kreidezeit zum Paläogen vor 65 Millionen Jahren gingen viele Spezies ohne Neokortex rasch zugrunde, weil sie sich nicht schnell genug an eine schlagartig veränderte Umwelt anpassen konnten. Dieses Ereignis markiert einen Wendepunkt, in welchem die eines Neokortex fähigen Säugetiere ihre ökologische Nische übernahmen. Auf diese Weise fand die „Evolution" heraus, dass das hierarchische Lernen des Neokortex so wertvoll ist, dass diese Hirnregion in der Folge immer weiter an Größe zunahm, bis sie schließlich nahezu das gesamte Hirn des *Homo sapiens* ausmachte.

Neurowissenschaftliche Entdeckungen haben in überzeugender Weise die Schlüsselrolle dargetan, die die hierarchischen Kapazitäten des Neokortex spielen. Sie haben ebenfalls Belege für die Mustererkennungstheorie des Geistes (PRTM) erbracht. Die entsprechenden Evidenzen verteilen sich über ein ganzes Feld verschiedenener Beobachtungen und Analysen, von denen ich hier nur ei-

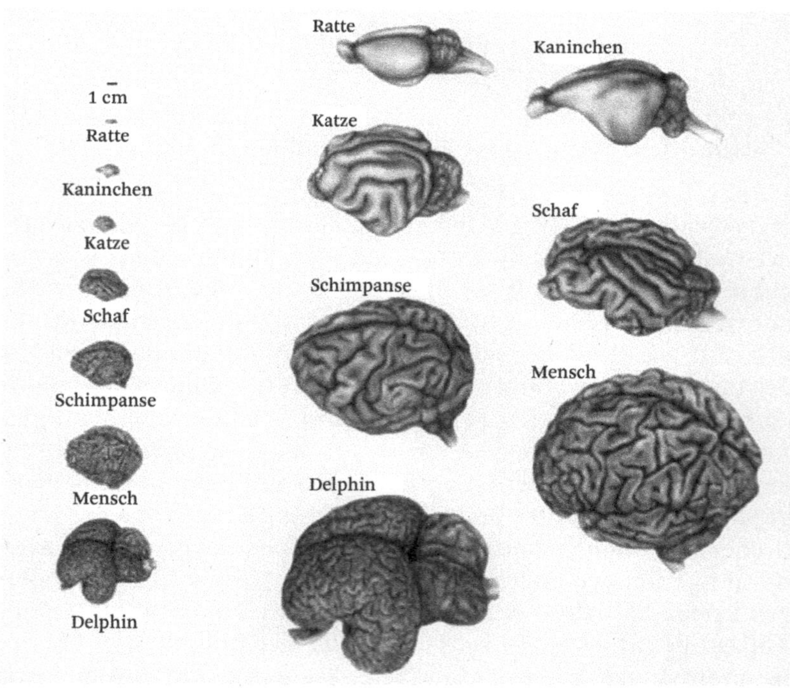

Der Neokortex verschiedener Säugetiere.

nen Bruchteil besprechen kann. Der kanadische Psychologe Donald O. Hebb (1904–1985) machte als erster den Versuch, Lernprozesse mittels ihrer neurologischen Basis zu erklären. 1949 beschrieb er einen Mechanismus, gemäß dem sich Neuronen durch Erfahrungen physiologisch verändern, und der so eine Grundlage für das Lernen und die Plastizität des Gehirns bietet: „Nehmen wir einmal an, dass die Beständigkeit oder Wiederholung einer reverberatorischen Aktivität (oder ‚Spur') die Tendenz hat, dauerhafte zelluläre Veränderungen zu bewirken, die die Stabilität einer Zelle erhöhen. [...] Wenn ein Axon der Zelle *A* einer Zelle *B* nah genug ist, sie erregt und wiederholt und dauerhaft zur Erzeugung von Aktionspotentialen in Zelle *B* beiträgt, so resultiert dies in Wachstumsprozessen oder metabolischen Veränderungen in einer oder in beiden Zellen, die bewirken, dass die Effizienz von Zelle *A* in Bezug auf die Erzeugung eines Aktionspotentials in *B* größer wird."[2] Der Kern dieser Theorie wird häufig mit den Worten „cells that fire together wire together" zusammengefasst. Sie ist als „Hebbian Learning" („Hebbsche Lernregel") bekannt. Aspekte der Hebbschen Theorie haben sich dahingehend bestätigen lassen, dass Zellgruppen im Gehirn aufgrund von Erfahrungen neue Verbindungen knüpfen und verstärken können. In Gehirnscans können wir Neuronen tatsächlich dabei zusehen, wie sie solche Verbindungen entwickeln. Künstliche „neuronale Netze" beruhen auf Hebbs Modell neuronalen Lernens.

Die zentrale Annahme der Hebbschen Theorie besagt, dass die Basiseinheit des Lernens im Neokortex das Neuron ist. Die Mustererkennungstheorie des Geistes, die ich in diesem Buch vertrete, geht allerdings von einer anderen fundamentalen Einheit aus: nicht vom einzelnen Neuron, sondern eher von einer Ansammlung von Neuronen, deren Zahl nach meinen Schätzungen bei ungefähr hundert liegt. Die Verknüpfungsdichte und die Stärke synaptischer Übertragung sind *innerhalb* jeder Einheit relativ stabil und genetisch determiniert. Das heißt, dass der genetische Bauplan die Organisation innerhalb jedes Mustererkennungsmoduls bestimmt. Lernen ereignet sich in der Schaffung von Verbindungen *zwischen* diesen Einheiten, nicht innerhalb dieser Einheiten selbst, und manifestiert sich vermutlich in der Synapsenstärke dieser Zwischenverbindungen.

Unterstützung erhielt die These, dass das Basismodul des Lernens ein Modul aus Dutzenden von Neuronen ist, von Seiten des Schweizer Neurowissenschaftlers Henry Markram (geboren 1962). Dessen ehrgeizigem Blue Brain Project zur Simulation des gesamten menschlichen Gehirns werde ich mich in Kapitel 7 zuwenden. 2011 legte er in einem Aufsatz dar, wie er bei der Untersuchung und Analyse von neokortikalen Neuronen von Säugetieren „nach Hinweisen für Hebbsche Ansammlungen auf dem elementarsten

Level des Neokortex suchte". Was er fand, waren stattdessen, wie er schreibt, „flüchtige Ansammlungen, [deren] Konnektivität und synaptisches Gewicht hochgradig vorhersagbar und beschränkt" seien. Zusammenfassend schreibt er: „Diese Funde deuten an, dass die synaptischen Verbindungen dieser Ansammlungen nicht einfach durch Erfahrungen geformt werden können". Und er stellt die Vermutung auf, dass sie wie „angeborene, ‚Lego-artige' Wissensbausteine für unsere Wahrnehmung dienen. Der Erwerb von Erinnerungen erfordert, diese Bausteine zu komplexen Konstruktionen zusammenzusetzen." Weiter heißt es:

> Wir wissen seit Jahrzehnten von funktionalen Neuronenverbänden [*neuronal assemblies*]. Der direkte Nachweis solcher durch Synapsen verbundene neuronaler Cluster [...] fehlte allerdings. [...] Da sich diese Verbände alle in Topologie und synaptischem Gewicht ähneln, und nicht durch einzelne Erfahrungen geformt werden, sehen wir sie als gewissermaßen angeborene Ansammlungen an. [...] Erfahrungen spielen nur eine untergeordnete Rolle bei der Prägung von synaptischen Verbindungen und Gewichtungen innerhalb dieser Verbände. [...] Unsere Studie fand Hinweise auf angeborene, Lego-artige Zusammenschlüsse einiger Dutzend Neuronen. [...] Verbindungen zwischen solchen Verbänden dürften diese zu Super-Verbänden innerhalb einer neokortikalen Schicht kombinieren, dann zu Verbänden höherer Stufe in einer kortikalen Säule, weiter noch zu höherstufigeren Verbänden in einer Hirnregion und schließlich auf der höchstmöglichen Stufe zu einem Verband, der letztlich das ganze Gehirn ausmacht. [...] Der Erwerb von Erinnerungen ist dem Spiel mit Lego-Steinen sehr ähnlich. Jeder Verband entspricht einem Lego-Stein, der angeborenes Grundwissen über Verarbeitung, Wahrnehmung und Verhalten gegenüber der Welt gespeichert hat. [...] Wenn mehrere solcher Steine zusammenkommen, bilden sie folglich eine einzigartige Kombination dieser angeborenen Empfindungsweisen, die das spezifische Wissen und die spezifische Erfahrung eines Individuums repräsentiert.[3]

Die von Markram vorgeschlagenen ‚Lego-Steine' stehen vollkommen in Einklang mit den von mir beschriebenen Mustererkennungsmodulen. In einer E-Mail-Korrespondenz beschrieb Markram diese Lego-Steine als „geteilte Inhalte und angeborenes Wissen". Ich würde dies so in Worte fassen: Der Zweck dieser Module ist, Muster zu erkennen, sie zu erinnern und sie anhand von Teilmustern vorauszusagen. Man beachte, dass Markrams Einschätzung, jedes dieser Module umfasse „mehrere Dutzend Neuronen", sich nur auf die fünfte Schicht des Neokortex bezieht. Schicht V ist in der Tat reich an Neuronen. Bei Annahme des gewöhnlichen Verhältnisses der Neuronenverteilung in den sechs neokortikalen Schichten würde sich dies zu einer Größenordnung um die 100 Neuronen pro Modul hochrechnen, entspricht damit also meinen Schätzungen.

Die konsistente Vernetzung und offensichtliche Modularität des Neokortex ist schon vor Jahren bemerkt worden. Aber diese Studie ist die erste, die beweist, dass diese Module stabil bleiben, während das Gehirn dynamische Prozesse durchmacht.

Eine weitere Studie des Massachusetts General Hospital, die sowohl von den National Institutes of Health als auch der National Science Foundation finanziert und im März 2012 im Wissenschaftsjournal *Science* veröffentlicht wurde, weist ebenfalls auf die regelmäßige Struktur von Verbindungen über den Neokortex hinweg hin.[5] In diesem Artikel wird die Vernetzungsstruktur des Neokortex analog zu einem Rasterbild beschrieben, ganz ähnlich wie ein regelmäßig angelegter Stadtplan: „Im Grunde ähnelt die Struktur des Gehirns letztlich in gewisser Weise Manhattan, von dem man einen zweidimensionalen Straßenplan hat plus eine dritte Achse, eine Art Lift in die dritte Dimension", so Van J. Wedeen, Neurowissenschaftler und Physiker in Harvard und Leiter der Studie.

In einem Podcast des *Science Magazine* legte Wedeen die Bedeutung dieser Forschungen dar: „Dies war eine Untersuchung der dreidimensionalen Struktur der Bahnen des Gehirns. Wenn Wissenschaftler in den letzten hundert Jahren über diese Bahnen nachdachten, stellten sie sich normalerweise so etwas wie eine Schüssel voller Spaghetti vor – separate Bahnen, die kaum ein besonderes räumliches Muster untereinander gemeinsam haben. Mithilfe der Magnetresonanztomographie (MRT) konnten wir diese Frage experimentell untersuchen. Und was wir entdeckten, war, dass – statt zufällig angeordneter oder voneinander unabhängiger Bahnen – all diese Gehirnbahnen sich in einer überaus einfachen Struktur zusammenfügen. Im Grunde sehen sie wie Würfel aus. Sie verlaufen in drei je senkrecht zueinander stehenden Richtungen und in jeder dieser drei Richtungen sind die Bahnen untereinander hochgradig parallel und in Reihen angeordnet. Statt einzelner Spaghetti sehen wir also, dass die Konnektivität des Gehirns in gewissem Sinne aus einer einzelnen, kohärenten Struktur besteht."

Während die Markram-Studie auf ein Neuronenmodul verweist, das sich innerhalb des Neokortex stets selbst wiederholt, zeigt die Studie von Wedeen ein bemerkenswert geordnetes Muster von Verbindungen zwischen den Modulen. Das Gehirn beginnt anfänglich mit einer sehr großen Anzahl von „Verbindungen in Wartestellung", in die sich die Mustererkennungsmodule einhängen können. Daher muss ein Modul, wenn es sich mit einem anderen verbinden möchte, nicht erst ein Axon bzw. einen Dendriten ausbilden, um die Entfernung zwischen ihnen zu überbrücken. Stattdessen können sie einfach die bereits existierenden Verbindungen nutzen und sich an den Enden der Nervenfaser ankoppeln. Wie Wedeen und seine Kollegen schreiben: „Die Bahnen des Gehirns folgen einem

Basisplan, der schon [...] in der frühen Embryogenese angelegt ist. Deshalb präsentieren die entwickelten Gehirnbahnen ein Bild dieser drei ursprünglichen Gradienten, die physikalisch im Verlauf der Entwicklung verformt wurden." In anderen Worten: Wenn wir lernen und Erfahrungen machen, vernetzen sich die Mustererkennungsmodule mit diesen ursprünglichen Verbindungen, die schon angelegt wurden, als wir noch Embryos waren.

Es gibt einen speziellen Typ von Elektrochip – den Universalschaltkreis (engl. „Field Programmable Gate Array"; FPGA) –, dem ein ähnliches Prinzip zugrunde liegt. Der Chip trägt Millionen von Module, die logische Funktionen ausführen, mitsamt „Verbindungen in Wartestellung". Wird der Chip benutzt, werden diese Verbindungen mittels elektronischer Signale für die Ausführung eines bestimmten Potentials entweder aktiviert oder deaktiviert.

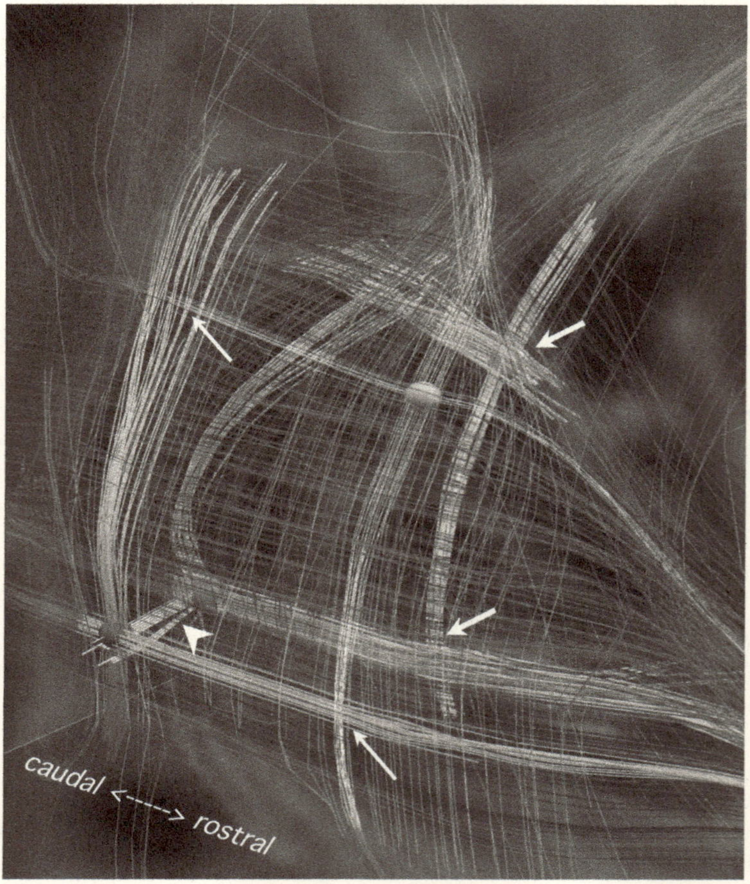

Die hochgradig regelmäßige Gitterstruktur initialer Verbindungen im Neokortex, wie sie im Rahmen einer Studie der National Institutes of Health festgestellt wurde.

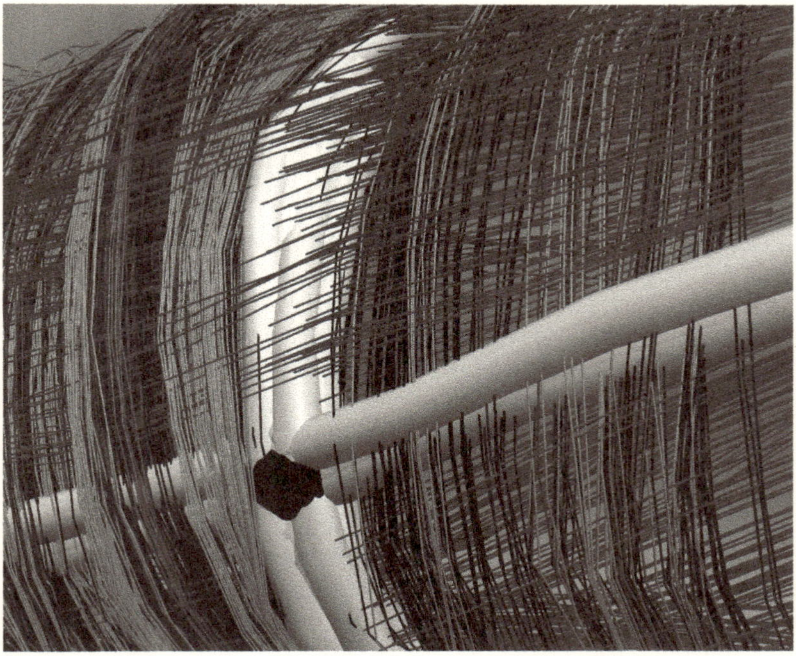

Weitere Ansicht der regelmäßigen Gitterstruktur neokortikaler Verbindungen.

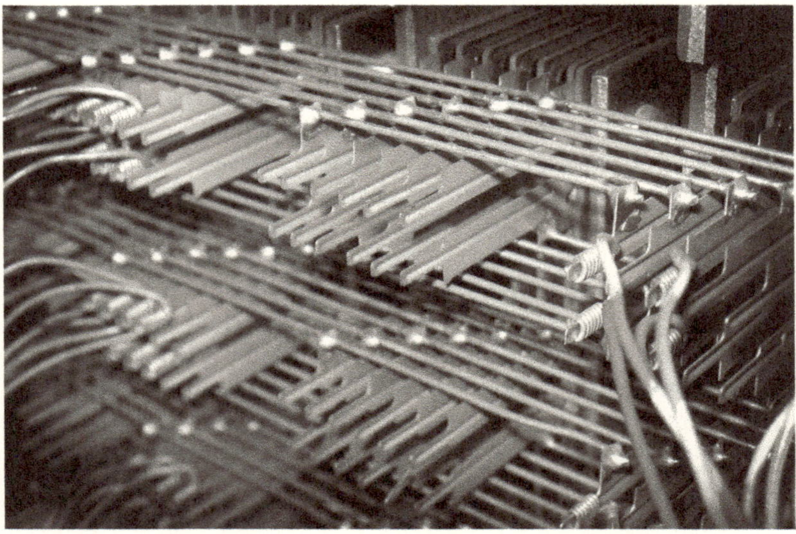

Die Gitterstruktur des Neokortex ist Koordinatenschaltungen, wie sie in integrierten Schaltkreisen und Leiterplatten verwandt werden, bemerkenswert ähnlich.

Im Neokortex werden ungenutzte „Fernverbindungen" letztlich zurechtgestutzt. Dies ist auch ein Grund dafür, weshalb die aufgrund der Beschädigung einer Hirnregion erfolgende kompensatorische Anpassung an eine benachbarte Region weniger effektiv ist als die Nutzung der ursprünglichen Region. Laut der Studie von Wedeen sind die ursprünglichen Verbindungen extrem geordnet und wiederholen sich fortlaufend, so wie auch die Module selbst, und ihr Raster wird genutzt, um im Neokortex „die Konnektivität [zu] steuern". Dieses Muster ließ sich in allen untersuchten Primaten- und Menschengehirnen nachweisen und war überall im Neokortex eindeutig sichtbar – in Regionen, die für primitive sensorische Muster zuständig sind, ebenso wie in solchen, die mit Emotionen höherer Stufe zu tun haben. Wedeen kam in seinem Artikel in *Science* zu dem Schluss, dass das „Raster der zerebralen Bahnen allgegenwärtig, zusammenhängend und kontinuierlich auf allen drei Hauptachsen der Entwicklung war". Auch dies spricht für einen gemeinsamen Algorithmus über alle neokortikalen Funktionen hinweg.

Es ist schon lange bekannt, dass zumindest einige Regionen des Neokortex hierarchisch strukturiert sind. Die am besten untersuchte Region ist der visuelle Kortex, der in verschiedene Teilgebiete unterteilt wird: V1, V2 und MT (auch V5 genannt). Wenn wir zu höheren Bereichen dieser Region fortschreiten („höher" im Sinne des konzeptionellen Verarbeitens, nicht physisch, da der Neokortex durchgehend nur einen Mustererkenner breit ist), werden die Eigenschaften, die erkannt werden können, immer abstrakter. V1 erkennt sehr einfache Umgrenzungen und primitive Formen. V2 kann Konturen und die Verschiedenheit von Bildern, wie sie von den je einzelnen Augen geliefert werden, erkennen, leistet räumliche Orientierung und erkennt, ob Teile eines Bildes zu einem Gegenstand oder dessen Hintergrund gehören.[6] Höherstufige Regionen des Neokortex erkennen Konzepte wie etwa die Identität von Objekten bzw. Gesichtern und ihre Bewegungen. Ebenfalls länger bekannt ist, dass die Kommunikation innerhalb dieser Hierarchie in beide Richtungen (aufwärts und abwärts) verläuft und Signale sowohl stimulierend als auch hemmend wirken können. Tomaso Poggio (geboren 1947), Neurowissenschaftler am MIT, hat intensiv zum visuellen Kortex im menschlichen Gehirn geforscht. Seine Arbeiten der letzten 35 Jahre haben entscheidend zur Feststellung des hierarchischen Lernens und der Mustererkennung auf den „frühen" (niedrigsten konzeptionellen) Stufen des visuellen Neokortex beigetragen.[7]

Unser Verständnis der niedrigeren hierarchischen Stufen des visuellen Neokortex entspricht der Theorie von der Mustererkennung des Geistes, wie ich sie im vorigen Kapitel wiedergegeben habe. Die Beobachtung der hierarchischen Natur der Arbeitsweise des Neokortex ist in jüngster Zeit jedoch erheblich über diese Stufen hinaus fortgeschritten. Daniel J. Felleman, Professor für Neurobiologie an der University of Texas, machte zusammen mit seinen Kollegen die „hierarchische Organisation der Großhirnrinde [zerebraler Kortex] [...] [in] 25 verschiedenen Regionen" ausfindig, darunter in den visuellen und denjenigen höherstufigen Bereichen, die die Muster mehrerer Sinne zusammenfügen. Je weiter sie in der neokortikalen Hierarchie hinaufstiegen, desto abstrakter und aufwendiger wurde die Musterverarbeitung: Sie nahm einen immer größeren Raum ein und benötigte mehr Zeit. Dabei konnten sie bei jeder Verbindung Kommunikationsprozesse in beide Richtungen der Hierarchie nachweisen.[8]

Die Forschungen aus jüngerer Zeit erlauben uns, solche Beobachtungen auch auf andere Regionen jenseits des visuellen Neokortex auszuweiten, bis hin zu Bereichen der Assoziation, die die Inputs mehrerer Sinne zusammenfügen. Wie eine 2008 vom amerikanischen Psychologieprofessor Uri Hasson (Princeton) und seinen Kollegen veröffentlichte Studie zeigt, ist dieses Phänomen, das wir im visuellen Kortex beobachten konnten, in einer großen Anzahl verschiedener Regionen des Neokortex nachweisbar: „Es ist weithin akzeptiert, dass die Neuronen entlang der visuellen neokortikalen Bahnen zunehmend größere räumliche rezeptive Felder aufweisen. Dies ist das grundlegende Organisationsprinzip des visuellen Systems. [...] Reale Ereignisse finden nicht nur in der Dimension räumlicher Ausdehnung statt, sondern auch in der zeitlichen Dauer. Deshalb vermuteten wir, dass es eine Hierarchie analog zu der bei den räumlichen rezeptiven Feldern auch für die Merkmale der zeitlichen Reaktion in den unterschiedlichen Gehirnregionen gibt." Diese Vermutung ließ sich bestätigen, was sie zu dem Schluss kommen ließ, dass es „eine Hierarchie von zunehmend größeren zeitlichen rezeptiven Fenstern im menschlichen Gehirn gibt, wie wir es auch von der kortikalen Hierarchie bei den räumlichen rezeptiven Feldern kennen."[9]

Das stärkste Argument für die Universalität der Prozesse im Neokortex ist der durchgängige Nachweis seiner Plastizität (die über bloßes Lernen hinausgeht und bis zu Austauschbarkeit reicht). Kurzum: Eine Region des Neokortex kann die Aufgaben anderer Regionen übernehmen, was einen gemeinsamen Algorithmus für den ganzen Neokortex verlangt. Ein großer Teil der neurowissenschaftlichen Forschung hat sich mit der Identifizierung der Arten von Mustern beschäftigt, für die die einzelnen Neokortexregionen zuständig sind. Die klassische Methode, dies herauszufinden, beruhte vor allem auf der Beobachtungen von Patienten mit Hirnschäden nach Schlagfällen und anderen Verletzungen und der dadurch möglichen Zuordnung von bestimmten (nun verloren gegangenen) Fähigkeiten zu bestimmten (nun geschädigten) Hirnregionen. Wenn man also beispielsweise bemerkt, dass jemand vor kurzer Zeit eine Schädigung des *Gyrus fusiformis* erlitten hat und sich nun Gesichter nicht mehr merken, Menschen jedoch anhand ihrer Stimmen und ihres Sprachstils erkennen kann, so können wir vermuten, dass diese Hirnregion etwas mit der Erkennung von Gesichtern zu tun hat. Dem liegt die Annahme zugrunde, dass jede dieser Regionen dazu da ist, eine bestimmte Art von Mustern zu erkennen und zu verarbeiten. Bestimmten physischen Regionen wurden also bestimmte Muster zugeordnet, weil sich beobachten ließ, dass unter normalen Umständen die Informationen hier weitergegeben werden. Aber wenn dieser normale Informationsfluss aus irgendeinem Grunde nicht mehr funktioniert, kann eine andere Region des Neokortex einspringen und diese Aufgabe erfüllen.

Diese Plastizität ist vielen Neurologen bei der Beobachtung von Patienten mit Schlaganfällen oder Hirnschäden aufgefallen, wenn diese die verlorengegangen Fähigkeiten – diesmal aber in einem anderen Bereich des Neokortex – wieder erlernten. Das vielleicht beeindruckendste Beispiel für diese Formbarkeit ist eine Studie der amerikanischen Neurowissenschaftlerin Marina Bedny und ihrer Kollegen aus dem Jahr 2011, die die Vorgänge im visuellen Kortex bei von Geburt an blinden Menschen untersucht. Man ging bisher davon aus, dass die ursprünglichen Schichten des visuellen Kortex, also V1 und V2, von Natur aus sehr einfache Muster (wie Ecken und Wölbungen) verarbeiten, der Kortex des Frontallappens hingegen (also die evolutionär junge Region des Kortex, die sich hinter unserer einzigartig großen Stirn befindet) grundsätzlich für wesentlich komplexere und raffiniertere Muster wie die Sprache oder andere abstrakte Konzepte zuständig sei. Bedny und ihre Kollegen fanden aber etwas anderes heraus: „Man hat angenommen, dass Menschen im linken frontalen und temporalen Kortex Areale ausgebildet haben, die als einzige Sprache verarbeiten können. Allerdings aktivieren Menschen, die von Geburt an blind sind, auch den visuellen Kortex für bestimmte sprachliche Aufgaben. Wir haben Hinweise, dass diese Aktivität des visuellen Kortex tatsächlich Sprachverarbeitung widerspiegelt. Wir fanden heraus, dass bei den von Geburt Blinden der linke visuelle Kortex sich ähnlich wie herkömmliche Sprachregionen verhält. [...] Daraus schließen wir, dass Hirnregionen, von denen man annahm, dass sie sich speziell für das Sehen entwickelt haben, als Resultat früher Erfahrungen auch die Sprachverarbeitung übernehmen können."[10]

Man bedenke die Konsequenzen dieser Studie: Dies bedeutet, dass neokortikale Regionen, die räumlich relativ weit voneinander entfernt sind und von denen man annahm, sie seien konzeptionell sehr verschieden (primitive optische Signale versus abstrakte

Sprachkonzepte), im Grunde nach dem selben Algorithmus funktionieren. Hirnregionen, die ganz verschiedene Arten von Mustern verarbeiten, können sich gegenseitig ersetzen.

Daniel E. Feldman, Neurowissenschaftler in Berkeley, der 2009 eine kenntnisreiche Besprechung der „synaptischen Mechanismen für die Plastizität des Neokortex", wie er sie nannte, schrieb, fand im ganzen Neokortex Hinweise für diese Art der Formbarkeit. Er schreibt: „Seine Plastizität erlaubt es dem Gehirn, Muster in der Sinnenwelt zu erlernen und zu erinnern, Bewegungen weiterzuentwickeln [...] und nach einer Verletzung verlorene Funktionen zurückzugewinnen." Er fügt hinzu, dass diese Formbarkeit durch „strukturelle Veränderungen, wie die Ausbildung, Entfernung und morphologische Umgestaltung kortikaler Synapsen und dendritischer Dornen" ermöglicht werde.[11]

Ein anderes erstaunliches Beispiel der Formbarkeit des Neokortex (und damit der Einheitlichkeit des neokortikalen Algorithmus) wurde jüngst von Wissenschaftlern der University of California in Berkeley erbracht. Sie verknüpften implantierte Mikroelektroden um Signale aufzufangen, die aus derjenigen Hirnregion kamen, die es Mäusen erlaubt, die Bewegungen ihrer Schnurrhaare zu kontrollieren. Das Experiment wurde so gestaltet, dass die Mäuse eine Belohnung bekamen, wenn sie ihre Neuronen so kontrollierten, dass diese in der Weise eines bestimmten mentalen Musters feuerten, ohne aber dabei tatsächlich die Schnurrhaare zu bewegen. Das Muster, das für die Belohnung erforderlich war, verlangte eine mentale Aufgabe, die diese Neuronen normalerweise nicht erfüllen würden. Die Mäuse waren dennoch in der Lage, sie zu bewerkstelligen, indem sie einfach mit den Neuronen des motorischen Kortex „dachten", diese dabei allerdings von der motorischen Bewegungssteuerung mental abkoppelten.[12] Diese Schlussfolgerung besagt, dass auch der motorische Kortex – die Region des Neokortex, die Muskelbewegungen steuert – den neokortikalen Standardalgorithmus benutzt.

Es gibt indessen mehrere Gründe, warum eine Fertigkeit oder ein Wissensgebiet, das durch die Verwendung eines neuen Areals des Neokortex – zur Substitution eines geschädigten Areals – neu erlernt wird, nicht notwendig in gleicher Weise wie die ursprüngliche Fähigkeit beherrscht wird. Zunächst einmal, weil es das ganze bisherige Leben brauchte, um eine bestimmte Fähigkeit zu erlangen und zu perfektionieren. Nach dem Wiedererlernen in einem anderen Bereich des Neokortex wird man hier nicht sofort die gleichen Resultate erzielen können. Viel wichtiger allerdings ist, dass dieses neue Areal des Neokortex ja nicht einfach untätig darauf gewartet hat, für geschädigte Teile einzuspringen. Es führt selbst ebenfalls vitale Funktionen aus und wird deshalb zögern, seine neokortikalen

Muster aufzugeben, um den Ausfall einer anderen Region zu kompensieren. Zwar kann es damit beginnen, einige der redundanten Kopien seiner Muster aufzugeben. Aber dabei wird es allmählich seine alten Fähigkeiten abbauen, ohne dabei so viel neokortikalen Raum freizusetzen, wie die nun wieder zu erlernenden Fähigkeiten ursprünglich eingenommen haben.

Es gibt aber noch einen dritten Grund, warum die Formbarkeit Grenzen hat. Da in den meisten Menschen ein bestimmter Typ von Mustern durch spezifische Hirnregionen geleitet wird (so etwa die Gesichtserkennung durch den *Gyrus fusiformis*), haben sich diese Regionen (durch biologische Evolution) für diese Art Muster optimiert. Wir haben – darauf werde ich in Kapitel 7 eingehen – die gleichen Resultate in unseren digitalen neokortikalen Entwicklungen. Wir könnten Sprache zwar auch mit unseren Systemen zur Schrifterkennung wahrnehmen und umgekehrt, aber die Sprachsysteme wurden für Sprache optimiert und die Schrifterkennung in ähnlicher Weise für gedruckte Buchstaben. Daher wird die Leistung abnehmen, wenn wir das eine durch das andere ersetzen. Wir haben evolutionäre (genetische) Algorithmen benutzt, um diese Optimierung zu erzielen – eine Nachahmung dessen, was in der Biologie von Natur aus geschieht. Wenn man davon ausgeht, dass die Gesichtserkennung bei den meisten Menschen seit Hundertausenden von Jahren (wenn nicht länger) im *Gyrus fusiformis* stattfindet, dann hatte die biologische Evolution mehr als genug Zeit, in dieser Region eine für den Umgang mit solchen Mustern vorteilhafte Anlage zu entwickeln. Hierfür wird zwar derselbe Grundalgorithmus benutzt, er wurde jedoch für Gesichter optimiert. Wie der holländische Neurowissenschaftler Randal Koene schrieb: „Der [Neo]Kortex ist sehr homogen, jede Säule oder Minisäule darin kann prinzipiell das tun, was jede andere auch tun kann.“[13]

Umfassende Forschungen der jüngeren Zeit stützen die Beobachtung, dass die Mustererkennungsmodule sich miteinander verknüpfen, ausgehend von den Mustern, denen sie ausgesetzt werden. Beispielsweise beobachteten die Neurowissenschaftlerin Yi Zuo und ihre Kollegen, wie neue „dendritische Dornen“ Verbindungen zwischen Nervenzellen entstehen ließen, während Mäuse neue Fertigkeiten lernten (nämlich durch einen Schlitz zu fassen um ein Samenkorn zu greifen).[14] Forscher des Salk-Instituts entdeckten, dass diese entscheidende Fähigkeit zur Selbstverknüpfung (self-wiring) der Neokortex-Module offensichtlich lediglich von einer Handvoll von Genen gesteuert wird. Diese Gene und diese Methode der Selbstverknüpfung sind ebenfalls über den ganzen Neokortex hinweg homogen.[15]

Viele weitere Studien dokumentieren diese Eigenschaften des Neokortex. Aber lassen Sie uns hier folgendes Resümee aus der neurowissenschaftlichen Fachliteratur und unseren eigenen Gedankenexperimenten ziehen: Die Grundeinheit des Neokortex ist ein Modul von mehreren Neuronen, ich schätze sie auf etwa hundert. Diese sind so zu neokortikalen Säulen verwoben, dass man die einzelnen Module visuell nicht voneinander unterscheiden kann. Das Verbindungsmuster und die Stärke der synaptischen Verbindungen innerhalb der Module ist relativ stabil. Es sind diese Verbindungen und die Synapsenstärke zwischen den Modulen, die das Lernen verkörpern.

Die Zahl solcher Verbindungen im Neokortex liegt in der Größenordnung von einer Billiarde (10^{15}). Im Genom gibt es aber nur etwa 25 Millionen Bytes, die Informationen zum Design enthalten (nach einer verlustfreien Komprimierung).[16] Das heißt, eine genetische Determinierung der Verbindungen selbst ist vollkommen unmöglich. Es ist zwar möglich, dass ein Teil dieser Lernprozesse das Ergebnis einer Datenabfrage des Althirns durch den Neokortex ist. Aber auch das würde notwendigerweise immer noch nur eine recht kleine Menge an Informationen ergeben. Die Verbindungen zwischen den Modulen im Neokortex entstehen im Großen und Ganzen durch Erfahrung (eher Umwelt als Anlage).

Das Gehirn verfügt nicht über eine hinreichende Flexibilität, so dass sich jedes neokortikale Mustererkennungsmodul einfach mit irgendeinem anderen verbinden könnte (was wir hingegen mühelos auf unseren Computern oder im Web programmieren können) – es braucht eine physische Verbindung zwischen beiden, die aus der Verknüpfung eines Axons mit einem Dendriten besteht. Wir alle beginnen mit einem immensen Vorrat möglicher neuronaler Verbindungen. Wie die Studie von Wedeen zeigt, sind diese Verbindungen in einer sehr geordneten und repetitiven Weise organisiert. Die abschließende Verbindung mit den Axonen in Wartestellung erfolgt auf Basis der Muster, die jeder neokortikale Mustererkenner erkannt hat. Ungenutzte Verbindungen sterben irgendwann ab. Diese Verbindungen sind hierarchisch aufgebaut und spiegeln die natürliche hierarchische Ordnung der Realität wider. Darin liegt die Hauptstärke des Neokortex.

Der grundlegende Algorithmus der Mustererkennungsmodule im Neokortex ist im ganzen Neokortex gleich, angefangen von Modulen „niedriger Stufe", die mit einfachsten Sinneseindrücken zu tun haben, bis hin zu Modulen „hoher Stufe", die abstrakteste Konzepte erkennen. Die vielen Beweise für die Formbarkeit und Austauschbarkeit neokortikaler Regionen sind ein Zeugnis für diese wichtige Beobachtung. Es gibt zwar eine gewisse Optimierung dieser Regionen, die mit bestimmten Typen von Mustern umgehen müssen, aber das ist ein zweitrangiger Effekt. Der zugrundeliegende Algorithmus ist allgemeingültig.

Signale werden in dieser konzeptionellen Hierarchie sowohl nach oben wie nach unten geleitet. Ein aufsteigendes Signal bedeutet: „Ich habe ein Muster entdeckt"; ein absteigendes: „Ich erwarte, dass dein Muster auftritt", und ist im Grunde eine Vorhersage. Sowohl auf- wie absteigende Signale können erregend oder hemmend sein.

Jedes Muster folgt dabei schon in sich selbst einer bestimmten Ordnung, die nicht einfach umgekehrt werden kann. Selbst wenn ein Muster mehrdimensionale Aspekte aufweist, wird es doch von einer eindimensionalen Serie einfacher Muster dargestellt. Ein Muster ist die geordnete Folge von anderen Mustern, und jedes Erkennungsmodul ist von Natur aus rekursiv. Auf diese Weise kann es viele Hierarchieebenen geben.

In den Mustern, die wir erlernen – insbesondere den wichtigen – gibt es eine große Menge an Redundanzen. Die Erkennung eines Musters (etwa gewöhnliche Gegenständen oder Gesichter) nutzt dieselben Mechanismen wie unsere Erinnerungen, die auch bloß erlernte Muster sind. Auch sie werden als Folge von Mustern gespeichert – im Grunde sind sie wie Geschichten. Dieses Mechanismus bedienen wir uns auch beim Lernen und der Ausführung körperlicher Bewegungen in der Welt. Die Redundanz der Muster ermöglicht es uns, Objekte, Menschen und Ideen selbst dann wiederzuerkennen, wenn sie sich verändert haben oder in unterschiedlichen Kontexten auftauchen. Die Parameter zu Größe und Größenveränderung geben dem Neokortex außerdem die Möglichkeit, verschiedene Größen in unterschiedlichen Dimensionen (etwa die Dauer im Falle eines Tons) zu codieren. Eine Möglichkeit, diese Größenparameter zu codieren, besteht darin, Muster unterschiedlich oft zu wiederholen. So könnte es zum Beispiel für das gesprochene Wort „steep" mehrere Muster geben, die eine unterschiedliche Anzahl von Wiederholungen des Langvokals [E] enthalten, und deren Relevanzparameter einen moderaten Wert haben, um anzuzeigen, dass die Anzahl der Wiederholungen von [E] variabel ist. Diese Herangehensweise ist mathematisch nicht gleichbedeutend mit eindeutigen Größenparametern und funktioniert in der Praxis auch nicht annähernd so gut. Aber es ist ein möglicher Zugang, um einen Wert zu codieren. Der stärkste Hinweis, den wir auf solche Parameter haben, ist der, dass wir sie für unsere KI-Systeme benötigen, um eine Stufe an Genauigkeit zu erreichen, die sich dem menschlichen Niveau annähert.

Dieser Überblick hat die Schlüsse aufgezeigt, die wir aus den von mir gesammelten und dargelegten Forschungsergebnissen und Gedankenexperimenten ziehen können. Ich verfechte das von mir präsentierte Modell als das einzig mögliche, das allen Bedingungen genügt, die von Forschung und Gedankenexperimenten aufgestellt wurden.

Doch zuletzt gibt es noch eine weitere bekräftigende Evidenz. Die Techniken, die wir in den vergangenen Jahrzehnten im Bereich der künstlichen Intelligenz entwickelt haben, um real-weltliche Phänomene (wie menschliche Rede oder geschriebene Sprache) zu erkennen und auf intelligente Weise zu verarbeiten, ebenso wie Techniken, um Dokumente in natürlicher Sprache zu verstehen, sind dem von mir dargelegten Modell mathematisch sehr ähnlich. Auch sie sind Beispiele für die Mustererkennungstheorie des Geistes (PRTM). Das ganze Forschungsfeld der KI hatte nicht ausdrücklich versucht das Gehirn zu kopieren. Aber es hat uns nichtsdestotrotz im Wesentlichen zu äquivalenten Techniken geführt.

Kapitel 5

Das Althirn

Ich habe zwar ein altes Gehirn, aber ein unglaubliches Gedächtnis.

Al Lewis

So stehen wir inmitten einer neuen Welt mit einem primitiven Gehirn, das dem Leben in der Höhle angepasst ist, und haben erschreckende Gewalten zu unserer Verfügung, die zu entfesseln wir schlau genug sind, deren Konsequenzen wir aber nicht fassen können.

Albert Szent-Györgyi

Unser Althirn – der Teil des Gehirns, den wir schon besaßen, bevor wir Säugetiere wurden – ist nicht einfach verschwunden. Es motiviert noch immer zu großen Teilen unser Streben nach Anerkennung und Vermeidung von Gefahren. Diese Ziele werden jedoch von unserem Neokortex gesteuert, der in Masse und Aktivität den Löwenanteil unseres Gehirns ausmacht.

Tiere haben auch ohne einen Neokortex gelebt und überlebt. Bis heute gilt dies für alle Lebewesen, die keine Säugetiere sind. Der menschliche Neokortex hat hingegen eine sublimierende Funktion übernommen: der primitive Trieb, einem großen Raubtier auszuweichen, kann daher vom Neokortex so umgeformt werden, dass man nun den Chef durch besondere Leistung zu beeindrucken sucht; Großwildjagd kann nun bedeuten, ein Buch über das Gehirn zu schreiben, und der Reproduktionstrieb kann zum Streben nach öffentlicher Anerkennung oder dem Verschönern der eigenen Wohnung führen. (Nun ja, dieser Antrieb ist in den meisten Fällen nicht besonders gut kaschiert.)

Der Neokortex ist ebenfalls für das Lösen von Problemen geeignet, weil er die Welt präzise abbilden und ihre wahre, hierarchische Struktur widerspiegeln kann. Aber es ist das Althirn, das uns auf Probleme aufmerksam macht. Natürlich löst der Neokortex – wie ein cleverer Bürokrat – Probleme des Öfteren, indem er sie neu definiert. Deshalb möchte ich nun einen Blick auf die Informationsverarbeitung im Althirn werfen.

Die sensorischen Nervenbahnen

Bilder, die sich durch Bewegung entlang der Fasern des Sehnervs ins Gehirn fortpflanzen, sind die Ursache des Sehens.

ISAAC NEWTON

Jeder von uns lebt im Universum – oder auch Gefängnis – seines eigenen Gehirns. Von diesem gehen Millionen von empfindlichen sensorischen Fasern aus, die in Gruppen vereint auf einzigartige Weise dazu geeignet sind, Stichproben der energetischen Zustände unserer Umwelt zu nehmen: Wärme, Helligkeit, Kraft und chemische Zusammensetzung. Das ist alles, was wir jemals über unsere Umwelt erfahren – der Rest ist nur logische Ableitung.

VERNON MOUNTCASTLE[1]

Es ist eine Illusion, dass wir mit den Augen hochaufgelöste Bilder sehen. In Wirklichkeit sendet der Sehnerv lediglich eine Reihe von Umrissen und Hinweisen zu interessanten Einzelheiten in unserem Gesichtsfeld an das Gehirn. Im Grunde halluzinieren wir die Welt auf der Grundlage kortikaler Erinnerungen, die nichts anderes als die Interpretation einer Folge von Filmen darstellen, deren Bilder in sehr geringer Auflösung von zwei parallelen Kanälen geliefert werden. Frank S. Werblin, Professor für Molekular- und Zellbiologie an der University of California in Berkeley, wies zusammen mit dem Promotionsstudenten und Arzt Boton Roska in einer in *Nature* veröffentlichten Studie nach, dass der Sehnerv zehn bis zwölf Out-

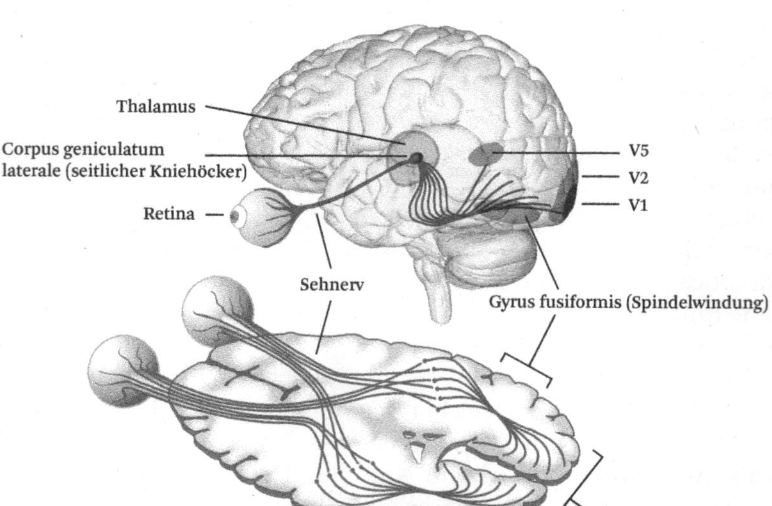

Die visuelle Nervenbahn im Gehirn.

putkanäle besitzt, von denen jeder nur einen kleinen Teil der Information über eine Ansicht weitergibt.[2] Eine Gruppe sogenannter Ganglienzellen leitet nur Informationen über „Schärfe" (also Kontrastveränderungen) weiter, eine andere erfasst nur große Flächen von einheitlicher Farbe, eine dritte empfängt nur den Hintergrund, vor dem sich die Objekte absetzen.

„Auch wenn wir glauben, die Welt vollständig zu sehen, erkennen wir in Wirklichkeit doch nur Hinweise, Umrisse in Zeit und Raum", so Werblin. „Diese zwölf Bilder der Welt machen die gesamte Information aus, die wir über das, was da draußen passiert, bekommen können. Aus diesen dürftigen Bildern rekonstruieren wir die Fülle der sichtbaren Welt. Es wäre ungeheuer interessant zu wissen, wie die Natur diese zwölf simplen Filme ausgewählt hat und wie es sein kann, dass sie völlig ausreichen, um uns alle die Informationen zur Verfügung zu stellen, die wir anscheinend brauchen."

Diese Datenreduktion ist es, was wir im Bereich der KI „Sparse Coding" nennen. Wir haben bei der Erschaffung künstlicher Systeme herausgefunden, dass sich bessere Ergebnisse erzielen lassen, wenn man den größten Teil der Inputinformationen einfach auslässt und sich lediglich auf die hervorstechendsten Einzelheiten beschränkt. Anderenfalls wäre die begrenzte Fähigkeit des Neokortex zur Informationsverarbeitung (sei er nun biologisch oder künstlich simuliert) überlastet.

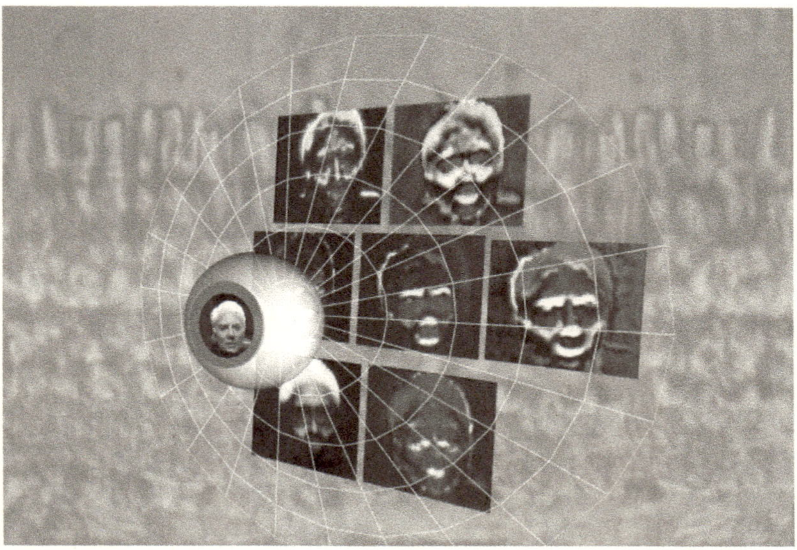

Sieben der zwölf „Filme" mit langsamer Übertragungsrate, die der Sehnerv zum Gehirn sendet.

Die Verarbeitung bzw. der Fluss akustischer Informationen von der Innenohrschnecke (Cochlea) durch die subkortikalen Regionen bis in die Ausläufer des Neokortex wurde von Lloyd Watts und seinem Forschungsteam bei Audience, Inc. akribisch dargestellt.[3] Sie entwickelten eine Forschungstechnologie, die aus Geräuschen 600 verschiedene Frequenzbänder (60 in jeder Oktave) unterscheiden kann. Dies kommt sehr viel näher an die 3.000 Bänder heran, die von der menschlichen Cochlea unterschieden werden (verglichen mit kommerzieller Spracherkennung, die nur 16–32 Bänder verwendet). Mit zwei Mikrophonen und einem aufwendigen (und hochfrequenzauflösenden) Modell der Geräuschverarbeitung entwickelte Audience schließlich eine kommerzielle Technologie (allerdings mit etwas geringerer Auflösung als beim Forschungssystem), mit der sich Hintergrundgeräusche aus Gesprächen effektiv entfernen lässt. Diese Technologie wird heute in vielen gängigen Handys benutzt und stellt ein eindrucksvolles Beispiel dafür dar, wie ein auf dem Verständnis des menschlichen auditorischen Wahrnehmungssystems basierendes kommerzielles Produkt sich auf eine einzige Geräuschquelle einstellen kann.

Input aus dem Körper (schätzungsweise Hunderte von Megabits pro Sekunde), einschließlich der Nerven der Haut, der Muskeln, der Organe und anderer Gebiete, strömt ins verlängerte Rückenmark.

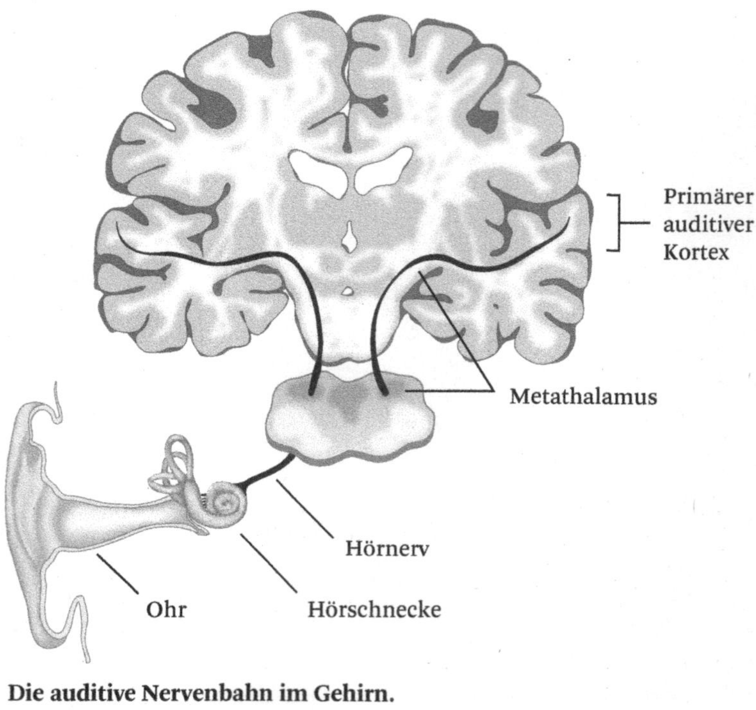

Die auditive Nervenbahn im Gehirn.

Diese Botschaften beinhalten viel mehr als nur Information über Berührungen. Hinzu kommen Informationen über Temperatur, Säurewerte (zum Beispiel über die Milchsäure in den Muskeln), die Nahrungsbewegung im Verdauungstrakt und viele andere Signale. Diese Daten werden im Hirnstamm und im Mittelhirn verarbeitet. Schlüsselzellen, sogenannte Lamina 1-Neuronen, zeichnen gewissermaßen eine Karte des ganzen Körpers, auf der sein aktueller Zustand abgebildet wird – nicht unähnlich den Monitoren, die Fluglotsen zur Überwachung von Flugzeugen nutzen. Von hier werden die sensorischen Daten zu jener geheimnisvollen Region, dem Thalamus, weitergeleitet, mit der wir uns als nächstes beschäftigen werden.

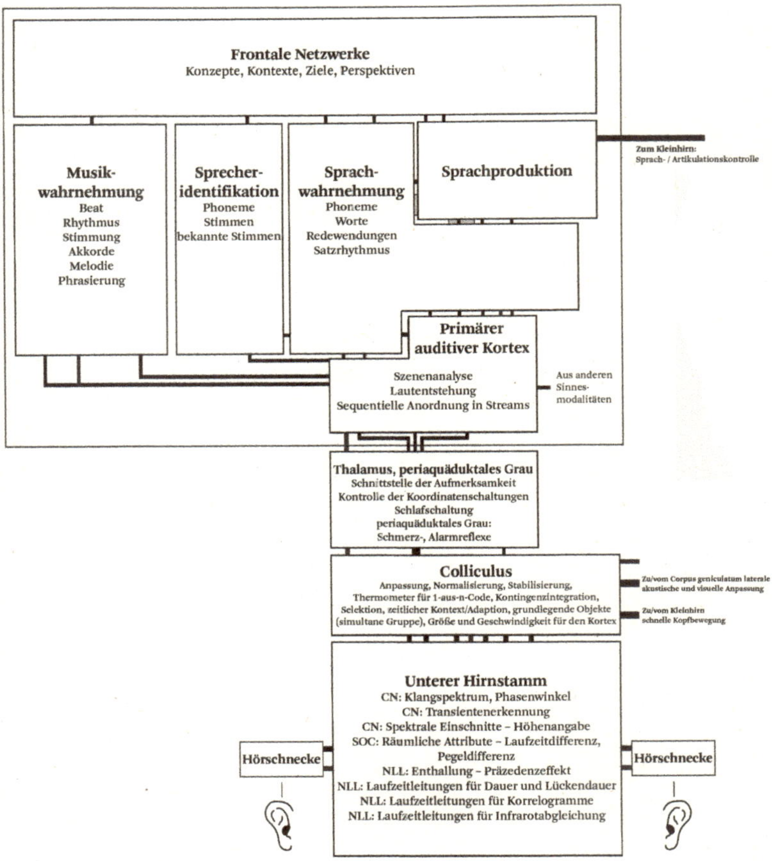

Ein vereinfachtes Modell der auditiven Datenverarbeitung in den subkortikalen Bereichen (Bereiche vor dem Neokortex) und dem Neokortex selbst, entworfen von Audience, Inc.; Abbildung übernommen aus L. Watts: „Reverse-Engineering the Human Auditory Pathway", in J. Liu u. a. (Hrsg.), *WCCI 2012* (Berlin: Springer-Verlag, 2012), S. 49.

Der Thalamus

> Jeder weiß, was Aufmerksamkeit ist. Es ist die Inbesitznahme eines möglichen Gegenstands aus einer scheinbaren Fülle gleichzeitig möglicher Objekte oder Gedankengänge, die der Geist in klarer und lebhafter Weise vornimmt. Die Fokussierung, die Konzentration des Bewusstseins macht ihr Wesen aus. Sie bedeutet auch die Vernachlässigung mancher Dinge, um andere umso besser verarbeiten zu können.
>
> WILLIAM JAMES

Vom Mittelhirn fließen die sensorischen Daten durch eine nussgroße Region, den *posterior ventromedial nucleus* (VMpo) des Thalamus, wo komplexe Reaktionen auf Körperzustände kalkuliert werden, wie etwa: „Das schmeckt widerlich!", „Was für ein Gestank!" oder „Diese leichte Berührung ist anregend". Die zunehmend verarbeitete Information gelangt schließlich zu zwei Regionen des Neokortex, die man „Insula" nennt. Diese Strukturen haben etwa die Größe kleiner Finger und befinden sich auf der linken und der rechten Seite des Neokortex. Dr. Arthur Craig vom Barrow Neurological Institute in Phoenix beschreibt den VMpo und die beiden Insula-Regionen als „System, das unser materielles Ich verkörpert".[4]

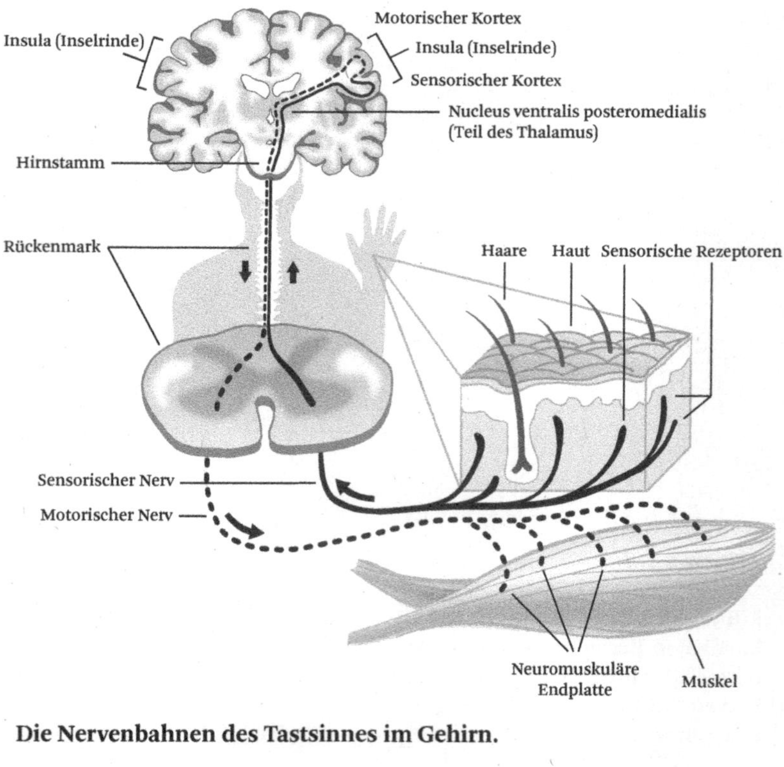

Die Nervenbahnen des Tastsinnes im Gehirn.

Von seinen anderen Funktionen abgesehen gilt der Thalamus als Pforte für vorverarbeitete sensorische Information in den Neokortex. Zusätzlich zu den durch den VMpo laufenden taktilen Informationen werden verarbeitete Informationen vom Sehnerv (die, wie oben beschrieben, bereits wesentlich bearbeitet worden sind) über eine Region des Thalamus gesendet, die man als *Nucleus geniculatus lateralis* bezeichnet, welcher sie seinerseits in die V1-Region des Neokortex weiterleitet. Informationen des auditorischen Sinnes passieren auf ihrem Weg in die frühen auditorischen Regionen des Neokortex den *Nucleus geniculatus medialis* des Thalamus. All unsere sensorischen Daten (abgesehen von denen des Geruchsystems, das die Riechkolben nutzt) passieren spezifische Regionen des Thalamus.

Die wichtigste Funktion des Thalamus ist allerdings seine unausgesetzte Kommunikation mit dem Neokortex. Die Mustererkenner im Neokortex senden tentative Ergebnisse in den Thalamus und empfangen Antworten vorwiegend sowohl über die erregenden als auch hemmenden reziproken Signale aus der Schicht VI jedes Mustererkenners. Wenn man bedenkt, dass es sich dabei nicht um eine drahtlose Übertragung handelt, so wird klar, dass es hier eine außerordentliche Menge physischer Verbindungen (in Form von Axonen) zwischen allen Regionen des Neokortex und dem Thalamus geben muss. Man stelle sich einmal das ungeheure Ausmaß an Fläche vor (hinsichtlich der erforderten physischen Masse der Verbindungen), die von den Hunderten von Millionen Mustererkennern im Neokortex benötigt wird, um unaufhörlich mit dem Thalamus in Verbindung zu stehen.[5]

Aber was haben die Aberhundert Millionen Mustererkenner im Neokortex eigentlich mit dem Thalamus zu bereden? Es scheint ja eine sehr wichtige Konversation zu sein, denn eine tiefgreifende Schädigung der Hauptregion des Thalamus kann eine anhaltende Bewusstlosigkeit zur Folge haben. Mit beschädigtem Thalamus kann eine Person zwar immer noch Aktivität im Neokortex aufweisen, so dass selbstausgelöstes assoziatives Denken weiterhin fortbesteht. Aber zielgerichtetes Denken – also solches, das uns morgens aufstehen, ins Auto steigen und an den Schreibtisch setzen lässt – kann ohne den Thalamus nicht funktionieren. Ein berühmtes Beispiel ist Karen Ann Quinlan, die mit 21 Jahren einen Herzinfarkt mit Atemstillstand erlitt und zehn Jahre lang in einem nicht ansprechbaren, offensichtlich vegetativen Zustand war. Nach ihrem Tod zeigte eine Autopsie, dass ihr Neokortex unverletzt, ihr Thalamus aber zerstört war.

Für seine Schlüsselrolle bei unserer zielgerichteten Aufmerksamkeit greift der Thalamus auf das im Neokortex organisierte Wissen zurück. Er kann gewissermaßen eine (im Thalamus abgelegte)

Liste abarbeiten und versetzt uns so in die Lage, einem Gedanken- oder Handlungsgang zu folgen. Anscheinend können wir etwa vier Dinge gleichzeitig in unserem Arbeitsspeicher behalten, zwei pro Hemisphäre. Das legt jedenfalls die aktuelle Forschung von Neurowissenschaftlern des MIT Picower Institute for Learning and Memory nahe. Es ist bisher weitgehend ungeklärt, ob der Thalamus den Neokortex steuert oder umgekehrt – wir können jedenfalls nur mit beiden zusammen funktionieren.

Der Hippocampus

Jede Hirnhälfte besitzt einen Hippocampus, eine kleine Hirnregion, die wie ein Seepferdchen aussieht und die in den medialen Schläfenlappen gebettet ist. Seine primäre Funktion ist es, neue Ereignisse zu erinnern. Da die sensorische Information durch den Neokortex fließt, hängt es von diesem ab, ob er eine Erfahrung als neu einstuft und an den Hippocampus weiterreicht. Das geschieht, wenn der Neokortex entweder eine bestimmte Anordnung von Merkmalen nicht wiedererkennt (etwa bei einem unbekannten Gesicht), oder wenn eine bekannte Situation ungewöhnliche Merkmale aufweist (wenn zum Beispiel Ihr Ehepartner einen falschen Schnurrbart trägt). Der Hippocampus kann sich solche Situationen merken – auch wenn er dies überwiegend mit Rückgriff auf den Neokortex zu tun scheint. Erinnerungen, die im Hippocampus aufbewahrt werden, finden sich also auch als niedrigerstufige Muster, die früher bereits einmal erkannt und gespeichert wurden, im Neokortex wieder. Tiere, bei denen der Neokortex nicht die sensorischen Erfahrungen steuert, speichern einfach die Sinnesinformationen im Hippocampus, wobei diese Informationen ihrerseits sensorisch bereits verarbeitet und verändert sind (beispielsweise durch die Veränderungen, die der Sehnerv vornimmt).

Auch wenn der Hippocampus den Neokortex – soweit vorhanden – gewissermaßen als Notizblock benutzt, so ist sein Erinnerungsvermögen (mit Hilfe von Rückbezügen und Verweisen auf den Neokortex) nicht per se hierarchisch organisiert. Tiere ohne einen Neokortex können sich zwar Dinge mit dem Hippocampus merken, aber ihre Erinnerungen sind unsystematisch.

Die Kapazität des Hippocampus ist begrenzt, sein Erinnerungsvermögen also nur kurzzeitig. Er kann allerdings eine bestimmte Abfolge von Mustern aus seinem Kurzzeitgedächtnis in das hierarchische Langzeitgedächtnis des Neokortex übertragen, indem er diese Abfolge wieder und wieder dem Neokortex vorspielt. Wir brauchen den Hippocampus also, um neue Erinnerungen und Fähigkeiten zu erlernen (allerdings scheinen wir für unsere motorischen Fähigkeiten einen anderen Mechanismus zu nutzen). Wenn beide Hippocampi geschädigt sind, wird die betreffende Person zwar ihre alten Erinnerungen behalten, aber nicht in der Lage sein, neue zu erwerben.

Theodore Bergner, Neurowissenschaftler an der University of Southern California, konnte mit seinem Team den Hippocampus einer Ratte modellieren und brachte es auch fertig, solch einen künstlichen Hippocampus zu implantieren. In einer 2011 veröffentlichten Studie beschrieben die USC-Wissenschaftler, wie sie mittels bestimmter Medikamente bei Ratten ein bestimmtes erlerntes Verhalten blockierten, es diesen aber mit Hilfe eines künstlichen Hippocampus rasch gelang, diese Fähigkeiten wiederzuerlernen. „Man schaltet den Knopf an und die Ratte erinnerte sich. Man schaltete ihn ab, und die Ratte vergisst", schreibt Berger und spielt auf die Möglichkeit an, das Implantat per Fernbedienung zu steuern. In einem anderen Experiment ließen die Wissenschaftler den künstlichen Hippocampus neben dem natürlichen arbeiten. Dies steigerte die Fähigkeit der Ratten, neue Verhaltensweisen zu erlernen. „Diese integrierten experimentellen Modellierungen zeigen erstmals", so Berger, „dass [...] eine neurale Prothese, die in Echtzeit den Codierungsprozess identifizieren und beeinflussen kann, kognitive mnemonische Prozesse wiederherstellen oder sogar steigern kann."[7] Da der Hippocampus eine der ersten Hirnregionen ist, die bei Alzheimer geschädigt werden, ist es unter anderem Ziel dieser Forschung, auch für Menschen ein Neuroimplantat zu entwickeln, das die erste zerstörerische Phase der Krankheit abmildern kann.

Das Kleinhirn (Cerebellum)

Es gibt zwei Wege, einen fliegenden Ball zu fangen. Man kann einerseits die komplexen Differentialgleichungssysteme lösen, die die Bewegung des Balles bestimmen, dann weitere, um das Verhältnis des Sichtwinkels zu berücksichtigen, nur um wiederum andere anzuschließen, mit denen sich die Bewegungen von Körper, Arm und Hand errechnen lassen, um zur richtigen Zeit am rechten Ort zu sein.

Dies ist allerdings nicht der Weg, den das Gehirn einschlägt. Es vereinfacht das Problem hauptsächlich dadurch, dass es jede Menge Gleichungen in ein recht einfaches Trendmodell verwandelt, das auf der allgemeinen Richtung, in der sich der Ball in unserem Sichtfeld bewegt, und auf der Schnelligkeit seiner Bewegung beruht. Dasselbe geschieht mit der Hand: Das Gehirn macht im Wesentlichen eine Reihe von linearen Voraussagen darüber, wo sich der Ball in unserem Sichtfeld und im Bewegungsradius der Hand befinden wird. Dabei ist das Ziel natürlich, dass beide sich an einem bestimmten Punkt in Zeit und Raum treffen. Wenn der Ball zu schnell zu fallen oder die Hand sich zu langsam zu bewegen scheint, wird das Gehirn der Hand den Befehl geben, sich schneller zu bewegen, damit die Bewegungsrichtungen zusammenfallen. Die Lösung des „Gordischen Knotens“ zu diesem andernfalls verwickelten mathematischen Problem stellen die sog. Basisfunktionen dar. Sie werden vom Kleinhirn ausgeführt, einer bohnenförmigen und ungefähr baseballgroßen Hirnregion, die dem Hirnstamm aufsitzt.[8]

Das Kleinhirn ist eine Region des Althirns, die einst nahezu alle menschlichen Bewegungen steuerte. Noch immer befindet sich dort gut die Hälfte aller Neuronen im Gehirn, wobei die meisten allerdings relativ klein sind, so dass diese Region lediglich etwa 10 % des Gesamtgewichtes des Gehirns ausmacht. Das Kleinhirn gibt außerdem ein weiteres Beispiel für die stark repetitive Struktur des Gehirnaufbaus ab. Das Genom gibt nur relativ wenig determinierende Information hinsichtlich seines Aufbaus vor, da seine Struktur lediglich in einem Muster aus mehreren Neuronen besteht, das unzählige Male wiederholt wird. Wie im Falle des Neokortex herrscht auch hier eine Gleichförmigkeit der Struktur vor.[9]

Die meisten Funktionen, die unsere Muskeln kontrollieren, werden vom Neokortex übernommen, wobei er dieselben Mustererkennungsalgorithmen verwendet, die auch bei Wahrnehmung und Kognition zum Zuge kommen. Bei Bewegungen ist die Funktion des Neokortex, die in der Umsetzung von Mustern besteht, noch deutlicher. Der Neokortex macht Gebrauch vom Gedächtnis im Kleinhirn, um spezielle Vorlagen für Bewegungen zu speichern – zum Beispiel die eigene Unterschrift oder bestimmte Höhepunkte künstlerischen Ausdrucks in Musik und Tanz. Studien haben die Rolle des Kleinhirns für das Erlernen der eigenen Handschrift bei Kindern untersucht und herausgefunden, dass die Purkinje-Zellen im Kleinhirn die Bewegungssequenzen abtasten, wobei jede für eine spezielle Stichprobe sensitiv ist.[10] Da die meisten unserer Bewegungen heute vom Neokortex kontrolliert werden, haben viele Menschen auch bei einer größeren Schädigung des Kleinhirns trotzdem nur mit relativ geringen offensichtlichen Behinderungen zu kämpfen. Allerdings kann die Eleganz ihrer Bewegungen eingeschränkt sein.

Der Neokortex kann ebenfalls auf das Kleinhirn zurückgreifen, um sich dessen Fähigkeit, Basisfunktionen in Echtzeit zu errechnen, zunutze zu machen und so mögliche Folgen einer Handlung, die wir in Erwägung ziehen, aber noch nicht ausgeführt haben (und möglicherweise auch in Zukunft nicht ausführen werden), zu antizipieren. Gleiches gilt für Handlungen oder mögliche Handlungen von anderen. Dies ist ein weiteres Beispiel für die angeborenen integrierten linearen Vorhersagen im Gehirn.

Hinsichtlich der Fähigkeit zur dynamischen Reaktion auf sensorische Reize unter Nutzung der – oben beschriebenen – Basisfunktionen sind auf dem Gebiet der Simulation des Kleinhirns bereits große Fortschritte sowohl bei Bottom-up-Simulationen (die auf biochemischen Modellen basieren) als auch bei Top-down-Simulationen (die auf mathematischen Modellen über die Funktionsweise jeder sich wiederholenden Einheit im Kleinhirn beruhen) erzielt worden.[11]

Lust und Furcht

> Furcht ist die Hauptursache für den Aberglauben und eine der Hauptursachen für Grausamkeit. Die eigene Furcht zu besiegen, ist der Beginn der Weisheit.
>
> Bertrand Russell

> Spüre die Furcht – aber mach es trotzdem.
>
> Susan Jeffers

Wenn der Neokortex nun schon solche herausragenden Problemlösungskapazitäten hat, welcher Art sind denn dann überhaupt die Probleme, die wir zu lösen versuchen? Das Problem, um das die gesamte Evolution schon immer kreiste, ist das Überleben der Spezies. Dieses vollzieht sich über den Überlebenskampf des Individuums – eine Aufgabe, für die jeder und jede von uns ihren oder seinen Neokortex auf unzählige verschiedene Weisen nutzt. Um zu überleben, müssen Tiere ihre nächste Mahlzeit finden und dabei gleichzeitig vermeiden, zur Mahlzeit anderer zu werden. Außerdem müssen sie sich fortpflanzen. Schon die frühesten Gehirne entwickelten Lust-und-Furcht-Systeme, die zusammen mit elementaren, die grundlegenden Bedürfnisse ermöglichenden Verhaltensweisen die Erfüllung dieser Bedürfnisse belohnten. Im Zuge von Umweltveränderungen und der Entstehung konkurrierender Spezies erfolgten innerhalb der biologischen Evolution entsprechende Modifikationen. Durch die Entwicklung hierarchischen Denkens wurde die Befriedigung dieser entscheidenden Antriebe komplexer, da sie nun dem ganzen Komplex von Ideen, die sich selbst wieder auf Ideen beziehen, unterworfen wurden. Doch vollkommen unabhängig von dieser beachtlichen Veränderung durch den Neokortex ist da noch immer das Althirn, das weiterhin lebendig und wohlauf ist und uns durch Lust und Furcht Anreize setzt.

Eine Region, die mit der Lustempfindung assoziiert ist, ist der *Nucleus accumbens*. In einer berühmten Reihe von Experimenten aus den 1950er Jahren wurde es Ratten ermöglicht, diese kleine Region direkt zu stimulieren (durch die Bedienung eines Schalters, der implantierte Elektroden aktivierte). Die Versuchstiere zogen diese Möglichkeit nun allen anderen Aktivitäten vor, selbst Sex oder Fressen, bis sie sich schließlich völlig erschöpften und verhungerten.[12] Beim Menschen schließt das Lustempfinden darüber hinaus noch weitere Regionen, wie zum Beispiel das ventrale Pallidum und natürlich den Neokortex selbst, ein.

Das Lustempfinden wird außerdem von Chemikalien wie Serotonin und Dopamin reguliert. Es würde hier zu weit führen, detailliert über diese Mechanismen zu sprechen – aber es ist wichtig festzuhalten, dass wir sie von evolutionsgeschichtlichen Vorfahren ererbt haben, die die Entwicklungsstufe von Säugetieren noch nicht erreicht hatten. Es ist die Aufgabe unseres Neokortex dafür zu sorgen, dass wir Herren über unser Lustempfinden und unsere Furcht sind – nicht ihre Sklaven. Dass wir aber dennoch oftmals von Verhaltensweisen beherrscht werden, die uns süchtig machen, zeigt, dass der Neokortex dabei nicht immer erfolgreich ist. Besonders Dopamin ist ein Neurotransmitter von großer Bedeutung für unser Lustempfinden. Wenn uns irgendetwas Gutes geschieht – sei es ein Lottogewinn, Anerkennung von Kollegen, eine Umarmung von Freunden oder auch ein so verfeinertes Vergnügen wie einen Freund erfolgreich zum Lachen zu bringen –, all das sorgt für die Freisetzung von Dopamin. Manchmal nutzen wir – wie die Ratten, die an der unaufhörlichen Stimulierung ihres *Nucleus accumbens* gestorben sind – eine Abkürzung, um zu einem solchen Hochgefühl zu gelangen. Nicht immer eine gute Idee.

Glücksspiel etwa kann ebenfalls zu einer Freisetzung von Dopamin führen – jedenfalls wenn man gewinnt. Doch hängt das vor allem von seiner Unvorhersagbarkeit ab. Glücksspiel kann also für eine Weile durchaus dem Zweck, Dopamin freizusetzen, genügen. Aber angenommen die Gewinnwahrscheinlichkeit spräche prinzipiell gegen Sie (anderenfalls ginge ja die Geschäftsstrategie des Casinos nicht auf), könnte dies als regelmäßige Strategie für Ihren Lustgewinn schnell ruinös werden. Ähnliche Gefahren gelten für jedes Verhalten, das süchtig machen kann. Eine bestimmte Genmutation auf dem Dopamin-Rezeptor D2 bewirkt besonders heftige Glücksgefühle beim ersten Kontakt mit süchtig machenden Substanzen oder Verhaltensweisen. Aber wie wohlbekannt ist, nehmen Wirkung und Lustgewinn durch solche Substanzen mit zunehmendem Gebrauch stetig ab. Eine andere Genmutation hingegen hat zur Folge, dass bei manchen Menschen bei alltäglichen Erfolgen nur eine unterdurchschnittliche Menge an Dopamin ausgeschüttet wird, was ebenfalls dazu führen kann, dass diese Personen eine vergrößerte Suchtneigung an den Tag legen. Diejenige Minderheit der Bevölkerung, bei der eine solche genetische Suchtanfälligkeit besteht, schafft immense soziale und medizinische Probleme. Selbst diejenigen, denen es gelingt, schweres Suchtverhalten zu vermeiden, kämpfen damit, eine Balance zwischen der Belohnung der Dopamin-Ausschüttung und den Konsequenzen der Handlungen, die sie dafür begehen müssen, zu finden.

Serotonin ist ein Neurotransmitter, der eine bestimmende Rolle bei der Regulation von Stimmungen spielt. In höheren Dosen führt es zu Wohlbefinden und Zufriedenheit. Serotonin hat aber auch noch andere Funktionen, unter anderem die Modulation der Stärke synaptischer Übertragung, des Appetits, von Schlafbedürfnis, sexuellem Verlangen und der Verdauung. Antidepressiva wie z. B. selektive Serotonin-Wiederaufnahmehemmer (SSRI) (die das Serotoninlevel, das von den Rezeptoren aufgenommen wird, erhöhen sollen) haben deshalb oft weitreichende Nebenwirkungen, die keineswegs alle erwünscht sind (unter anderem die Unterdrückung der Libido). Anders als die Vorgänge im Neokortex, wo die Erkennung von Mustern und die Aktivierung von Axonen nur eine geringe Zahl kortikaler Schaltkreise betreffen, wirken sich diese Substanzen auf große Hirnregionen oder gar im ganzen Nervensystem aus.

Jede Hemisphäre des menschlichen Gehirns besitzt eine Amygdala, eine mandelförmige Region, die mehrere kleine Lappen umschließt. Auch die Amygdala ist ein Teil des Althirns und an der Verarbeitung einer Reihe ganz unterschiedlicher emotionaler Reaktionen beteiligt, unter denen die Furcht besonders hervorzuheben ist. Bei Tieren, die noch nicht auf der Stufe der Säugetiere stehen, werden bestimmte vorprogrammierte Reize, die Gefahr anzeigen, direkt in die Amygdala geleitet, die ihrerseits einen „fight-or-flight"-Mechanismus auslöst. Beim Menschen hängt die Aktivität der Amygdala von der Wahrnehmung einer Gefahr ab, die als solche durch den Neokortex übermittelt wird. Ein negativer Kommentar des Chefs kann etwa die Angst auslösen, den Job zu verlieren (oder auch nicht, wenn man auf einen Plan B vertrauen kann). Sobald die Amygdala entscheidet, dass Gefahr droht, wird eine uralte Ereignisabfolge ausgelöst. Die Amygdala regt die Hirnanhangsdrüse zur Ausschüttung des Hormons ACTH (Adrenocorticotropin) an. Dies bewirkt seinerseits die Sekretion des Stresshormons Cortisol aus den Nebennieren, was zur Folge hat, dass den Muskeln und dem Nervensystem mehr Energie zugeführt wird. In den Nebennieren wird außerdem Adrenalin und Noradrenalin produziert, welche Verdauung, Immunsystem und Reproduktionssystem gleichermaßen unterdrücken (allesamt Prozesse, die in Notfallsituationen keine Priorität besitzen). Blutdruck, Blutzucker,

Cholesterol- und Fibrinogenwerte steigen an (letzteres ermöglicht eine raschere Blutgerinnung). Auch der Herzschlag und die Atmung werden schneller. Und selbst die Pupillen erweitern sich, damit man den Feind oder die Fluchtwege besser sehen kann. All dies ist sehr nützlich, wenn man sich in wirklicher Gefahr befindet und beispielsweise einem Raubtier über den Weg läuft. Allerdings ist auch bekannt, dass in unserer heutigen Welt die permanente Aktivierung dieses „fight-or-flight“-Modus zu chronischen Schädigungen der Gesundheit führen kann. Das betrifft etwa Bluthochdruck, hohe Cholesterolwerte und andere Probleme.

Das System der globalen Niveaus von Neurotransmittern wie Serotonin, und von Hormonwerten wie etwa Dopamin, ist sehr kompliziert, und wir könnten für den Rest des Buches dabei verweilen (wie es in vielen anderen Büchern geschehen ist). Es ist aber wichtig, darauf hinzuweisen, dass die Bandbreite der Informationen (d. h. die Rate der Informationsverarbeitung) in diesem System verglichen mit der Bandbreite des Neokortex sehr gering ist. Nur eine geringe Anzahl von Substanzen spielt dabei eine Rolle und die Werte dieser Chemikalien sind tendenziell konstant und über das Gehirn hinweg relativ einheitlich – besonders verglichen mit dem Neokortex, der ja aus Abermilliarden von Verbindungen besteht, die sich rasch verändern können.

Insgesamt bleibt festzuhalten, dass emotionale Erfahrungen sowohl im Alt- als auch im Neu- bzw. Großhirn stattfinden. Denken spielt sich überwiegend im Großhirn ab (also im Neokortex). Gefühle aber sind in beiden Bereichen angesiedelt. Jede Simulation menschlichen Verhaltens wird daher diese beiden Teile des Gehirns berücksichtigen müssen. Wollen wir aber lediglich kognitive Intelligenz untersuchen, so können wir uns auf den Neokortex konzentrieren. Wir können daher das Althirn durch die unmittelbare Stimulation eines künstlichen, nichtbiologischen Neokortex ersetzen, um die Ziele, die wir ihm setzen, zu erreichen. Bei Watson war das Ziel klar umrissen: Finde die richtigen Antworten auf *Jeopardy!*-Fragen (wobei diese durch ein Programm, das die Systematik des Spiels verstand, fortwährend verändert werden). Im Fall des neuen Systems von Watson, das gemeinsam von Nuance und IBM für den Bereich medizinischen Wissens entwickelt wird, ist das Ziel, menschliche Krankheiten zu behandeln. Künftige Systeme könnten die tatsächliche Heilung und die Linderung von Armut anstreben. Ein Großteil des Lust-Furcht-Komplexes ist für den heutigen Menschen bereits obsolet, da sich das Althirn lange vor den ersten, primitiven Ansätzen zu einer menschlichen Gesellschaft entwickelte. Tatsächlich stammt sein größter Teil noch von den Reptilien.

Eine fortwährende Auseinandersetzung findet im menschlichen Gehirn darüber statt, ob nun das Althirn oder das Neuhirn das Sagen hat. Das Althirn versucht über seine Kontrolle von Lust und Furcht das Programm zu bestimmen, wohingegen das Großhirn fortwährend die doch recht primitiven Algorithmen des Althirns zu verstehen und für seine Zwecke zu nutzen sucht. Man beachte, dass die Amygdala nicht in der Lage ist, eigenständig Gefahren zu bewerten. Sie muss sich darauf verlassen können, dass der Neokortex diese Einschätzung übernimmt. Ist eine Person Freund oder Feind, Geliebter oder Bedrohung? Nur der Neokortex kann darüber entscheiden.

In dem Ausmaß, in dem wir nicht mehr unmittelbar in den Kampf ums Überleben verstrickt oder von der Jagd nach Nahrung eingenommen sind, sind wir zumindest teilweise erfolgreich darin gewesen, unsere uralten Triebe zu kreativeren Bestrebungen zu sublimieren. Wir werden im nächsten Kapitel in diesem Zusammenhang über Kreativität und Liebe sprechen.

KAPITEL 6

Transzendente Fähigkeiten

Dies ist meine einfache Religion. Es bedarf weder der Tempel noch einer komplizierten Philosophie. Unser Gehirn, unser Herz ist unser Tempel. Die Philosophie ist Güte.

DALAI LAMA

Meine Hand bewegt sich, weil mein Gehirn bestimmte Kräfte – elektrische, magnetische oder welche „nervlichen Kräfte" auch immer – auf sie wirken lässt. Diese im Gehirn gespeicherten „Nervenkräfte" könnten wahrscheinlich von einer vollendeten Wissenschaft auf chemische Kräfte zurückgeführt werden, die durch unser Blut, letztlich aber durch die Nahrung, die ich zu mir nehme, und die Luft, die ich atme, dem Gehirn zugeführt werden.

LEWIS CAROLL

Unser emotionales Denken hat ebenfalls seinen Sitz im Neokortex. Aber es spielen dabei ganz verschiedene Teile des Gehirns eine Rolle – angefangen von vorzeitlichen Hirnregionen wie der Amygdala bis hin zu manchen evolutionär neuen Strukturen wie den Spindelneuronen (fusiforme Zellen), denen eine Schlüsselfunktion bei komplexeren Emotionen zukommt. Anders als die regelmäßigen und logischen rekursiven Strukturen im zerebralen Kortex sind die Spindelneuronen in hohem Maße ungleichmäßig gestaltet und verschaltet. Sie sind außerdem die größten Neuronen im menschlichen Gehirn und erstrecken sich über dessen gesamte Breite. Sie sind hochgradig vernetzt – durch Hunderttausende von Verbindungen, die ganz verschiedene Bereiche des Neokortex miteinander verbinden.

Wie bereits angemerkt, hilft der Inselkortex (*cortex insularius*) bei der Verarbeitung sensorischer Signale und spielt eine Schlüsselrolle für komplexere Emotionen. Von dieser Region gehen die Spindelneuronen aus. Scans mit funktioneller Magnetresonanztomographie (fMRI) haben aufgedeckt, dass diese Zellen gerade dann besonders aktiv sind, wenn eine Person Gefühle wie Liebe, Ärger, Traurigkeit und sexuelles Verlangen empfindet. Der Anblick des Partners oder des eigenen weinenden Kindes gehören zu den Situationen, in denen sie besonders stark aktiviert werden.

Spindelzellen haben lange neurale Fäden, die apikalen Dendriten, welche relativ weit voneinander entfernte neokortikale Bereiche miteinander verbinden können. Eine solche „innige" gegenseitige Vernetztheit, in der bestimmte Neuronen für die Integration zahlreicher Regionen sorgen, ist ein Merkmal, das entlang der Leiter der Evolution immer stärker zutage tritt. Es überrascht nicht, dass die Spindelzellen – mit dem Umgang mit Gefühlen und moralischen Urteilen befasst, wie sie es nun einmal sind – in dieser Weise vernetzt sind, wenn man bedenkt, dass komplexere bzw. höherstufige emotionale Reaktionen so viele verschiedene Themen und Gedanken berühren können. Die von den Spindelzellen ermöglichten komplexen Emotionen werden wegen dieser Konnektivität zugleich durch die perzeptuellen und kognitiven Hirnregionen affiziert. Mit der rationalen Lösung von Problemen haben diese Zellen hingegen nichts zu tun. Deshalb hat der Verstand auch keine Kontrolle darüber, wie wir emotional auf Musik reagieren oder ob wir uns verlieben. Dagegen ist das restliche Gehirn in hohem Maße damit beschäftigt, diesen mysteriösen komplexen Gefühlen einen rationalen Sinn abzugewinnen.

Es gibt relativ wenige – nur etwa 80.000 – Spindelzellen, ca. 45.000 in der rechten und 35.000 in der linken Gehirnhälfte. Diese Disparität liefert zumindest einen Grund für die Ansicht, dass die emotionale Intelligenz in der rechten Gehirnhälfte ihren Sitz hat, auch wenn der Unterschied eher moderat ist. Gorillas haben ca. 16.000 solcher Zellen, Bonobos 2.100 und Schimpansen 1.800. Bei anderen Säugetieren fehlen sie gänzlich.

Anthropologen nehmen an, dass die Spindelzellen zum ersten Mal bei dem (bisher noch nicht entdeckten) gemeinsamen Vorfahren von Affen und Hominiden (den Vorläufern des Menschen) vor 10 bis 15 Millionen Jahren auftraten und ihre Zahl dann etwa 100.000 Jahre lang rapide zunahm. Interessanterweise finden sich die Spindelzellen noch nicht bei Neugeborenen, sondern entwickeln sich erst in einem Alter von drei bis vier Monaten und vermehren sich erheblich zwischen dem ersten und dritten Lebensjahr. Die Anlagen, moralische Belange zu verstehen und komplexe höherstufige Gefühle wie etwa Liebe zu empfinden, bilden sich während dieses Zeitraums aus.

Begabung

Wolfgang Amadeus Mozart (1756–1791) schrieb sein erstes Menuett mit fünf. Mit sechs Jahren gab er Vorführungen für die Kaiserin Maria Theresa am kaiserlichen Hof in Wien. Bis zu seinem Tod im Alter von fünfunddreißig Jahren schrieb er sechshundert Stücke, darunter einundvierzig Symphonien. Er gilt als der größte Komponist der europäischen klassischen Epoche. Man kann wohl sagen, dass er eine Begabung für Musik hatte.

Was aber mag das im Zusammenhang mit der Mustererkennungstheorie des Geistes bedeuten? Natürlich ist ein Teil dessen, was wir Begabung nennen, ein Produkt der Erziehung, d. h. der Einflüsse der Umwelt und anderer Menschen. Mozart wurde in eine musikalische Familie hineingeboren. Sein Vater Leopold war Komponist und Kapellmeister des Hoforchesters des Salzburger Erzbischofs. Der junge Mozart war gewissermaßen ganz von Musik umgeben und sein Vater begann, ihn schon im Alter von drei Jahren in Violine und Klavier zu unterrichten.

Dennoch können die äußeren Einflüsse allein Mozarts Genie nicht erklären. Es steckte in ihm ebenfalls eine naturgegebene Komponente. Wie hat man sich diese naturgegebene Komponente vorzustellen? Wie ich in Kapitel 4 dargelegt habe, sind bestimmte Regionen des Neokortex im Laufe der Evolution der Erkennung bestimmter Mustertypen optimal angepasst worden. Obgleich der grundlegende Mustererkennungsalgorithmus der Module über den Neokortex hinweg derselbe ist, verarbeiten manche Areale bestimmte Muster besser als andere, da bestimmte Mustertypen für gewöhnlich durch spezifische Regionen fließen (Gesichter durch den *Gyrus fusiformis*, um nur ein Beispiel zu nennen). Es gibt jedoch zahlreiche Parameter, die die tatsächliche Ausführung eines Algorithmus in jedem Modul bestimmen. Zum Beispiel: Wie groß muss eine Übereinstimmung sein, damit etwas als Muster erkannt wird? Oder: Wie ändert sich diese Schwelle, falls ein Modul einer höheren Stufe signalisiert, dass sein Muster „erwartet" wird? Wie werden die Größenparameter einbezogen? Diese und andere Faktoren sind für verschiedene Bereiche verschieden festgesetzt, um besonders vorteilhaft für die Erkennung spezifischer Mustertypen zu sein. Als wir mit vergleichbaren Methoden im Bereich der künstlichen Intelligenz arbeiteten, beobachteten wir dasselbe Phänomen und wendeten daraufhin Simulationen der Evolution an, um die Parameter zu optimieren.

Wenn bestimmte Hirnregionen bestimmten Mustertypen optimal angepasst werden können, dann folgt daraus, dass individuelle Gehirne in ihrer Fähigkeit zu lernen, wiederzuerkennen und bestimmte Mustertypen zu entwickeln variieren. Beispielsweise kann ein Gehirn eine angeborene Begabung für Musik deshalb haben, weil es besser in der Lage ist, rhythmische Muster zu erkennen oder geometrische Anordnungen von Harmonien zu verstehen. Das Phänomen, dass manche Menschen in der Lage sind, Tonhöhen ohne irgendeinen Hinweis perfekt zu erkennen und wiederzugeben, was mit musikalischem Talent korreliert ist, scheint eine genetische Grundlage zu haben. Auch wenn diese Anlage entwickelt werden muss, ist sie wahrscheinlich eine Kombination von Veranlagung und Erziehung. Vermutlich liegt die genetische Basis für ein solches Können außerhalb des Neokortex in jenem Bereich, in dem akustische Informationen vorverarbeitet werden, wohingegen die erlernten Momente sich im Neokortex befinden.

Es gibt darüber hinaus weitere Einflüsse und Eigenschaften, die zur Ausbildung von Kompetenzen beitragen – so etwa die Abwechslung und Abwandlung von Routinen oder auch angeborene Genialität. Leistungen des Neokortex – zum Beispiel seine Fähigkeit, Angstsignale unter Kontrolle zu halten, die von der Amygdala ausgehen (etwa bei Missbilligung) – spielen eine signifikante Rolle, ebenso wie die Charaktereigenschaften der Zuversicht, des organisatorischen Talents und der Gabe, andere Menschen zu beeinflussen. Eine sehr wichtige Eigenschaft ist, wie ich früher schon erwähnte, der Mut, an Ideen auch gegen den Strom der Mehrheitsmeinung festzuhalten. Ausnahmslos verfolgten die Menschen, die wir als Genies ansehen, ihre Gedankenexperimente in einer Weise, die anfänglich weder verstanden noch von ihren Standesgenossen geschätzt wurde. Und auch wenn Mozart zu seinen Lebzeiten Anerkennung genoss, war der größte Teil seines Ruhms doch posthum. Er starb in Armut, beerdigt in einem Gemeinschaftsgrab, und lediglich zwei Musiker wohnten seinem Begräbnis bei.

Kreativität

> Kreativität ist eine Droge, ohne die ich nicht leben kann.
>
> CECIL B. DEMILLE

> Das Problem ist nicht, neue innovative Gedanken in den Kopf, sondern alte Gedanken wieder hinauszubekommen. Der Geist ist wie ein Gebäude, vollgestopft mit archaischer Einrichtung. Miste eine Ecke deines Geistes aus und die Kreativität wird augenblicklich dort Platz nehmen.
>
> DEE HOCK

Die Menschheit kann für jene ziemlich kalt sein, die die Welt mit anderen Augen sehen.

Erich A. Burns

Mit Kreativität kann man fast jedes Problem lösen. Der kreative Akt, die Überwindung der Gewohnheit durch Originalität, überwältigt alles.

George Lois

Ein Schlüsselaspekt der Kreativität besteht im Erschaffen bedeutender Metaphern – Symbole, die für etwas anderes stehen. Der Neokortex ist eine große Metaphern-Maschine, welche uns Menschen zu der einzigartig kreativen Spezies macht, die wir sind. Jeder der fast 300 Millionen Mustererkenner in unserem Neokortex erkennt und bestimmt ein Muster und gibt ihm einen Namen. Im Fall der neokortikalen Mustererkennungsmodule ist dies einfach das Axon, das vom Mustererkenner ausgeht und das feuert, wenn das entsprechende Muster gefunden wird. Das Symbol wird im Gegenzug seinerseits Teil eines anderen Musters. Jedes dieser Muster ist im Grunde eine Metapher. Die Erkenner können bis zu hundert Mal pro Sekunde feuern, so dass es uns prinzipiell möglich wäre, bis zu 30 Milliarden Metaphern pro Sekunde aufzunehmen. Natürlich feuert nicht jedes Modul in jedem Zyklus, aber es ist nicht übertrieben zu sagen, dass wir sekündlich Millionen von Metaphern registrieren.

Von denen sind freilich manche bedeutungsvoller als andere. Darwin erkannte, dass Charles Lyells Erkenntnis – wie bloß durch ein Rinnsal Schritt für Schritt gewaltige Schluchten entstehen konnten – eine kraftvolle Metapher für die allmählichen, fast unmerklich kleinen evolutionären Schritte lieferte, durch die über unzählige Generationen hinweg sich derart große Umwälzungen in der Herausbildung der Arten ergeben konnten. Gedankenexperimente – wie etwa dasjenige Einsteins, mit dem er die wahre Bedeutung des Michelson-Morley-Experiments zu illustrieren pflegte – sind alle Metaphern in dem Sinne, dass sie repräsentativ oder symbolisch für andere Dinge stehen.

Können Sie irgendwelche Metaphern in Shakespeares Sonett 73 entdecken?

Die Zeit des Jahres magst du in mir sehn
Wo gelbe Blätter, keine, wenige hangen
Auf diesen Ästen die im Wind sich drehn,
Chor-Trümmer kahl wo einst die Vögel sangen.

In mir siehst du Zwielicht von solchem Tag
Der nach der Sonne Weggang bleicht im West,
Das schwarze Nacht gar bald entführen mag...
Zwilling des Tods umhüllt sie alles fest.

In mir siehst du das Brennen solcher Glut
Die auf den Aschen ihrer Jugend schwebt
Wie auf dem Totenbett wo sie bald ruht –
Durch das verzehrt wovon sie einst gelebt.

Dein Lieben wächst, wirst du dir des bewusst,
Und du liebst wohl was du bald lassen musst.

In diesem Sonett verwendet der Dichter weitgespannte Metaphern, um sein fortschreitendes Alter lyrisch zu umschreiben. Er vergleicht es mit dem Spätherbst, „[w]o gelbe Blätter, keine, wenige hangen". Das Wetter ist kalt und die Vögel können nicht länger auf den Zweigen sitzen, was er mit „Chor-Trümmer kahl" umschreibt. Sein Alter erscheint ihm wie das Zwielicht, das „nach der Sonne Weggang bleicht im West, / Das schwarze Nacht gar bald entführen mag". Er selbst ist der Überrest eines Feuers, „das auf der Asche seiner Jugend ruht". Die ganze Sprache hier ist entschieden eine einzige Metapher, auch wenn einige Formen des Ausdrucks einprägsamer sind als andere.

Die Schöpfung einer Metapher ist trotz der Unterschiede in Einzelheiten und Kontext ein Mustererkennungsprozess – alles in allem ein recht trivialer Vorgang, den wir in jedem Moment unseres Lebens vollziehen. Die metaphorischen Sprünge, die wir für bedeutsam halten, finden sich gewöhnlich in den Zwischenräumen zwischen verschiedenen Disziplinen. Es ist allerdings ein Charakteristikum des um sich greifenden Trends zu immer weitergehender Spezialisierung in den Wissenschaften (wie auch in jedem anderen Bereich), dieser unerlässlichen Quelle der Kreativität entgegenzuwirken. Wie der amerikanische Mathematiker Norbert Wiener (1894–1964) in seinem wegweisenden Buch *Cybernetics* schrieb (veröffentlicht 1948, in dem Jahr, in dem ich geboren wurde):

> Da gibt es wissenschaftliche Arbeitsgebiete, wie wir im Hauptteil dieses Buches sehen werden, die von den verschiedenen Seiten erforscht worden sind, der reinen Mathematik, der Statistik, der Elektrotechnik und der Neurophysiologie; in denen jeder einzelne Begriff von jeder Disziplin einen speziellen Namen bekommt und in denen bedeutende Arbeiten verdrei- und vervierfacht werden, während andere wichtige Arbeit durch den Mangel an Mitteln in einem Gebiet verzögert wird, Mittel, die im nächsten Gebiet schon klassisch geworden sein können.
>
> Es sind diese Grenzgebiete der Wissenschaft, die dem qualifi-

zierten Forscher die reichsten Gelegenheiten bieten. Sie sind aber gleichzeitig die widerspenstigsten gegen die eingefahrenen Techniken der Breitenarbeit und der Arbeitsteilung.

Eine Technik gegen die zunehmende Spezialisierung, die ich bei meiner Arbeit anwende, ist die, die Experten, die ich für ein Projekt einsetze (z. B. für meine Arbeit zur Spracherkennung Sprachwissenschaftler, Linguisten, Psychoakustiker und Mustererkennungsexperten, ganz zu schweigen von Informatikern), zusammenzurufen und jeden von ihnen zu ermutigen, der übrigen Gruppe seine besondere Vorgehensweise und Terminologie nahe zu bringen. Wir verwerfen dann jede dieser Terminologien und entwickeln unsere eigene. Und immer finden wir Metaphern aus einem Bereich, die die Probleme in einem anderen lösen.

Eine Maus, die einen Fluchtweg findet, wenn sie auf eine Hauskatze trifft – und dies auch dann tun kann, wenn die Situation verschieden ist von jeder zuvor von ihr erlebten –, ist kreativ. Unsere Kreativität ist der der Maus bei Weitem überlegen und fasst sehr viel mehr Abstraktionsebenen, weil wir einen viel größeren Neokortex besitzen. Ein Weg zu größerer Kreativität besteht also darin, eine größere Menge an Neokortex effektiv für eine Aufgabe zu aktivieren.

Eine Möglichkeit, die Masse an verfügbarem Neokortex zu erweitern, besteht in der Zusammenarbeit von mehreren Menschen. Dies geschieht etwa routinemäßig durch die Kommunikation zwischen Menschen in problemorientierten Arbeitsgruppen. Man hat erst kürzlich den Versuch unternommen, Online-Kollaborationswerkzeuge für die Stärkung der Effektivität der Echtzeit-Zusammenarbeit zu nutzen (was sich in Mathematik und anderen Bereichen als erfolgreich erwiesen hat).[1]

Der nächste Schritt wird dann natürlich der sein, den Neokortex selbst mithilfe eines nichtbiologischen Äquivalents zu erweitern. Das wird unser ultimativer kreativer Akt sein: die Fähigkeit erschaffen, kreativ zu sein. Ein nicht biologischer Neokortex wird unendlich viel schneller sein und könnte zügig nach solchen Metaphern suchen, wie sie Darwin und Einstein inspirierten. Er könnte systematisch alle überlappenden Grenzbereiche unseres exponentiell expandierenden Wissens erforschen.

Manche Menschen äußern Sorge darüber, was mit denen geschehen wird, die sich gegen eine solche Expansion des Geistes entscheiden. Ich würde ihnen gegenüber betonen, dass diese zusätzliche Intelligenz hauptsächlich in der „Cloud" (dem exponentiell sich ausweitenden Netzwerk von Computern, das wir durch Online-Kommunikation verknüpfen) lokalisiert sein wird, wo derzeit das Gros unserer Maschinenintelligenz gespeichert ist. Wenn man eine Suchmaschine benutzt, die Sprachausgabe seines Telefons versteht, einen virtuellen Assistenten wie Siri konsultiert oder das eigene Telefon dazu nutzt, Schriftzeichen in eine andere Sprache zu übersetzen – in all diesen Fällen befindet sich die Intelligenz nicht in den Geräten selbst, sondern in der „Cloud“. Und auf dieselbe Weise wird unser erweiterter Neokortex dort ebenfalls zu Hause sein. Ob wir nun auf eine erweiterte Intelligenz durch direkte neurale Verbindungen oder auf die Weise, wie wir es heute tun (indem wir mithilfe von Geräten mit ihr interagieren), zugreifen – hier einen prinzipiellen Unterschied machen zu wollen, wäre willkürlich. Meiner Meinung nach werden wir alle durch dieses tiefgreifende Enhancement kreativer werden, ob wir uns für einen direkten (physisch-technischen) Anschluss an die ausgeweitete Intelligenz der Menschheit entschließen oder nicht. Einen Großteil unseres persönlichen, sozialen, historischen und kulturellen Gedächtnisses haben wir ja bereits in die „Cloud“ ausgelagert, und wir werden letztendlich dasselbe auch mit unserem hierarchischen Denken tun.

Einsteins Durchbruch war nicht allein das Ergebnis der Anwendung von Metaphern in Gedankenexperimenten, sondern ebenso seines beherzten Glaubens an die Kraft dieser Metaphern. Er war gewillt, alle traditionellen Erklärungen zu verwerfen, die seine Experimente nicht bestätigen konnten. Und er war dafür auch bereit, den Spott seiner Kollegen über die bizarren Erklärungen, die diese Metaphern implizierten, auszuhalten. Diese Qualitäten – Glaube an Metaphern und Mut zur Überzeugung – sind es, die wir auch in unseren nichtbiologischen Neokortex einprogrammieren sollten.

Liebe

> Die Klarheit des Geistes verursacht auch die Klarheit der Leidenschaft: Darum liebt ein großer und klarer Geist mit Inbrunst, und er erkennt deutlich, was er liebt.
>
> Blaise Pascal

> Es ist immer etwas Wahnsinn in der Liebe. Es ist aber auch immer etwas Vernunft im Wahnsinn.
>
> Friedrich Nietzsche

> Wenn man so viel vom Leben gesehen hat wie ich, dann wird man die Macht obsessiver Liebe nicht unterschätzen
>
> Albus Dumbledore, in: J. K. Rowling, *Harry Potter und der Halbblutprinz*

Ich bevorzuge eine gute mathematische Lösung für jedes Liebesproblem.

Michael Patrick King, in der „Take Me Out to the Ballgame"-Episode aus *Sex and the City*

Wenn man ekstatische Liebe auch vielleicht niemals persönlich erlebt hat, so hat man doch zweifelsohne davon gehört. Man kann durchaus sagen, dass ein wesentlicher Teil, wenn nicht sogar der überwiegende Teil der Kunst auf dieser Welt – Geschichten, Romane, Musik, Tanz, Malerei, Fernsehshows und Filme – in seinen frühesten Stadien durch die Liebe inspiriert ist.

Die Wissenschaft hat hier erst kürzlich Licht ins Dunkel gebracht und die biochemischen Vorgänge identifizieren können, die auftreten, wenn sich jemand verliebt. Dopamine werden freigesetzt, die Gefühle von Glück und Freude auslösen. Gleichzeitig steigt der Norepinephrinspiegel an, was einen rasenden Herzschlag und ein umfassendes Hochgefühl zur Folge hat. Diese Chemikalien erzeugen – zusammen mit den Phenylethylaminen – Euphorie, hohe Energieniveaus, führen zu konzentrierter Aufmerksamkeit, einem Verlust an Appetit und einem heftigen Verlangen nach dem Objekt der Begierde. Interessanterweise zeigen jüngste Forschungen des University College in London überdies, dass der Serotoninspiel sinkt – ganz ähnlich wie bei Zwangsstörungen, was ja auch zu der obsessiven Natur frisch aufkeimender Liebe passt.[2] Die hohe Konzentration von Dopamin und Norepinephrin ist beim Verliebtsein verantwortlich für die erhöhte Kurzzeitaufmerksamkeit, die Euphorie und das Verlangen.

Wenn diese biochemischen Phänomene ganz nach dem „fight-or-flight"-Syndrom klingen, dann weil sie es sind (außer, dass wir hier auf etwas oder jemanden zugehen, nicht vor ihm fliehen). Ein Zyniker könnte vielleicht sagen, dass wir in diesem Fall eher auf die Gefahr zugehen als sie zu fliehen. Die beschriebenen Veränderungen stimmen zudem völlig mit der frühen Phase von Suchtverhalten überein. Der Roxy Music-Song „Love Is the Drug" beschreibt diesen Zustand ziemlich passend (wenngleich die in diesem Song beschriebene Person auf der Suche nach dem nächsten „Schuss" Liebe ist). Untersuchungen von ekstatischen religiösen Erlebnissen zeigen das gleiche physikalische Phänomen. Man kann also sagen, dass ein Mensch, der derartige Erlebnisse hat, sich in Gott – oder was immer Gegenstand dieser Erfahrung sein mag – verliebt.

In den Anfangsstadien des romantischen Verliebtseins spielen sicherlich Östrogene und Testosterone für die sexuelle Anziehung eine Rolle. Aber wenn sexuelle Reproduktion das einzige evolutionäre Ziel der Liebe wäre, dann wäre der romantische Aspekt des ganzen Vorgangs überflüssig. Wie der Psychologe John William Money (1921–2006) schrieb: „Die Lust ist lüstern, die Liebe lyrisch."

Das ekstatische Verliebtsein geht in eine Phase der Verbundenheit über und führt letztendlich in eine langfristige Bindung. Es gibt Chemikalien, die diesen Vorgang fördern, u. a. Oxytocin und Vasopressin. Sehen Sie sich einmal die folgenden zwei verwandten Wühlmausarten an: die Präriewühlmaus und die Rocky-Mountains-Wühlmaus. Sie sind fast identisch, bis auf den Umstand, dass die Präriewühlmaus Rezeptoren für Oxytocin und Vasopressin besitzt und die Rocky-Mountains-Wühlmaus nicht. Die Präriewühlmaus ist bekannt für ihre lebenslangen monogamen Beziehungen, während die Rocky-Mountains-Wühlmaus sich ausschließlich auf One-Night-Stands einlässt. Im Falle der Wühlmäuse sind die Oxytocin- und Vasopressin-Rezeptoren ausschlaggebend für die Natur ihres Liebeslebens.

Während diese Chemikalien uns Menschen freilich ebenfalls beeinflussen, hat unser Neokortex auch in diesen Angelegenheiten das Oberkommando übernommen, wie bei allem, was wir tun. Wühlmäuse haben zwar auch einen Neokortex. Aber dieser ist lediglich so groß wie eine Briefmarke, er ist flach und reicht gerade aus, Gefährten fürs Leben zu finden (oder – im Fall der Rocky-Mountains-Wühlmaus – für eine Nacht), wie auch für alles andere basale Mäuseverhalten. Wir Menschen haben genug „überflüssigen" Neokortex, um uns jener Lyrik zuzuwenden, von der Money spricht.

Von einer evolutionären Perspektive aus betrachtet gibt es die Liebe allein darum, um den Bedürfnissen des Neokortex Rechnung zu tragen. Wenn wir keinen Neokortex hätten, wäre Lust vollkommen ausreichend, um unsere Reproduktion zu garantieren. Der ekstatische Trieb der Liebe führt zu Anhänglichkeit, reifer Liebe und resultiert in einer dauerhaften Bindung. Letztere ist dazu da, zumindest die Möglichkeit eines stabilen Umfeldes für Kinder während der Zeit zu bieten, in der deren Neokortex die entscheidenden Lernphasen durchläuft, die nötig sind, um sie zu verantwortungsvollen und fähigen Erwachsenen heranwachsen zu lassen. Das Lernen in einem an Anregungen reichen Umfeld ist von Natur aus ein Teil der Vorgehensweise des Neokortex. In der Tat spielen die Hormone Oxytocin und Vasopressin auch hier eine Schlüsselrolle für den Aufbau der entscheidenden Bindung zwischen Eltern (besonders der Mutter) und Kind.

Am fernen Ende der Liebesgeschichte wird der geliebte Mensch sogar zu einem wichtigen Teil innerhalb unseres Neokortex selbst. Nach Jahrzehnten des Zusammenlebens existiert so etwas wie ein virtuelles Abbild des anderen in unserem Neokortex in der Weise, dass wir vorhersehen können, was der geliebte Mensch wohl sagen oder tun wird. Unsere neokortikalen Muster sind voll mit Gedanken und Mustern, die widerspiegeln, wer diese andere Person ist. Wenn wir diese verlieren, verlieren wir buchstäblich einen Teil von uns. Das ist nicht nur eine Metapher. Die riesigen Mengen an Mustererkennern, die mit den Mustern beschäftigt sind, die die geliebte Person betreffen, verlieren dann nämlich ihre Funktion. Auch wenn man dies als kostbare Art und Weise erachtet, diese Person in uns weiterleben zu lassen, wird die Masse der neokortikalen Mustererkenner, die auf ihn oder sie zugeschnitten waren, anstelle von Entzücken nun plötzlich Trauer auslösen.

Die evolutionäre Grundlage für die Liebe und ihre Phasen bestimmt allerdings nicht allein das Geschehen in der heutigen Welt. Wir sind in hohem Maße erfolgreich darin gewesen, die Sexualität von ihrer biologischen Funktion loszulösen. So kann man heutzutage Babys bekommen, ohne Sex zu haben, und man kann Sex haben, ohne Babys zu bekommen. Sex hat man heute zumeist aus Gründen der Befriedigung sinnlicher Lust oder aufgrund von Gefühlen der Zuneigung und Partnerschaft. Und für gewöhnlich verlieben wir uns aus anderen Gründen als dem, Kinder aufzuziehen.

Ganz ähnlich ist die große Masse der Kunst, in der wir in unzähligen Formen die Liebe zelebrieren und die bis in die Antike zurückreicht, ein Zweck in sich selbst. Unsere Fähigkeit, diese fortdauernden Formen von transzendentem Wissen zu erschaffen – über Liebe oder irgendetwas anderes –, ist genau das, was unsere Art einzigartig macht.

Der Neokortex ist die großartigste Schöpfung der Biologie. Gedichte über die Liebe – und alle anderen unsere Schöpfungen – sind dagegen die großartigsten Erfindungen unseres Neokortex.

KAPITEL 7

Der biologisch inspirierte digitale Neokortex

Vertraue niemals einem Wesen, das für sich selbst denken kann, wenn du nicht sehen kannst, wo es sein Gehirn hat.

ARTHUR WEASLEY, IN J. K. ROWLING – *HARRY POTTER AND THE PRISONER OF AZKABAN*

Nein, ich bin nicht daran interessiert, ein leistungsfähiges Gehirn zu entwickeln. Alles, worauf ich aus bin, ist lediglich ein mittelmäßiges Gehirn, wie etwa das des Präsidenten der American Telephone and Telegraph Company.

ALAN TURING

Ein Computer verdient es intelligent genannt zu werden, wenn er einen Menschen so täuschen kann, dass dieser glaubt, es mit einem anderen Menschen zu tun zu haben.

ALAN TURING

Ich glaube daran, dass sich am Ende dieses Jahrhunderts der Sprachgebrauch und die allgemein geläufige Meinung derart geändert haben werden, dass man vom Denken der Maschinen sprechen können wird, ohne Widerspruch erwarten zu müssen.

ALAN TURING

Eine Rattenmutter wird selbst dann für ihre Jungen ein Nest bauen, wenn sie in ihrem ganzen Leben noch nie eine andere Ratte gesehen hat.[1] Genauso webt auch die Spinne ihr Netz, verpuppt sich die Raupe oder baut der Biber auch dann einen Damm, wenn kein Artgenosse ihnen jemals vorgemacht hat, wie sich diese komplexen Aufgaben bewerkstelligen lassen. Das bedeutet nicht, dass es sich hierbei nicht um erlernte Verhaltensweisen handelt. Es heißt lediglich, dass die Tiere sie nicht im Laufe ihres Lebens, sondern über die Spanne von Tausenden von Generationen erworben haben. Die Evolution des Verhaltens der Tiere ist zwar ein Lernprozess. Aber der Lernende ist hier die Art, nicht das Individuum, und die Früchte dieses Prozesses werden schließlich in der DNA codiert.

Um die Bedeutung der Evolution des Neokortex wirklich zu verstehen, muss man berücksichtigen, dass er den Lernprozess (hierarchisches Wissen) außerordentlich beschleunigt hat und ihn von Tausenden von Jahren auf Monate (oder gar weniger) verkürzt hat. Selbst wenn Millionen Exemplare einer Säugetierart bei der Lösung eines Problems (das eine bestimmte Hierarchie und Abfolge von Schritten erfordert) versagten, so genügte es, wenn eines von ihnen rein zufällig über die Lösung stolperte. Die neue Methode konnte von da an kopiert werden und sich so exponentiell innerhalb der ganzen Population verbreiten.

Heutzutage sind wir in der Position, diesen Lernprozess ein weiteres Mal um ein Tausendfaches oder gar mehr zu beschleunigen, indem wir ihn von der biologischen hin zur künstlichen Intelligenz verlagern. Sobald ein digitaler Neokortex eine Fähigkeit erlernt, kann er dieses Wissen innerhalb von Minuten oder gar Sekunden weitergeben. Nur eines von vielen Beispielen: In meinem ersten Unternehmen Kurzweil Computer Products (heute Nuance Speech Technologies), das ich 1973 gründete, haben wir Jahre gebraucht, um ein paar Forschungsrechnern beizubringen, gedruckte Buchstaben auf eingescannten Dokumenten zu erkennen. Diese Technologie nannten wir Omni-font Optical Character Recognition (OCR), weil sie bei jeder Schriftart funktionieren sollte. Sie ist nun seit über 40 Jahren kontinuierlich weiterentwickelt worden. Ihr jüngstes Produkt ist OmniPage von Nuance. Wenn ein Computer heute gedruckte Buchstaben erkennen soll, muss man ihm das nicht mehr über Jahre hinweg beibringen wie bei unseren damaligen Rechnern. Man kann sich einfach das bereits von unseren Forschungscomputern entwickelte Muster als Software herunterladen. In den 1980er Jahren begannen wir mit der Spracherkennung. Diese Technologie ist ihrerseits nun seit mehreren Jahrzehnten immer weiter ausgereift worden und ist heute Teil von Siri. Auch hier kann man innerhalb von wenigen Sekunden die Muster herunterladen, die von Forschungscomputern über viele Jahre hinweg erlernt wurden.

Irgendwann werden wir schließlich einen künstlichen Neokortex erschaffen, der den gesamten Wirkungsbereich und die Flexibilität seines menschlichen Gegenparts besitzt. Man male sich nur die Möglichkeiten aus! Elektrische Schaltkreise sind millionenfach schneller als unsere biologischen. Zunächst werden wir diese Schnelligkeit dazu brauchen, um die vergleichsweise geringere Menge solcher paralleler Schaltkreise bei unseren Computern auszugleichen. Letztlich wird aber der künstliche Neokortex viel schneller sein als jeder biologische und immer weiter an Geschwindigkeit zunehmen.

Wenn wir unseren eigenen Neokortex mit einer synthetischen Version seiner selbst erweitern können, müssen wir uns keine Sorgen mehr machen, wie viel zusätzlichen Neokortex wir in unserem Gehirn oder unserem Körper unterbringen können. Das meiste wird sich in der „Cloud“ befinden, ganz wie der Großteil der Rechenleistung heutzutage. Nach einer meiner früheren Schätzungen verfügen wir in unserem biologischen Neokortex über Mustererkenner in einer Größenordnung von ca. 300 Millionen Stück. Das ist in etwa, was überhaupt in unserem Schädel Platz finden kann – trotz der evolutionären Innovation einer großen Stirn und dem Neokortex, der über 80 % des Raumes einnimmt. Sobald wir aber erst einmal beginnen, in der Cloud zu denken, gibt es keine natürlichen Grenzen mehr: Wir werden Milliarden oder gar Billionen Mustererkenner verwenden können; im Grunde soviel wie wir nur brauchen, und darüber hinaus was immer das Gesetz vom steigenden Ertragszuwachs (LOAR) zu jedem Zeitpunkt zulässt.

Damit ein digitaler Neokortex eine bestimmte Fähigkeit erwirbt, benötigt er – wie ein biologischer Neokortex auch – wiederholte Unterrichtung. Aber sobald ein einziger digitaler Neokortex irgendwo irgendwann irgendetwas lernt, kann er dieses Wissen unverzüglich mit jedem anderen digitalen Neokortex teilen. Jeder von uns kann seine eigene private Neokortexverlängerung in die Cloud hinein haben, genau wie wir auch heute über private Speicher für persönliche Daten verfügen.

Zu guter Letzt werden wir auch Sicherheitskopien vom digitalen Teil unserer Intelligenz anlegen können. Wie wir gesehen haben, ist es keine bloße Metapher zu sagen, dass in unserem Neokortex Informationen gespeichert werden, und es ist besorgniserregend zu wissen, dass es heute noch keine Sicherungskopie dieser Informationen gibt. Natürlich sichern wir einen Teil dieser Informationen unseres Gehirns, indem wir sie aufschreiben. Die Möglichkeit, zumindest Teile unseres Denkens auf ein Medium zu übertragen, das dauerhafter ist als unsere physische Existenz, bedeutete einen enormen Fortschritt – doch der größte Teil der Daten in unserem Gehirn ist nach wie vor gefährdet.

Hirnsimulationen

Ein Ansatz für den Bau eines digitalen Gehirns ist es, das biologische exakt zu simulieren. So plant zum Beispiel der Harvard-Doktorand David Dalrymple (geboren 1991) die Simulation des Gehirns eines Nematoden (Fadenwurms).[2] Dalrymple wählte den Fadenwurm, weil er ein relativ einfaches Nervensystem besitzt, das aus etwa 300 Neuronen besteht und das er hinab bis auf die äußerst kleinteilige Molekularebene simulieren will. Überdies wird er in einer Computersimulation den Körper und den natürlichen Lebensraum eines Fadenwurms nachbilden, damit sein virtueller Fadenwurm nach (virtueller) Beute jagen und andere Dinge tun kann, die Fadenwürmer tun. Wahrscheinlich wird dies, so Dalrymple, der erste vollständige Hirn-Upload von einem biologischen zu einem virtuellen Tier sein, das in einer virtuellen Welt lebt. Es ist eine offene Diskussion, ob sowohl sein simulierter Fadenwurm als auch dessen biologischer Artgenosse so etwas wie Bewusstsein besitzen – obgleich sie in ihrem Bemühen um Nahrung, der Verdauung der Nahrung, der Abwehr von Fressfeinden und der Vermehrung Erfahrungen haben, deren sie sich bewusst sind.

Am anderen Ende des Spektrums findet man Henry Markrams Blue Brain Project. Anvisiert ist die Simulation des menschlichen Gehirns, einschließlich des gesamten Neokortex ebenso wie einzelner Regionen des Althirns, nämlich des Hippocampus, der Amygdala und des Kleinhirns. Die geplanten Simulationen umfassen verschiedene Detailstufen, bis hin zu einer vollen Rekonstruktion auf molekularer Ebene. Wie in Kapitel 4 beschrieben, hat Markram ein Schlüsselmodul, bestehend aus mehreren Dutzend Neuronen, entdeckt, das sich im Neokortex immer und immer wieder aufs Neue wiederholt, und nachgewiesen, dass Lernprozesse in diesen Modulen und nicht in einzelnen Neuronen stattfinden.

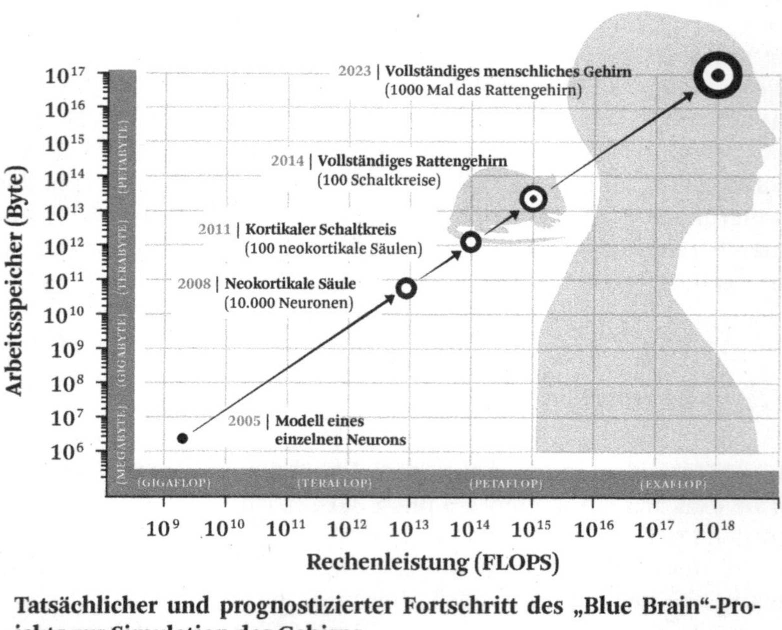

Tatsächlicher und prognostizierter Fortschritt des „Blue Brain"-Projekts zur Simulation des Gehirns.

Markrams Fortschritte gingen mit exponentieller Geschwindigkeit voran. 2005, zu Beginn des Projektes, simulierte er ein einzelnes Neuron. 2008 war sein Team bereits soweit, eine ganze neokortikale Säule aus dem Gehirn einer Ratte zu simulieren, die aus 10.000 einzelnen Neuronen besteht. 2011 gelang dies sogar mit 100 solcher Säulen, insgesamt einer Million Zellen, was Markram als „mesocircuit" bezeichnet. Umstritten sind Markrams Ergebnisse allerdings hinsichtlich der Frage, wie sich feststellen lässt, ob seine Simulationen korrekt sind. Für einen solchen Nachweis werden die Simulationen eine Weise des Lernens an den Tag legen müssen, wie ich sie im Folgenden beschreibe.

Markram will bis 2014 ein komplettes Rattengehirn, bestehend aus 100 Mesocircuits, simulieren. Das sind insgesamt 100 Millionen Neuronen und etwa eine Billion Synapsen. 2009 sagte er in einem Gespräch während einer TED-Konferenz in Oxford: „Es ist nicht unmöglich, ein menschliches Gehirn zu bauen – wir werden in zehn Jahren dazu in der Lage sein."[3] Sein aktueller Zeitplan sieht für eine vollständige Hirnsimulation allerdings das Jahr 2023 vor.[4]

Markram und sein Team gründen ihr Modell auf detaillierte anatomische und elektrochemische Analysen echter Neuronen. Mithilfe einer automatischen Vorrichtung, einem sogenannten „Patch-Clamp Robot", messen sie, welche spezifischen Ionenkanäle, Neurotransmitter und Enzyme für die elektrochemische Aktivität eines jeden Neurons verantwortlich sind. Ihr automatisiertes System leistete innerhalb von sechs Monaten eine Arbeit, die Markram zufolge ansonsten 30 Jahre gedauert hätte. Aus diesen Analysen leiteten sie „Lego memory"-Einheiten ab, die die elementaren Funktionseinheiten des Neokortex abgeben.

Bedeutende Beiträge zur robotisierten Patch-Clamp-Technik machten MIT-Neurowissenschaftler Ed Boyden, Craig Forest, Professor für Maschinenbau an der Georgia Tech, und sein Student Suhasa Kodandaramaiah. Sie stellten ein automatisiertes System vor, das in der Lage ist, Nervengewebe aus geringer Entfernung mit der Genauigkeit von einem Mikrometer zu scannen, ohne dabei die empfindlichen Membrane der Neuronen zu beschädigen. „Das ist etwas, was ein Roboter, aber kein Menschen tun kann", merkte Boyden an.

Kehren wir zu Markrams Simulation zurück: Nachdem er erfolgreich eine neokortikale Säule simuliert hatte, wurde er mit dem Satz zitiert: „Jetzt müssen wir das nur noch in größerem Maßstab machen." Sicherlich ist die Größenordnung ein wichtiger Faktor, aber es gibt noch eine andere entscheidende Hürde: das Lernen. Wenn das Blue Brain Project-Gehirn „sprechen, Intelligenz besitzen und sich ähnlich wie ein Mensch verhalten" soll, wie Markram 2009 in einem Interview für die BBC sein Ziel beschrieb, dann wird dieser simulierte Neokortex ausreichend Inhalt benötigen, um diese Aufgaben zu bewältigen.[6] Wer schon einmal versucht hat, sich mit einem Neugeborenen zu unterhalten, kann bestätigen, dass ein Kind sehr viel zu lernen hat, bevor das funktionieren kann.

Es gibt zwei ganz offenkundige Wege, wie sich dies in einem Projekt wie dem Blue Brain Project erreichen lässt. Einer wäre, das Gehirn diese Inhalte lernen zu lassen, wie es auch ein menschliches Gehirn tun würde. Wie ein Neugeborenes könnte dieses künstliche Gehirn von der gewissermaßen angeborenen Fähigkeit zum systematischen Wissenserwerb und gewissen Transformationen ausgehen, die in dessen sensorischen Vorverarbeitungsregionen vorprogrammiert sind. Aber das Lernen – das normalerweise in der Interaktion zwischen einem biologischen Kleinkind und einer wirklichen menschlichen Person stattfindet, die zu einem Gespräch in der Lage ist – müsste auf eine vergleichbare Weise auch beim nichtbiologischen Lernen vor sich gehen. Das Problem mit diesem Ansatz ist nun, dass eine so detaillierte Hirnsimulation, wie beim Blue Brain Project geplant, erwartungsgemäß erst in den frühen 2020ern in Echtzeit wird ablaufen können. Und selbst in Echtzeit wäre diese Simulation noch zu langsam, es sei denn die Forscher wollen noch zehn bis zwanzig Jahre warten, bis das Programm einem erwachsenen Menschen intellektuell ebenbürtig ist – selbst wenn man be-

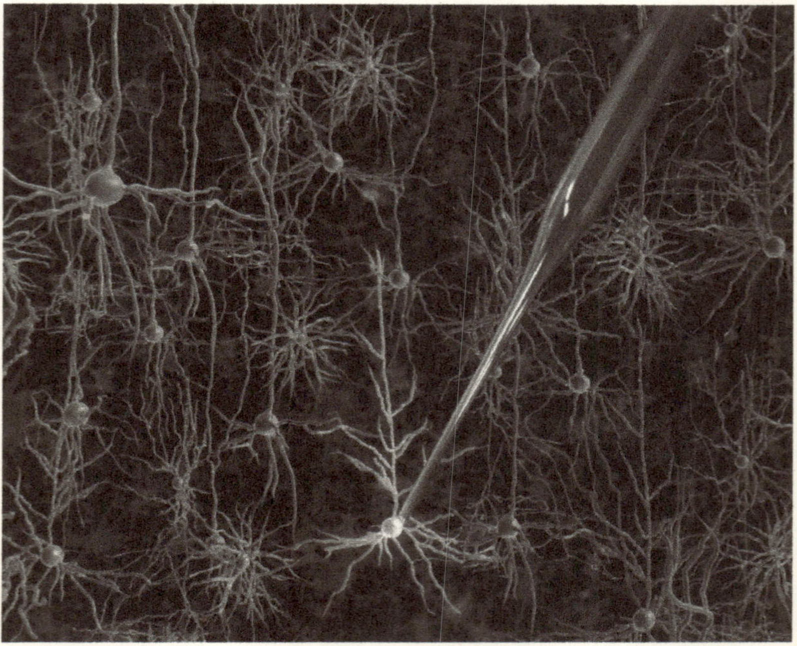

Die Spitze des vom MIT und der Georgia Tech entwickelten Patch-Clamp-Roboters beim Scannen von Nervengewebe.

rücksichtigt, dass die Rechengeschwindigkeit von Computern konstant zunimmt, da Computer sich ja auch weiterhin hinsichtlich ihres Preis-Leistungs-Verhältnisses verbessern werden.

Der andere Ansatz wäre, ein oder mehrere biologische menschliche Gehirne zu nehmen, die bereits ausreichend Wissen besitzen, um sich in einer bedeutungsvollen Sprache auszutauschen und sich auch sonst auf eine erwachsene Weise verhalten zu können, und ihre neokortikalen Muster auf ein simuliertes Gehirn zu übertragen. Die große Schwierigkeit dieser Methode besteht darin, dass sie eine Scanmethode erfordert, die nicht invasiv oder zerstörerisch ist, eine hinreichende zeitliche und räumliche Auflösung liefert und mit einer ausreichend hohen Geschwindigkeit arbeitet, um ihre Aufgaben rasch und vollständig auszuführen. Ich würde eine solche Technologie allerdings nicht vor den 2040er Jahren erwarten. (Die Rechenleistung, um ein Gehirn mit einer solchen Präzision zu simulieren – eine Leistung von schätzungsweise 10^{19} Rechenoperationen pro Sekunde – wird nach meinen Prognosen schon in den 2020er Jahren in Supercomputern zur Verfügung stehen. Länger wird es aber dauern, bis eine entsprechende Scantechnologie entwickelt ist, die nicht zerstörerisch wirkt.)

Es gibt allerdings noch einen dritten Ansatz, und ich glaube, dass Simulationsprojekte wie Blue Brain diesen Weg einschlagen müssten. Man kann molekulare Modelle vereinfachen, indem man funktionelle Äquivalente konstruiert. Diese Äquivalente sollten verschiedene Grade der Spezifizität besitzen, angefangen bei meiner eigenen funktionalen algorithmischen Methode – die ich bereits in diesem Buch beschrieben habe – bis hin zu Simulationen, die der molekularen Ebene nahe kommen. Dabei kann die Lerngeschwindigkeit um den Faktor hundert oder tausend erhöht werden, ganz nach dem Grad der zugrundeliegenden Vereinfachung. So kann ein Lernprogramm für das simulierte Gehirn entworfen werden, das dieses (unter Verwendung des Funktionsmodells) relativ schnell lernen kann. Schließlich kann die vollständige molekulare Simulation das vereinfachte Funktionsmodell ersetzen, und dabei trotzdem noch auf die bereits angesammelten Lerninhalte zurückgreifen. Lernen mit dem vollständigen molekularen Modell kann man dann mit einer viel geringeren Geschwindigkeit simulieren.

Der amerikanische Computerwissenschaftler Dharmendra Modha hat gemeinsam mit seinen Kollegen von IBM eine Simulation auf Zellebene für einen Teil des menschlichen visuellen Neokortex erstellt, die 1.6 Milliarden virtuelle Neuronen und 9 Billionen Synapsen umfasst, was in etwa dem Neokortex einer Katze gleichkommt. Sie läuft hundertmal langsamer als in Echtzeit, wenn man einen IBM BlueGene/P Supercomputer mit 147.456 Prozessoren verwendet. Ihre Arbeit wurde mit dem Gordon Bell Prize der Association for Computing Machinery ausgezeichnet.

Das Ziel von Hirnsimulationsprogrammen wie Blue Brain und Neokortexsimulationen wie denen von Modha ist es im Besonderen, ein Funktionsmodell zu verfeinern und zu bestätigen. Künstliche Intelligenz auf menschlichem Niveau wird vom Prinzip her die Art eines funktionalen algorithmischen Modells verwenden, wie ich es in diesem Buch diskutiere. Molekulare Simulationen werden uns helfen, dieses Modell weiter zu perfektionieren und vollständig zu verstehen, welche Details dabei wichtig sind. Als ich in den 1980er und 1990er Jahren Spracherkennungstechnologien entwickelt habe, konnten wir unsere Algorithmen anpassen, sobald wir die tatsächlichen Transformationen durch den Hörnerv und den primären auditorischen Kortex verstanden. Selbst wenn unser Funktionsmodell perfekt wäre, so könnte uns das Verständnis, wie es tatsächlich in unserem Gehirn implementiert ist, doch wichtiges Wissen über menschliche Funktionen und Dysfunktionen liefern.

Wir werden detaillierte Informationen über echte Gehirne brauchen, bevor wir biobasierte Simulationen herstellen können. Markrams Team erhebt derzeit seine eigenen Daten. Es gibt aber auch mehrere großangelegte Projekte, um solche Daten zu sammeln und sie Wissenschaftlern allgemein zugänglich zu machen. So hat beispielsweise das Cold Spring Harbor Laboratory in New York 500 TB an Daten durch das Scannen eines Säugetiergehirns (einer Maus) zusammengetragen und diese im Juni 2012 zur freien Verfügung gestellt. Ihr Projekt ermöglicht es dem Nutzer, ein Gehirn auf ganz ähnliche Weise zu erforschen wie die Oberfläche unseres Planeten mit Google Earth. Man kann sich hier im gesamten Gehirn bewegen und durch Vergrößerungen einzelne Neuronen und ihre Verbindungen ansehen. Und man kann sich auch eine einzelne Verbindung heraussuchen und ihren Weg durch das Gehirn verfolgen.

Für das Human Connectome Project haben sich 16 Sektionen der National Institutes of Health zusammengefunden und gemeinsam 38.5 Millionen Dollar Projektmittel eingeworben.[7] Unter der Führung der Washington University in St. Louis, der University of Minnesota, der Harvard University, des Massachusetts General Hospitals und der University of California in Los Angeles soll im Rahmen dieses Projektes eine dreidimensionale Karte der Verbindungen des menschlichen Gehirns erstellt werden. Dabei kommt eine Reihe nichtinvasiver Scanmethoden zur Anwendung, unter anderem eine neue Form der Magnetresonanztomographie, die Magnetoenzephalographie (hierbei werden die Magnetfelder gemessen, die durch die elektrische Aktivität im Gehirn entstehen) und die Diffusions-Traktographie (eine Methode, um die Bahnen der Nervenbündel im Gehirn nachzuverfolgen). Wie ich in Kapitel 10 zeigen werde, verbessert sich die räumliche Auflösung nichtinvasiver

Hirnscans exponentiell. Die Forschungsarbeit von Van J. Wedeen und seinen Kollegen am Massachusetts General Hospital, die eine hochgradig regelmäßige gitterartige Struktur der Vernetzung im Neokortex zeigt und die ich bereits im 4. Kapitel beschrieben habe, ist ein erstes Ergebnis dieses Projekts.

Anders Sandberg (geboren 1972), Forscher für Computational Neuroscience in Oxford, und der schwedische Philosoph Nick Bostrom (geboren 1973) schrieben gemeinsam das umfangreiche *Whole Brain Emulation: A Roadmap*, in dem die Voraussetzungen für eine Simulation von menschlichen (und anderen) Gehirnen in unterschiedlichen Stufen der Spezifizität – von hochstufigen Funktionsmodellen bis hin zur Simulation von Molekülen – aufgeschlüsselt werden.[8] Der Bericht legt zwar keinen Zeitplan vor, beschreibt aber die erforderlichen Bedingungen hinsichtlich Hirnscans, Modellierung, Speicherplatz und Rechengrundlagen, um verschiedene Arten von Gehirnen mit unterschiedlicher Präzision zu simulieren. Der Report verspricht fortwährenden exponentiellen Fortschritt in all diesen Gebieten und hält dafür, dass die Erfordernisse für die Simulation eines menschlichen Gehirns mit hoher Präzision in Kürze erfüllt werden.

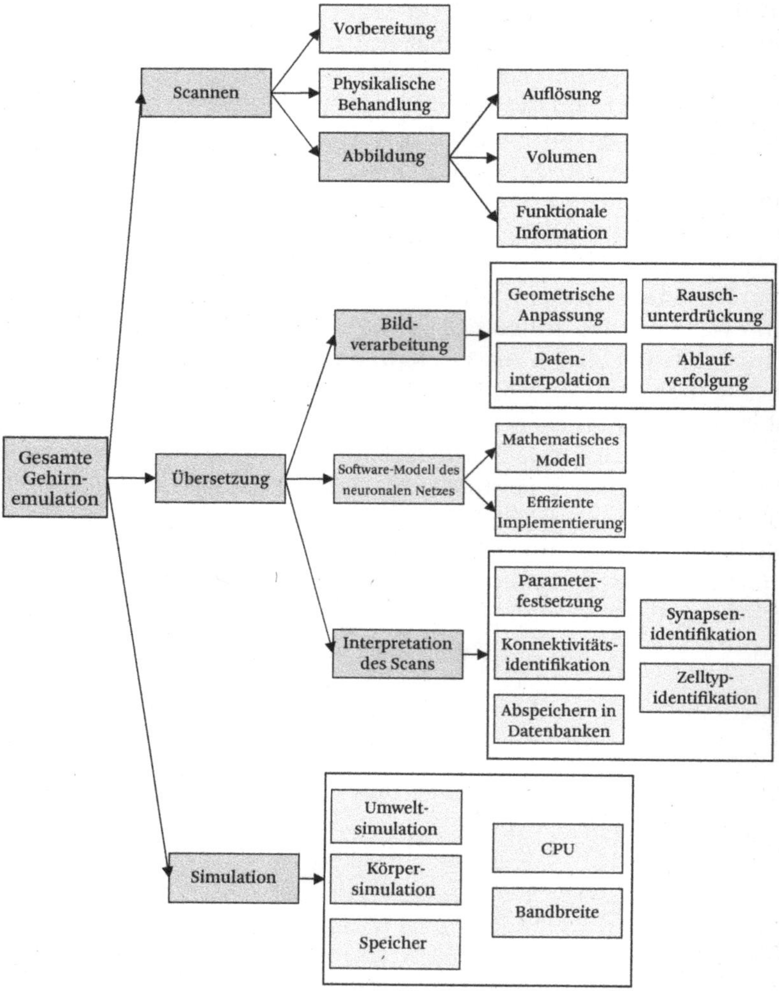

Skizze der für eine Emulation des gesamten Gehirns erforderlichen technologischen Voraussetzungen, in: Anders Sandberg und Nick Bostrom: *Whole Brain Emulation: A Roadmap*.

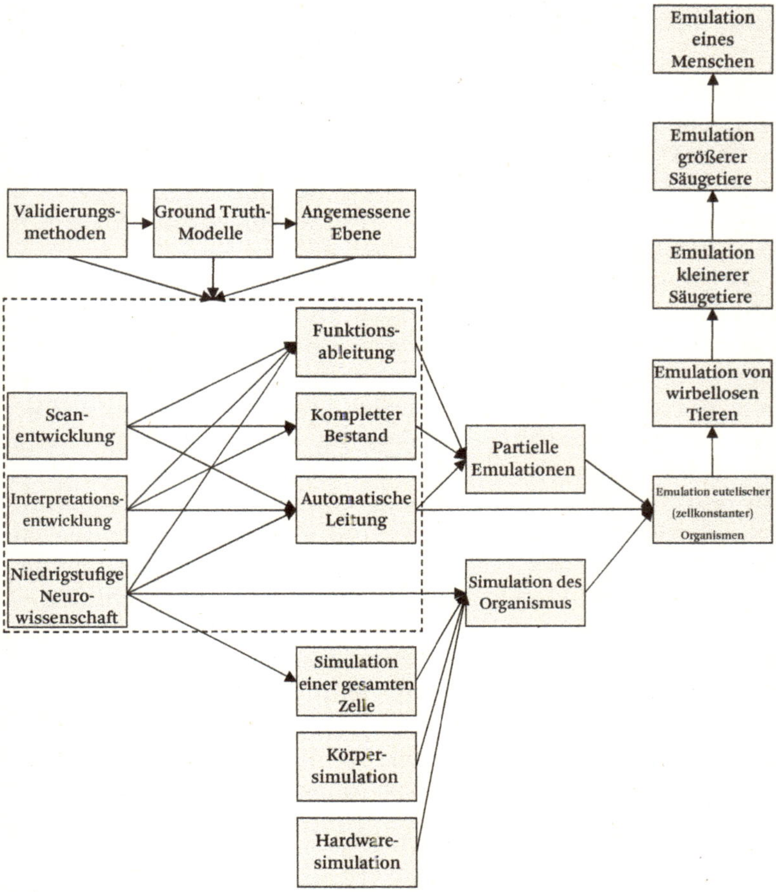

Skizze aus: Anders Sandberg und Nick Bostrom: *Whole Brain Emulation: A Roadmap.*

Neuronale Netze

1964, ich war gerade 16, schrieb ich an Frank Rosenblatt (1928–1971), einen Professor der Cornell University, um ihm einige Fragen zu einer Maschine – dem Mark 1 Perceptron – zu stellen. Er hatte sie vier Jahre zuvor gebaut, und man sagte ihr nach, hirnähnliche Eigenschaften zu besitzen. Er lud mich daraufhin ein, ihn zu besuchen und die Maschine auszuprobieren.

Der Perceptron war aus etwas zusammengesetzt, von dem er behauptete, es wären elektronische Modelle von Neuronen. Die Inputmöglichkeit bestand aus Werten für zwei Dimensionen. Für Sprache bildete die Frequenz die eine Dimension, Zeit die andere. Jeder Wert stand somit für die Intensität einer Frequenz zu einem bestimmten Zeitpunkt. Bei Bildern war jeder Punkt der Pixel eines zweidimensionalen Bilds. Jeder Punkt eines gegebenen Inputs wurde willkürlich mit den Inputs der ersten Schicht simulierter Neuronen verknüpft. Jede Verbindung hatte eine zugehörige synaptische Stärke, die ihre Wichtigkeit repräsentierte und der anfänglich ein zufälliger Wert gegeben wurde. Jedes Neuron addierte die Signale, die durch es hindurchgingen. Sobald diese kombinierten Signale eine bestimmte Schwelle überstiegen, feuerte das Neuron und sandte seinerseits ein Signal an seine ausgehende Verbindung aus. Wenn die ankommenden Signale die Schwelle hingegen nicht überschritten, feuerte das Neuron nicht und sein Output war gleich null. Der Output jedes Neurons wurde wahllos mit dem Input der Neuronen der nächsten Schicht verknüpft. Der Mark 1 Perceptron

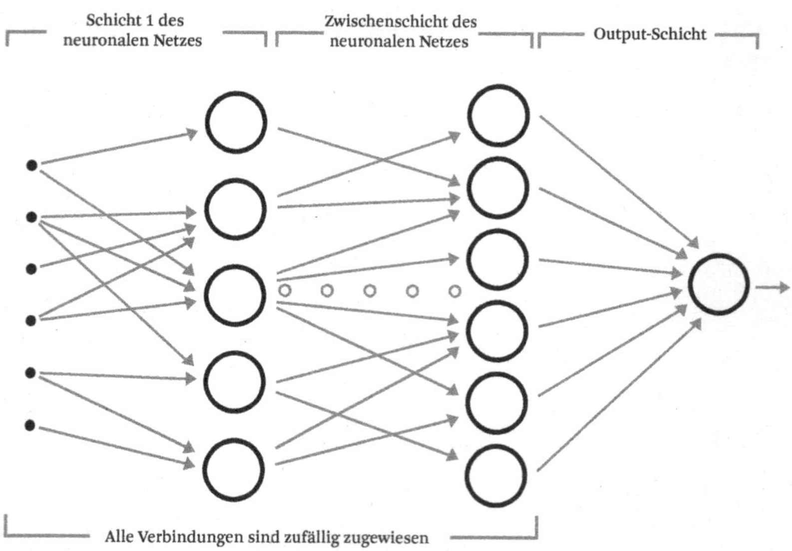

besaß drei Schichten, die in verschiedenen Konfigurationen angeordnet werden konnten. Beispielsweise konnte eine Schicht mit einer früheren rückgekoppelt sein. Die letztliche Antwort des Systems in der obersten Schicht wurde aus dem Output einer oder mehrerer, ebenfalls zufällig ausgewählter Neuronen, generiert. (Für eine algorithmische Beschreibung neuronaler Netze, siehe diese Endnote.)[9]

Da sowohl der Vernetzung des neuronalen Netzes als auch den synaptischen Gewichten zunächst willkürliche Werte zugeordnet werden, sind die Antworten eines derart „untrainierten" Netzes ebenfalls zufällig. Ein solches neuronales Netz muss daher – ganz wie das Säugetiergehirn, dem es nachgebildet ist – seinen Inhalt erst erwerben. Ein neuronales Netz ist zu Beginn vollkommen unwissend. Sein Lehrer – sei es ein Mensch, ein Computerprogramm oder vielleicht auch ein anderes, ausgereifteres neuronales Netz, das seine Lektion bereits gelernt hat – belohnt das lernende Netz bei jeder richtigen Antwort und bestraft jede falsche. Im Gegenzug nutzt das lernende Netz dieses Feedback, um seinerseits die Stärke der interneuronalen Verbindungen zu regulieren: Verbindungen, die mit der richtigen Antwort im Einklang stehen, werden gestärkt, solche, die zu einer falschen Antwort führen, geschwächt.

Mit der Zeit organisiert sich das neuronale Netz in einer Weise, dass es richtige Antworten auch ohne Anleitung geben kann. Experimente haben gezeigt, dass sich neuronale Netze ihren jeweiligen „Unterrichtsstoff" sogar trotz unzuverlässiger Lehrer aneignen können. Selbst wenn der Lehrer in nur 60 % der Fälle richtig liegt, kann das neuronale Netz trotzdem seine Lernaufgaben mit einer Trefferquote von fast 100 % meistern.

Allerdings wurde rasch klar, wie begrenzt das Material war, das der Perceptron erlernen konnte. Als ich 1964 Professor Rosenblatt besuchte, nahm ich einige kleinere Modifikationen beim Input vor. Das System war für die Erkennung gedruckter Buchstaben eingerichtet, was ihm auch recht zuverlässig gelang. Auch bei der „Autoassoziation" (damit meine ich, dass es Buchstaben selbst dann erkennen konnte, wenn ich Teile davon abdeckte) waren die Ergebnisse gut, während es beim Umgang mit Invarianzen (d. h. dem Generalisieren in Größe und Schriftart, was das Programm verwirrte) deutlich schlechter abschnitt.

In der zweiten Hälfte der 1960er Jahre wurden diese neuronalen Netze unglaublich populär und der „Konnektionismus" dominierte mindestens die Hälfte der Forschung zur künstlichen Intelligenz. Dagegen bestand der eher traditionelle Zugang zur KI in konkreten Versuchen, Lösungen für spezielle Probleme zu programmieren, etwa für die Erkennung invarianter Eigenschaften von gedruckten Buchstaben.

Eine weitere Person, die ich 1964 besuchte, war Marvin Minsky (geboren 1927), einer der Begründer der KI-Forschung. Obwohl er selbst in den 1950er Jahren einige Pionierarbeit zu neuronalen Netzen geleistet hatte, zeigte er sich gegenüber der Flut des Interesses zurückhaltend. Ein Großteil des Reizes der neuronalen Netze rührte von der Annahme, dass sie keine Programmierung bräuchten; sie würden sich Lösungen für Probleme einfach selbst beibringen. Als ich 1965 mein Studium am MIT begann, wurde Professor Minsky mein Mentor, und ich teilte mit ihm die Skepsis gegenüber dem „Konnektionismus"-Hype.

1969 brachten die beiden Mitbegründer des MIT Artificial Intelligence Laboratory, Minsky und Seymour Papert (geboren 1928), ein Buch mit dem Titel *Perceptrons* heraus, das ein einziges Kerntheorem präsentierte: ein Perceptron ist prinzipiell nicht in der Lage festzustellen, ob ein Bild zusammenhängend ist oder nicht. Das Buch löste einen Sturm der Entrüstung aus. Denn zu erkennen, ob ein Bild zusammenhängend ist oder nicht, ist für einen Menschen eine eher triviale Aufgabe, und es ist auch kein besonders schwieriges Unterfangen, einen Computer so zu programmieren, dass er diese Unterscheidung treffen kann. Viele sahen in der (vermeintlichen) Tatsache, dass ein Perceptron dazu nicht in der Lage sei, eine verhängnisvolle Schwäche.

Allerdings wurde in *Perceptrons* viel mehr hineingelesen, als es eigentlich beinhaltete. Minskys und Paperts Theorem beschränkte sich lediglich auf eine bestimmte Art von neuronalen Netzen, nämlich auf sogenannte „Feedforward Neural Nets" (eine Kategorie, die Rosenblatts Perceptron einschließt). Solcherart Begrenzungen kommen hingegen bei anderen Arten von neuronalen Netzen nicht vor. Nichtsdestotrotz war das Buch der Grund dafür, dass in den 1970er Jahren nahezu alle finanzielle Förderung für Forschung an neuronalen Netzen eingestellt wurde. Das Forschungsfeld erlebte in den 1980er Jahren ein Comeback mit, wie es hieß, realistischeren Modellen biologischer Neuronen, die nicht den Beschränkungen des Minsky-Papert-Theorems unterlagen. Die Fähigkeit des Neokortex, das Problem der Invarianz zu lösen – dieser Schlüssel zu seiner Leistungsfähigkeit –, fand nichtsdestotrotz auch in der wieder auflebenden Forschung zum Konnektionismus keine hinreichende Erklärung.

Zwei Abbildungen vom Cover des Buches *Perceptrons* von Marvin Minsky und Seymour Papert. Die obere Abbildung ist nicht zusammenhängend (d. h. die dunklen Flächen hängen nicht zusammen); wohingegen die untere Abbildung zusammenhängend ist. Ein Mensch kann dies ebenso leicht erkennen wie ein einfaches Softwareprogramm. Ein Feedforward-Perceptron wie etwa Frank Rosenblatts Mark 1 Perceptron kann diese Feststellung nicht treffen.

Sparse Coding: Vektorquantisierung

In den frühen 1980er Jahren begann ich mit einem Projekt, das sich einem weiteren klassischen Problem der Mustererkennung widmete: dem Verständnis menschlicher Sprache. Zunächst nutzten wir traditionelle Ansätze der KI und programmierten direkt Expertenwissen über die elementarsten Einheiten der Sprache – die Phoneme. Dies kombinierten wir mit den von der Linguistik bereitgestellten Regeln darüber, wie Menschen Phoneme für die Bildung von Worten und Ausdrücken aneinanderreihen. Jedes Phonem hat ein unterscheidbares Frequenzmuster. Beispielsweise wussten wir, dass Vokale wie „e" und „ah" sich durch bestimmte sog. „Formanten", resonante Frequenzen, auszeichnen. Jedes Phonem setzt sich aus einem bestimmten Verhältnis solcher Formanten zusammen. Zischlaute wie „s" oder „z" bestehen aus einem Geräuschausstoß, der viele Frequenzen übergreift.

Wir zeichneten die Sprache zunächst in ihrem Schwingungsverlauf auf und wandelten diesen dann in eine Vielzahl von Frequenzbändern um (wahrgenommen als Tonhöhen), wobei wir eine Reihe von Frequenzfiltern verwendeten. Das Ergebnis dieser Transformation konnte schließlich in einem Spektrogramm sichtbar gemacht werden (siehe die Abbildung auf der folgenden Seite).

Die Filterbank imitiert die menschliche Hörschnecke (Cochlea) in ihrem ersten Schritt der biologischen Geräuschverarbeitung. Von der Unterscheidung verschiedener Frequenzmuster ausgehend identifiziert die Software zuerst Phoneme und aufbauend auf charakteristischen Lautabfolgen schließlich Worte.

Das Ergebnis war nur ein partieller Erfolg. Wir konnten unserem Gerät beibringen, die Muster bei einer bestimmten Person zu erkennen, die ein mittelgroßes Vokabular benutzte, vielleicht ein paar tausend Worte. Als wir versuchten Zehntausende von Worte zu erkennen, mehrere Sprecher zu unterscheiden und auch zusammenhängende Rede zuzulassen (also Rede, bei der es keine Pause zwischen den einzelnen Worten gibt), tauchte das Problem der Invarianz wieder auf. Verschiedene Leute sprachen den gleichen Laut unterschiedlich aus – beispielsweise kann das „e" einer Person ähnlich klingen wie das „ah" einer anderen. Selbst die Artikulation der Phoneme durch ein und dieselbe Person war nicht immer einheitlich. Das Muster eines Phonems wurde oftmals durch benachbarte Phoneme beeinflusst und viele Laute wurden auch ganz ausgelassen. Die Aussprache von Worten (also wie Laute aneinandergereiht werden, um Worte zu formen) war ebenfalls hochgradig variabel und kontextabhängig. Die linguistischen Regeln, die wir programmiert hatten, brachen zusammen und konnten mit der extremen

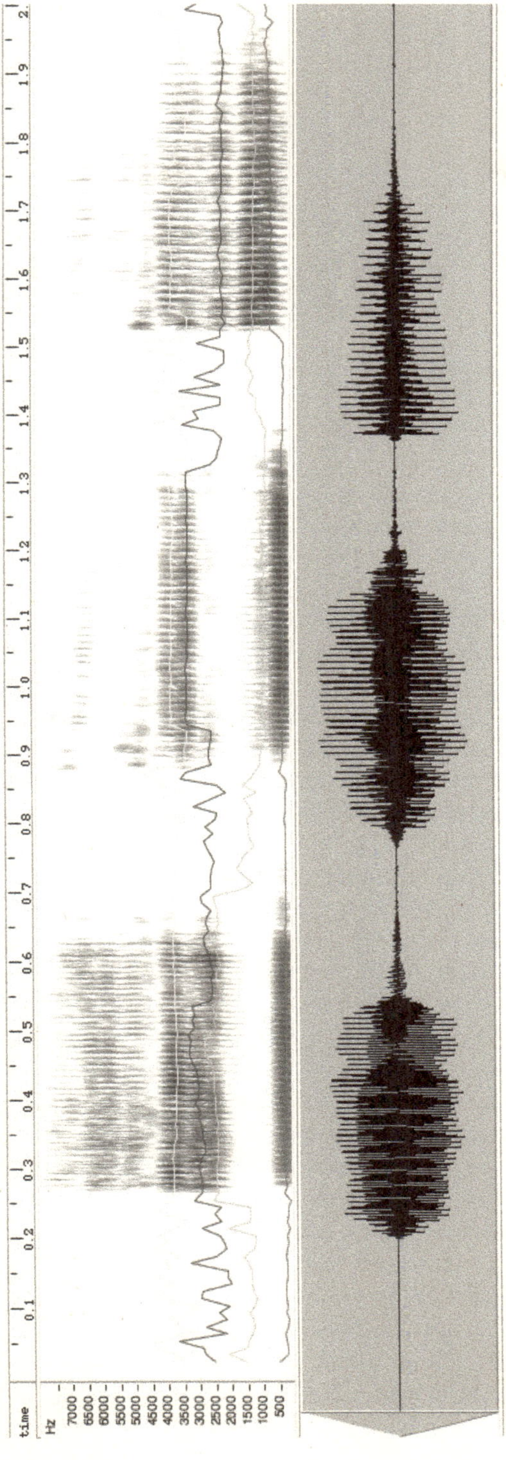

Spektrogramm von drei Vokalen. Von links nach rechts: [i] wie in „appreciate“, [u] wie in „acoustic“ und [a] wie in „ah“. Die Y-Achse steht für die Frequenz des Tons. Je dunkler das Band ist, umso mehr akustische Energie besteht bei der gegebenen Frequenz.

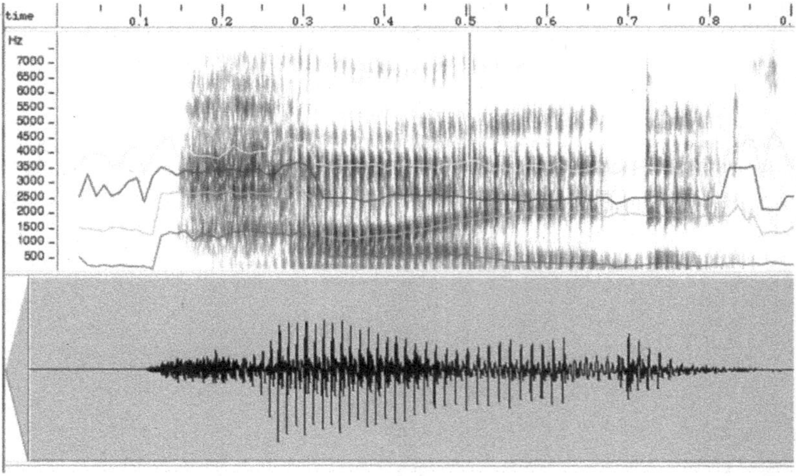

Das Spektrogramm einer Person beim Sprechen des Wortes „hide". Die horizontalen Linien zeigen die Formanten, d. h. verstärkte Frequenzen mit besonders hoher Energie.[10]

Variabilität gesprochener Sprache nicht mithalten.

Damals verstand ich, dass das Prinzip, nach dem der Mensch Muster und Konzepte erkennt, auf Hierarchien basieren muss. Das ist bei Sprache, die aus einer komplizierten Hierarchie von Strukturen besteht, eigentlich selbstverständlich. Aber was liegt diesen Strukturen zugrunde? Das war die erste Frage, der ich mich zuwandte, als ich nach Wegen suchte, die Erkennung normaler menschlicher Sprache zu automatisieren.

Geräusche treten als Vibrationen der Luft ins Ohr und werden von etwa 3.000 feinen Haarzellen in der Hörschnecke in viele Frequenzbänder umgewandelt. Jede Haarzelle ist auf eine bestimmte Frequenz abgestimmt (denken Sie daran, dass wir Frequenzen als Töne wahrnehmen) und wirkt als Frequenzfilter, der ein Signal abgibt, wann immer ein Geräusch aus oder nahe seines Frequenzbereichs auftritt. Wenn Geräusche die Hörschnecke verlassen, werden sie demnach durch annähernd 3.000 unabhängige Signale verkörpert, von denen jedes die zeitabhängig unterschiedliche Intensität eines schmalen Frequenzbereichs abbildet (allerdings mit großen Überschneidungen zwischen diesen Bereichen).

Auch wenn offensichtlich war, dass das Gehirn auf vielen Parallelstrukturen basierte, schien es mir völlig unmöglich zu sein, dass es eine Musterzuordnung auf der Grundlage von 3.000 Geräuschsignalen vornahm. Ich hatte Zweifel, dass die Evolution wirklich so ineffizient sein konnte. Wir wissen heute, dass tatsächlich eine umfassende Datenreduktion im Hörnerv stattfindet, bevor Geräusche überhaupt je den Neokortex erreichen.

Bei unserer softwarebasierten Spracherkennung benutzten wir ebenfalls Filter, die einen Teil der Software darstellten – sechzehn, um genau zu sein (wir erhöhten die Anzahl später auf zweiunddreißig, fanden aber heraus, dass eine weitere Steigerung kaum Sinn macht). In unserem System wurde jeder Zeitpunkt folglich durch sechzehn Zahlen dargestellt. Diese sechzehn Datenströme mussten wir in einem bündeln und gleichzeitig die Merkmale, die für Spracherkennung wichtig sind, hervorheben.

Dafür benutzten wir eine mathematisch optimale Technik, die Vektorquantifizierung. Für jeden bestimmten Zeitpunkt wurden Geräusche (zumindest für ein Ohr) in unserer Software durch sechzehn verschiedene Zahlen dargestellt, also durch den Output unser sechzehn Frequenzfilter. (Im menschlichen Hörsystem wären es 3.000, stellvertretend für den Output der 3.000 Haarzellen.) In der Terminologie der Mathematik wird jede dieser Zahlenmengen (ob nun 3.000 im biologischen Beispiel oder 16 in unserer Software) als Vektor bezeichnet.

Der Einfachheit halber wollen wir einmal den Prozess der Vektorquantifizierung mit zwei Ziffern betrachten. Jeder Vektor kann als Punkt im zweidimensionalen Raum betrachtet werden.

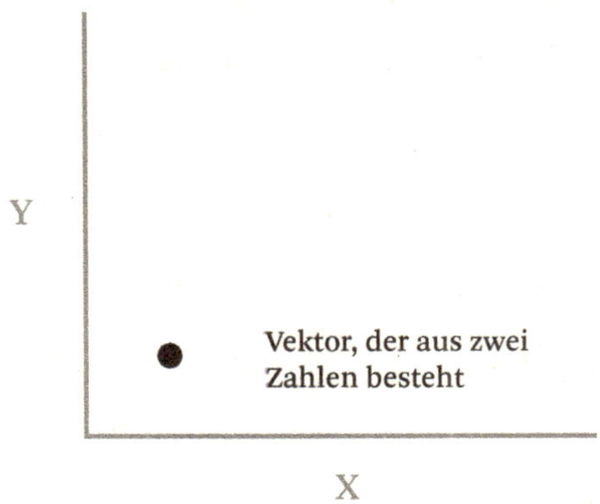

Wenn wir eine sehr große Beispielmenge solcher Vektoren haben und sie aufzeichnen, werden wir wahrscheinlich die Bildung gewisser Cluster feststellen.

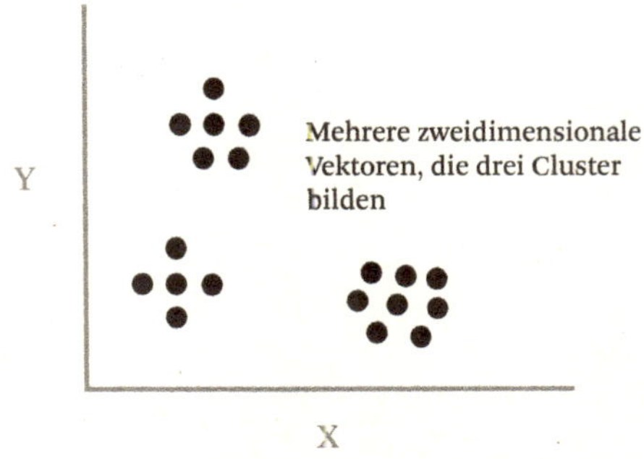

Um die einzelnen Cluster zu identifizieren, müssen wir entscheiden, wie viele davon wir zulassen wollen. In unserem Projekt ließen wir grundsätzlich 1024 verschiedene Cluster zu, damit wir sie nummerieren und jeder Anhäufung ein 10-Bit-Label zuweisen konnten (da $2^{10} = 1024$). Unser Vektorensample bildet die erwartete Vielfalt ab. Versuchsweise ordnen wir die ersten 1024 Vektoren einem einzelnen Clusterpunkt zu. Wir nehmen den 1025. Vektor und suchen den Punkt, der ihm am nächsten liegt. Wenn diese Entfernung größer ist als die kleinste Entfernung irgendeines anderen Paares dieser 1024 Punkte, betrachten wir ihn als Beginn eines neuen Clusters. Dann fassen wir die zwei (punktförmigen) Cluster, die am nächsten beieinander liegen, zu einem einzigen zusammen. Wir bleiben also bei 1024 Clustern. Nach der Verarbeitung des 1025. Vektors besteht nun eine der Anhäufungen aus mehr als nur einem Punkt. Wir verfahren auf diese Weise für alle Punkte und behalten so immer die Anzahl von 1.024 Clustern bei. Nachdem alle Punkte verarbeitet sind, bilden wir alle Cluster, die aus mehr als einem Punkt bestehen, durch ihre geometrische Mitte ab.

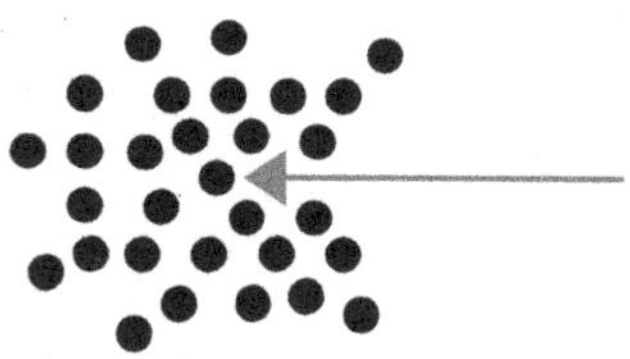

Ein Cluster aus Punkten, repräsentiert durch einen einzelnen Punkt, der den Mittelpunkt aller Punkte in einem Cluster bildet.

Dieser iterative Prozess wird solange fortgesetzt, bis wir alle Punkte durchgegangen sind. Normalerweise würden wir so Millionen von einzelnen Punkten in 1024 (2^{10}) Clustern zusammenfassen. Wir haben aber auch schon 2048 (2^{11}) oder 4096 (2^{12}) Cluster verwendet. Jedes von ihnen wird nun durch einen Vektor dargestellt, der dem geometrischen Mittelwert aller Punkte in diesem Cluster entspricht. Daher ist die Summe der Entfernungen aller Punkte in dieser Gruppe zum Mittelwert so klein als möglich.

Resultat dieses Verfahrens ist, dass wir nun nicht mehr Millionen einzelner Punkte haben, mit denen wir ursprünglich begonnen haben (ganz zu schweigen von der erheblich größeren Anzahl überhaupt denkbarer Punkte). Stattdessen haben wir die Datenmenge auf 1024 Punkte reduziert, die den gesamten Raum der Möglichkeiten optimal nutzen. Der Raum, der dabei nicht genutzt wird, wird auch keinem Cluster zugeordnet.

Wir ordnen dann jedem Cluster eine Zahl (in unserem Fall von 0 bis 1023) zu. Diese Zahl ist die reduzierte, „quantifizierte" Repräsentation jedes Clusters, weshalb man dieses Verfahren auch Vektorquantifizierung nennt. Jeder neue Inputvektor, der in Zukunft auftreten mag, wird nun von der Zahl derjenigen Gruppe symbolisiert, deren Mittelpunkt ihm am nächsten ist.

Wir können nun im Vorhinein eine Tabelle erstellen, in der die Entfernung des Mittelpunkts eines jeden Clusters zu jedem anderen Mittelpunkt verzeichnet ist. Dadurch haben wir sofort die Entfernung eines neuen Inputvektors zu jedem anderen Cluster zur Hand (den wir mittels eines quantifizierten Punktes darstellen – also mit der Zahl des Clusters, dem dieser neue Punkt am nächsten ist). Da wir solche Punkte nur noch durch die Cluster abbilden, die ihnen am nächsten sind, kennen wir damit die Entfernung des neuen Punktes zu allen anderen Punkten, die möglicherweise noch auftreten.

Bei der Beschreibung dieser Technik habe ich mich auf Vektoren beschränkt, die jeweils aus nur zwei Zahlen bestehen. Die Arbeit mit sechzehnteiligen Vektoren ist vom Prinzip her allerdings vollkommen analog zu diesem einfacheren Beispiel. Da wir Vektoren auswählten, bei denen 16 Zahlen ebenso vielen verschiedenen Frequenzbändern entsprachen, lag bei unserem System jeder Punkt in einem sechzehndimensionalen Raum. Es fällt uns zwar schwer, uns einen Raum mit mehr als drei Dimensionen vorzustellen (vielleicht vier, wenn wir noch die Zeit hinzunehmen), aber in der Mathematik gibt es solche Beschränkungen nicht.

Durch diesen Prozess haben wir vier Dinge erreicht. Wir haben erstens die Komplexität der Daten drastisch reduziert. Zweitens haben wir sechzehndimensionale Daten in eine Dimension gebracht (d. h. jedem Sample ist eine einzige Zahl zugeordnet). Drittens ist auf die verbesserte Möglichkeit des Auffindens von Invarianzen hinzuweisen, indem wir die Teile aus dem Spektrum möglicher Töne, die die meisten Informationen tragen, explizit hervorheben. Die meisten Frequenzkombinationen sind physisch unmöglich oder zumindest sehr unwahrscheinlich. Es gibt daher keinen Grund, ihnen den gleichen Raum einzuräumen wie wahrscheinlicheren Kombinationen. Diese Technik reduziert im Grunde die Daten auf gleichermaßen wahrscheinliche Möglichkeiten. Der vierte und letzte Vorteil ist schließlich, dass wir eindimensionale Mustererkennungsmechanismen verwenden können, auch wenn die ursprünglichen Daten sehr viel mehr Dimensionen umfassen. Es hat sich herausgestellt, dass dies der effizienteste Ansatz ist, vorhandene Berechnungsressourcen nutzbar zu machen.

Gedankenlesen mit Hidden-Markov-Modellen

Mit der Vektorquantifizierung kann man Daten auf eine Art vereinfachen, die Schlüsseleigenschaften besonders sichtbar macht. Aber es besteht immer noch Bedarf an einer angemessenen Darstellungsweise für die Hierarchie auftretender Invarianzen, die den neuen Informationen Sinn abgewinnt. Nachdem ich in den frühen 1980er Jahren bereits zwanzig Jahre auf dem Gebiet der Mustererkennung gearbeitet hatte, war mir klar, dass eindimensionale Darstellungen wesentlich leistungsfähiger, effizienter und zugänglicher für invariante Resultate sind. Zwar war in den frühen 1980ern kaum etwas über den Neokortex bekannt, aber aufgrund meiner Erfahrung mit einer Vielzahl von Problemen bei der Mustererkennung gelangte ich zu der Annahme, dass das Gehirn wahrscheinlich ebenfalls seine mehrdimensionalen Daten – ob diese nun vom Auge, den Ohren oder der Haut stammen– auf eine eindimensionale Darstellung reduziert, besonders dann, wenn Konzepte in der Hierarchie des Neokortex auftauchen.

So schien auch beim Problem der Spracherkennung die Anordnung der Information im Sprachsignal aus einer Hierarchie von Mustern zu bestehen, wobei jedes Muster durch eine lineare, nach vorwärts gerichtete Abfolge von Elementen abgebildet wird. Bei jedem Element eines Musters konnte es sich um ein Muster einer niedrigeren Ebene oder um eine fundamentale Inputeinheit (was im Falle der Spracherkennung einer unserer quantifizierten Vektoren wäre) handeln.

Sie werden feststellen, dass dies mit dem zuvor vorgestellten Modell des Neokortex in Einklang steht. Die Hervorbringung menschlicher Sprache erfolgt demnach durch eine Hierarchie linearer Muster im Gehirn. Wenn wir einfach diese Muster im Hirn einer sprechenden Person untersuchen könnten, wäre es leicht, ihre sprachlichen Äußerungen mit dem Muster der Gehirnaktivität abzugleichen, um anhand dieser Muster zu rekonstruieren, was die Person gerade gesagt hat. Dieser direkte Zugriff auf das Gehirn eines Sprechers fehlt uns bedauerlicherweise – die einzige Information, die wir haben, ist das, was sie tatsächlich sagt. Natürlich ist genau das der Witz bei gesprochener Sprache: der Sprecher teilt durch seine Äußerung ein Stück seines Geistes mit.

Ich fragte mich nun: Gibt es eine mathematische Technik, die es uns ermöglichen würde, aus den geäußerten Worten auf die Muster der Hirnaktivität des Sprechenden zu schließen? Sicher wäre eine einzelne Äußerung dafür nicht hinreichend, aber könnten wir nicht die Informationen, die man aus einer großen Zahl von Beispielen gewinnen könnte, dazu nutzen, um die Muster im Neokortex des

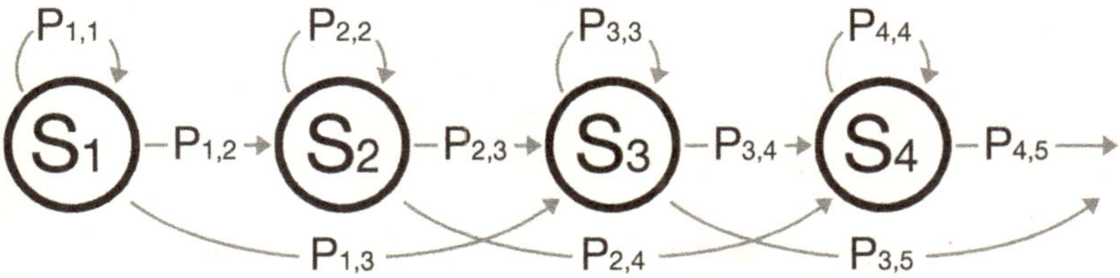

Ein einfaches Beispiel einer Schicht eines Hidden-Markov-Modells. S_1 bis S_4 stellen „versteckte" interne Zustände dar. Die $P_{i,j}$-Transitionen stehen jeweils für die Übergangswahrscheinlichkeit vom Zustand S_i zu S_j. Diese Wahrscheinlichkeiten werden vom System beim Lernen anhand von Trainingsdaten (wie auch beim tatsächlichen Einsatz) festgelegt. Eine neue Abfolge (wie etwa eine gesprochene Äußerung) wird mit diesen Wahrscheinlichkeiten abgeglichen, um die Wahrscheinlichkeit, dass dieses Modell diese Abfolge produziert hat, zu bestimmen.

Sprechers zu lesen (oder zumindest ein mathematisches Äquivalent zu finden, das uns neue Äußerungen erkennen lässt)?

Viele Menschen neigen dazu, die Macht der Mathematik zu unterschätzen. Man bedenke nur einmal, dass unsere Möglichkeit, einen Großteil menschlichen Wissens innerhalb eines Sekundenbruchteils zu durchsuchen, auf einer mathematischen Technik beruht. Beim Problem der Spracherkennung, mit dem ich mich in den frühen 1980er Jahren beschäftigte, stellte sich heraus, dass zu dessen Lösung das Hidden-Markov-Modell nahezu perfekt geeignet war. Der russische Mathematiker Andrei Andrejewitsch Markow (1856–1922) entwickelte eine Theorie hierarchischer Sequenzen von Zuständen. Dieses Modell machte sich die Möglichkeit zunutze, verschiedene Zustände in einer Kette zu durchlaufen und nach erfolgreichem Durchlauf ein Signal auf der nächsthöheren Stufe der Hierarchie auszulösen. Das klingt doch sehr bekannt.

Markows Modell beinhaltete ebenfalls die Wahrscheinlichkeiten für das tatsächliche Auftreten jedes Zustandes. Er stellte die Hypothese auf, dass es eine Situation geben könne, in welcher ein System aus einer solchen Hierarchie linearer Zustandsabfolgen besteht, man diese aber nicht unmittelbar untersuchen kann – daher der Name *Hidden*-Markov-Modell. Von der niedrigsten Hierarchiestufe gehen Signale aus – dies ist alles, was wir wahrnehmen können. Markow entwickelte eine mathematische Technik, mit der – ausgehend vom beobachteten Output – berechnet werden kann, wie hoch die Wahrscheinlichkeiten für jeden dieser Übergänge sein müssen. Die Methode wurde in der Folge (genauer: 1923) von Norbert Wiener verfeinert. Wieners Weiterentwicklung ermöglichte es darüber hinaus, die Verbindungen innerhalb des Markov-Modells zu bestimmen. In ihr wird jede Verbindung mit einer zu geringen

Wahrscheinlichkeit so behandelt, als würde sie nicht existieren. Das ist im Grunde die gleiche Art und Weise, in der auch der menschliche Neokortex solche Verbindungen zurechtstutzt: Werden sie nur selten oder nie gebraucht, werden sie als unwichtig eingestuft und schließlich abgeschnitten. Für unseren Fall bedeutet dies Folgendes: Der beobachtete Output ist das Sprachsignal des Sprechers, und die Zustandswahrscheinlichkeiten und Verbindungen des Markov-Modells konstituieren die neokortikale Hierarchie, die dieses Sprachsignal verursacht.

Ich malte mir ein System aus, in dem man Stichproben menschlicher Sprache erhebt, das Hidden-Markov-Modell für die Ableitung einer Hierarchie der Zustände und ihrer Verbindungen und Wahrscheinlichkeiten (im Grunde die Simulation eines Neokortex zur Sprachproduktion) anwendet, und dann das so gewonnene hierarchische Netzwerk von Zuständen verwendet, um neue Äußerungen zu erkennen. Um ein sprecherunabhängiges System zu erhalten, müsste man auf eine Auswahl vieler verschiedener Sprecher zurückgreifen, um das Hidden-Markov-Modell angemessen zu trainieren. Da hier ein hierarchisches Moment für die Kennzeichnung der hierarchischen Natur der Information in Sprache hinzugefügt wird, sollte man hier besser von hierarchischen Hidden-Markov-Modellen (HHMMs) sprechen.

Meine Kollegen bei Kurzweil Applied Intelligence waren eher skeptisch, dass diese Methode funktionieren könne. Denn es handelte sich um eine selbstorganisierende Methode, die an neuronale Netze erinnerte, mit denen wir bis dato wenig Erfolg gehabt hatten und die deswegen in Ungnade gefallen waren. Ich wies darauf hin, dass das Netzwerk eines neuronalen Netzes unveränderlich ist und sich nicht an wechselnden Input anpasst: Die Gewichtungen passen sich an, das Netzwerk als Ganzes nicht. Das System des Markov-Modells – korrekt umgesetzt – würde überflüssige Verbindungen aussondern und sich so im Wesentlichen der Topologie anpassen.

Ich richtete ein sogenanntes „Skunk Works"-Projekt ein (Begriff aus der Unternehmensorganisation für ein Projekt jenseits konventioneller Pfade, das kaum formale Ressourcen in Anspruch nimmt). Die Projektgruppe bestand aus mir, einem Programmierer in Teilzeit und einem Elektrotechnik-Ingenieur (den wir brauchten, um den Speicher für den Frequenzfilter zu bauen). Zur Überraschung unserer Kollegen stellte der Versuch sich als sehr erfolgreich heraus. Denn es gelang uns, Sprache, die ein großes Vokabular umfasste, mit hoher Genauigkeit zu erkennen.

Von da an stützten sich alle unsere folgenden Anstrengungen in Sachen Spracherkennung auf hierarchische Hidden-Markov-Modelle. Auch andere Unternehmen, die sich mit Spracherkennungssystemen beschäftigten, schienen – ganz unabhängig von uns – die

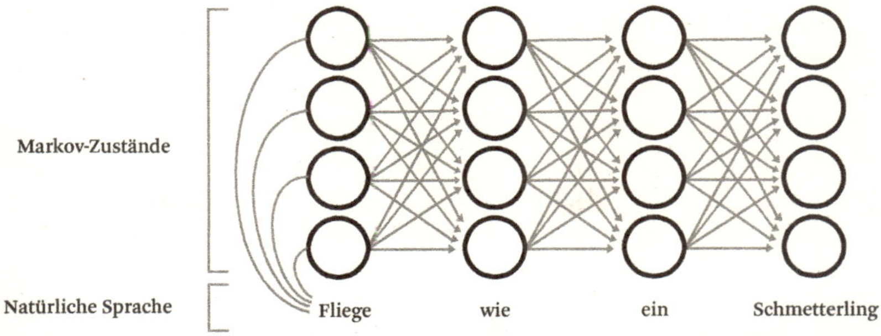

Hidden-Markov-Zustände und mögliche Übergänge für die Hervorbringung einer Abfolge von Worten in natürlicher Sprache.

Vorzüge dieser Methode erkannt zu haben. Jedenfalls liegt den meisten Arbeiten in der automatisierten Spracherkennung seit Mitte der 1980er Jahre dieser Ansatz zugrunde. Hidden-Markov-Modelle werden außerdem bei der Sprachsynthese angewendet (man bedenke, dass unsere biologische kortikale Hierarchie nicht nur dazu benutzt wird, Input zu erkennen, sondern auch um Output zu generieren, zum Beispiel in Sprache und physischer Bewegung).

HHMMs finden ebenfalls in Systemen Verwendung, die die Bedeutung von natürlichsprachlichen Sätzen verstehen können, was einen Aufstieg in der konzeptionellen Hierarchie bedeutet.

Um zu verstehen, wie ein HHMM funktioniert, wollen wir mit einem Netzwerk beginnen, das aus allen möglichen Zustandsübergangen besteht. Dafür ist die oben beschriebene Methode der Vektorquantifizierung unerlässlich; andernfalls wären schlicht zu viele mögliche Varianten zu bedenken.

Hier das Beispiel einer möglichen vereinfachten Anfangstopologie:

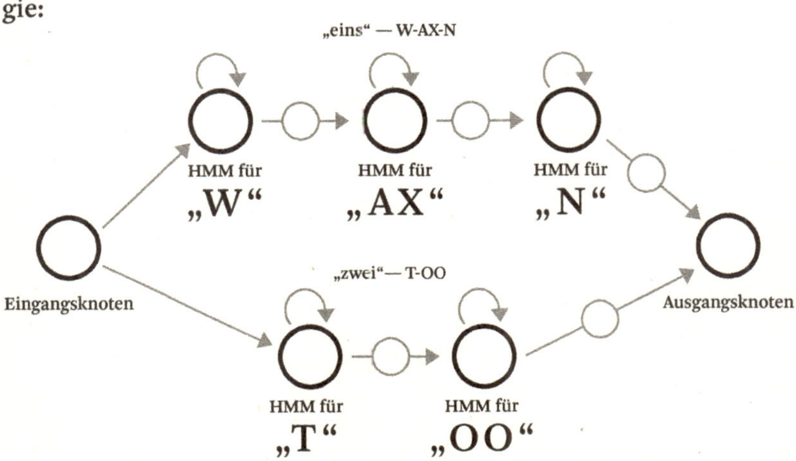

Eine einfache Topologie eines Hidden-Markov-Modells für die Erkennung von zwei gesprochenen Worten.

Beispieläußerungen werden jeweils nacheinander verarbeitet. Für jede von ihnen modifizieren wir iterativ die Wahrscheinlichkeiten der Transitionen bzw. Übergänge, um das Input-Sample, das wir gerade bearbeitet haben, besser abbilden zu können. Die Markov-Modelle, die in der Spracherkennung angewendet werden, codieren die Wahrscheinlichkeit, dass spezifische Soundmuster in jedem Phonem gefunden werden, wie die einzelnen Phoneme einander beeinflussen und die wahrscheinliche Reihenfolge der Phoneme. Das System kann ferner die Wahrscheinlichkeit von Netzwerken auf höheren Ebenen der Sprachstruktur einschließen – beispielsweise etwa die Reihenfolge von Worten, die Einbindung von Redewendungen usw. entlang immer höherer Stufen der Hierarchie der Sprache.

Während unsere früheren Spracherkennungssysteme noch genaue Regeln über Phonemstrukturen und -abfolgen enthielten, die explizit von menschlichen Linguisten codiert waren, wurde dem neuen HHMM-basierten System nicht ausdrücklich mitgeteilt, dass es im Englischen 44 verschiedene Laute gibt, die Abfolgen von Vektoren, die für jeden Laut wahrscheinlich waren, oder welche Lautfolgen eher zu erwarten waren als andere. Wir ließen das System diese „Regeln" eigenständig herausfinden, indem wir es mit Tausenden Stunden an transkribierten Daten menschlicher Sprache fütterten. Der Vorteil dieses Zugangs gegenüber von Hand codierten Regeln ist, dass die Modelle probabilistische Regeln entwickeln, die menschlichen Experten oft entgehen. Wir stellten fest, dass sich viele der Regeln, zu denen das System anhand der Daten allein gelangte, auf subtile, aber häufig sehr entscheidende Weise von denen unterschieden, die menschliche Experten aufgestellt hatten.

Sobald das Netzwerk ausreichend trainiert war, begannen wir mit dem Versuch der Spracherkennung, indem wir die verschiedenen Pfade durch das Netzwerk betrachteten und denjenigen heraussuchten, der – ausgehend von der beobachteten Abfolge der Inputvektoren – die wahrscheinlichste Variante war. In anderen Worten: Wenn wir eine Abfolge von Zuständen sahen, die wahrscheinlich für eine Äußerung verantwortlich war, schlossen wir, dass die Äußerung von genau dieser kortikalen Sequenz verursacht wurde. Unser simuliertes kortikales HHMM umfasste auch Wort-Etiketten. Daher war es in der Lage, eine Transkription für das Gehörte anzubieten.

Wir konnten dann die Ergebnisse weiterführend verbessern, indem wir das Training des Netzwerks fortsetzten, während wir es unterdessen zur Spracherkennung nutzten. Wie bereits dargestellt, gehen Spracherkennung und Lernen auch in unserem biologischen Neokortex auf jeder Ebene der Hierarchie Hand in Hand.

Evolutionäre (genetische) Algorithmen

Es gibt noch eine weitere wichtige Überlegung: Wie bestimmen wir die vielen Parameter, die das Funktionieren eines Mustererkennungssystems kontrollieren? Das betrifft sowohl die Anzahl der Vektoren, die wir bei der Vektorquantifizierung zulassen, die anfängliche räumliche Topologie der hierarchischen Zustände (bevor sie durch das Training mit dem Hidden-Markov-Modell modifiziert wird), den Schwellenwert der Erkennung auf jeder Hierarchieebene, die Parameter, die den Umgang mit den Größenparameter regeln und viele andere mehr. Natürlich können wir sie rein intuitiv festsetzen, aber die Ergebnisse wären alles andere als optimal.

Wir nennen diese Parameter „Gott-Parameter", weil sie bereits vor und unabhängig von der sich selbst organisierenden Methode zur Bestimmung der Topologie der Hidden-Markov-Modelle gesetzt werden (oder – im Falle der Biologie – bevor eine Person lernt, indem sie ebenfalls Verbindungen in ihrer kortikalen Hierarchie schafft). Diese Bezeichnung ist vielleicht nicht ganz zutreffend, wenn man davon ausgeht, dass die ursprünglichen Einzelheiten der durch die DNA bestimmten Bauweise Produkte der biologischen Evolution sind – obschon manche auch in diesem Prozess die Hand Gottes vermuten werden. (Was ich selbst zur Evolution als einem spirituellen Prozess zu sagen habe, werde ich andernorts, in Kapitel 9, diskutieren.)

Als wir vor der Aufgabe standen, diese „Gott-Parameter" für unser simuliertes hierarchisches Lern- und Erkennungssystem festzulegen, ließen wir uns wiederum vom Beispiel der Natur leiten und beschlossen, ihr in entscheidender Hinsicht zu folgen – in unserem Fall durch eine Simulation der Evolution selbst. Wir benutzten dafür sogenannte genetische oder evolutionäre Algorithmen (GAs), die u. a. sexuelle Fortpflanzung und Mutationen simulieren.

Ich gebe hier nur eine vereinfachte Erklärung der Funktionsweise dieses Verfahrens. Zunächst bestimmen wir eine Möglichkeit, denkbare Lösungen für ein vorgegebenes Problem zu codieren. Wenn es beispielsweise darum geht, die Konstruktionsparameter für einen Schaltkreis zu optimieren, definieren wir eine Liste aller Parameter (mit einer jedem Parameter spezifischen Anzahl zugewiesener Bits), die den Schaltkreis charakterisieren sollen. Diese Liste wird als der genetische Code im genetischen Algorithmus betrachtet. Danach generieren wir nach dem Zufallsprinzip Tausende oder noch mehr genetische Codes. Jeder dieser Codes – der einen Satz an Konstruktionsparametern repräsentiert – wird als Simulation eines „Lösungs"-Organismus angesehen.

Nun evaluieren wir jeden dieser simulierten Organismen in einer simulierten Umwelt mittels einer bestimmten Methode zur Auswertung jeder Parametergruppe. Diese Evaluation ist der Schlüssel für den Erfolg eines genetischen Algorithmus. In unserem Beispiel würden wir jedes durch die Parameter erzeugte Programm ausführen und es anhand passender Kriterien beurteilen (Wurde die Aufgabe erfüllt? Wie lange brauchte das Programm? usw.). Die Organismen mit einer „optimalen Lösung" (die besten Entwürfe) lässt man überleben, der Rest wird vernichtet.

Nun sorgen wir dafür, dass die Überlebenden sich vervielfältigen, bis die ursprüngliche Zahl von „Lösungsorganismen" wieder erreicht ist. Dies wird erreicht, indem wir sexuelle Fortpflanzung simulieren. Mit anderen Worten: Es werden neue Nachkommen geschaffen, wobei der genetische Code jedes dieser neuen Organismen sich aus denen der beiden Elternteile zusammensetzt. Wir unterscheiden dabei für gewöhnlich nicht zwischen männlichen und weiblichen Organismen. Denn es genügt vollkommen, die Nachkommen aus zwei zufälligen Elternteilen zu generieren – wir reden hier im Grunde also über gleichgeschlechtliche Ehe. Das mag jetzt nicht so interessant sein wie sexuelle Fortpflanzung in der wirklichen Welt, der entscheidende Punkt ist aber die Existenz zweier Eltern. Bei der Vermehrung dieser simulierten Organismen lassen wir das Auftreten von Mutationen (im Sinne von zufälligen Veränderungen) in den Chromosomen zu.

Wir haben jetzt eine Generation der simulierten Evolution definiert und wiederholen nun diese Schritte für jede folgende. Nach jeder Generation bestimmen wir, wie sehr sich die Designs verbessert haben (d. h. wir berechnen die durchschnittliche Verbesserung in der Evaluationsfunktion bei allen überlebenden Organismen). Wenn der Grad der Verbesserung, den wir in der Evaluation feststellen können, sehr gering wird, beenden wir diesen iterativen Zyklus und wählen die beste(n) Konstruktion(en) der letzten Generation aus. (Für eine algorithmische Beschreibung solcher genetischer Algorithmen siehe die folgende Endnote.)[11]

Die Grundidee eines genetischen Algorithmus ist, dass der menschliche Designer keine Lösung direkt programmiert, sondern sie aus einem iterativen Prozess des Wettbewerbs und der Verbesserung hervorgehen lässt. Die biologische Evolution geht klug, aber langsam vor. Deshalb erhöhen wir ihre Vorzüge, indem wir ihr behäbiges Tempo beträchtlich steigern. Der Computer ist schnell genug, das Auftreten vieler Generationen in einigen Stunden oder zumindest an einem Tag zu simulieren – und wir ließen unsere Rechner gelegentlich wochenlang laufen und Hunderttausende solcher Generationen simulieren. Dafür muss man allerdings diesen schrittweisen Prozess nur einmal absolvieren. Sobald die derart simulierte Evolution einmal durchlaufen wurde, kann man die evolvierten und hochgradig verfeinerten Regeln sehr rasch auf reale Probleme anwenden. Im Falle unserer Spracherkennungssysteme benutzten wir sie, um die anfängliche Topologie des Netzwerks und andere kritische Parameter zu entwickeln. Wir machten uns folglich zwei selbstorganisierende Methoden zunutze: einen GA zur Simulation der biologischen Evolution, die ein bestimmtes Design entstehen ließ, und HHMMs, um die kortikale Ordnung zu simulieren, die mit menschlichen Lernprozessen einhergeht.

Eine andere bedeutende Voraussetzung für den Erfolg eines GA ist eine valide Verfahrensweise für die Evaluation jeder möglichen Lösung. Diese Evaluation muss mit einer gewissen Geschwindigkeit vonstattengehen, weil sie bei jeder simulierten Generation viele Tausende möglicher Lösungen berücksichtigen muss. GAs sind versiert im Umgang mit Problemen, die zu viele Variablen besitzen, um genaue analytische Lösungen berechnen zu können. Das Design einer Maschine kann zum Beispiel viele hundert Variablen enthalten und muss am Ende Dutzenden von Einschränkungen genügen. GAs, die von Forschern bei General Electric benutzt wurden, konnten Entwürfe für Triebwerke anbieten, die den Anforderungen besser genügten als solche, die mit konventionellen Methoden entwickelt worden waren.

Bei der Verwendung von GAs muss man allerdings vorsichtig sein, wonach man fragt. So wurde einmal ein solcher genetischer Algorithmus benutzt, um ein Stapelproblem zu lösen, und der Algorithmus kam auf die perfekte Lösung... abgesehen davon, dass diese Tausende von Schritten beinhaltete. Der menschliche Programmierer hatte schlicht vergessen, in der Evaluierungsfunktion die Anzahl der Stufen zu minimieren.

Scott Draves Electric Sheep-Projekt ist ein GA, mit dem Kunst entsteht. Die Evaluierungsfunktion bedient sich unzähliger menschlicher Begutachter in einer Open Source-Kollaboration. Die so geschaffene Kunst verändert sich mit der Zeit. Man kann sie sich auf electricsheep.org anschauen.

Bei der Spracherkennung funktionierte die Kombination von GAs und HHMMs extrem gut. Die Simulation von Evaluationen durch einen GA konnte die Leistung der HHMM-Netzwerke entscheidend verbessern. Das Ergebnis dieser Evolution übertraf unseren ursprünglichen Entwurf, der sich auf unsere Intuition stützte, bei Weitem.

Wir experimentierten dann mit einer Reihe kleinerer Variationen im gesamten System. So ließen wir beispielsweise beim Input Perturbationen (kleinere zufällige Veränderungen) einfließen. Eine weitere Modifikation bestand darin, dass wir benachbarte Markov-Modelle gegeneinander „durchlässig" sein ließen, indem wir erlaubten, dass die Ergebnisse eines Markov-Modells andere Modelle „in der Nähe“ beeinflussen konnten. Auch wenn uns das damals noch nicht klar war, so experimentierten wir doch mit Arten der Anpassungen, die den Modifikationen in unseren biologischen kortikalen Strukturen sehr ähnlich sind.

Anfangs wirkten sich solche Veränderungen negativ auf die Leistung des Systems aus (gemessen an Genauigkeit der Erkennung). Doch wenn man die Evolution (d. h. den GA) mit diesen Abänderungen erneut ablaufen ließ, passte sie das System entsprechend an und optimierte es im Hinblick auf die eingeführten Modifikationen. Im Allgemeinen stellte dies die Leistungsfähigkeit wieder her. Wenn man dann die vorgenommenen Änderungen aber wieder zurücknahm, verringerte sich die Systemleistung erneut, da sich das System in der Weise entwickelt hatte, dass es diese spezifischen Änderungen zu kompensieren verstand. Das angepasste System war von den Modifikationen abhängig geworden.

Eine Art von Änderungen, die tatsächlich die Systemleistung – nach erneutem Ausführen – verbessern half, war die Einführung kleiner zufälliger Veränderungen beim Input. Grund hierfür ist das bekannte Problem der Überanpassung bzw. des „Overfitting“ bei selbstorganisierenden Systemen. Es besteht die Gefahr, dass ein solches System die spezifischen Beispiele des Trainingssamples übergeneralisiert. Wenn man den Input nach dem Zufallsprinzip variiert, „überleben“ die invarianteren Muster innerhalb der Daten und das System lernt diese tieferliegenden Muster. Der Effekt tritt aber nur dann auf, wenn man den GA mit dieser Randomisierungseigenschaft wiederholt ablaufen lässt.

Dies führt uns bei unserem Verständnis biologischer kortikaler Kreisläufe in ein Dilemma. Es ist zum Beispiel bemerkt worden, dass es tatsächlich gewisse Lecks zwischen kortikalen Verbindungen geben könnte, hervorgerufen durch die Weise, in der diese biologischen Verbindungen gebildet sind: Die Elektrochemie der Axone und Dendriten ist scheinbar den elektromagnetischen Effekten benachbarter Verbindungen unterworfen. Angenommen, wir könnten ein Experiment durchführen, in dessen Verlauf wir diesen Effekt in einem echten Gehirn aufheben. Die Durchführung wäre zwar schwierig, aber nicht schlichtweg unmöglich. Nehmen wir weiterhin an, wir führen solch ein Experiment durch und stellen dabei fest, dass die kortikalen Schaltkreise ohne diese neuralen Lecks weniger effektiv arbeiten. Wir könnten daraus folgern, dass dieses Phänomen ein schlauer Winkelzug der Evolution sei und von entscheidender Bedeutung dafür, dass der Kortex dieses Leistungsniveau erreichen kann. Ferner könnten wir betonen, ein solches Ergebnis zeige, dass das systematische Modell des Flusses von Mustern die konzeptionelle Hierarchie hinauf und des Flusses von Vorhersagen diese Hierarchie hinab wegen des verwickelten gegenseitigen Einflusses dieser Verbindungen tatsächlich viel komplizierter sei.

Das wäre aber nicht unbedingt die richtige Schlussfolgerung. Man entsinne sich nur der Erfahrungen mit dem HHMM-basierten simulierten Kortex, wo wir eine Modifikation implementierten, die dem interneuronalen „cross talk" sehr ähnlich ist. Sobald wir die Evolution mit diesem Phänomen erneut ablaufen lassen, wird die Leistungsfähigkeit wiederhergestellt (da sich der evolutionäre Prozess an diesen Umstand anpasst). Wenn wir dann den „cross talk" entfernen, beeinträchtigt das die Leistungsfähigkeit erneut. Im Fall der Biologie trat dieses Phänomen während des Ablaufs der Evolution tatsächlich auf. Dabei wurden die genauen Systemparameter von der Evolution in einer Weise bestimmt, die sie von diesen Faktoren abhängig macht, so dass ihre Änderung die Leistungsfähigkeit des Systems negativ beeinflussen muss – es sei denn, man lässt die Evolution erneut ablaufen. In einer simulierten Welt, in der die Evolution nur ein paar Tage oder Wochen braucht, mag das machbar sein – in der biologischen Welt bräuchte es dafür Zehntausende von Jahren.

Wie können wir aber feststellen, ob ein bestimmtes Design-Merkmal des biologischen Neokortex eine unverzichtbare Innovation der biologischen Evolution ist – also eine, die für den Grad unserer Intelligenz entscheidend ist – oder lediglich ein Artefakt, von dem das Design des Systems zwar mittlerweile abhängt, aber ohne das es genauso gut hätte entstehen können? Wir können diese Frage ganz einfach beantworten, indem wir eine simulierte Evolution mit und ohne diese besonderen Variationen in den Einzelheiten des Designs ablaufen lassen (zum Beispiel mit und ohne „cross talk" der Verbindungen). Diese Methode können wir sogar auf die biologische Evolution anwenden, wenn wir eine Kolonie von Mikroorganismen untersuchen, bei der das Entstehen von einzelnen Generationen eine Sache von einigen Stunden ist. Bei komplexen Organismen wie Menschen sieht das allerdings anders aus. Dies ist ein weiterer der vielen Nachteile in der Biologie.

Kehren wir zu unserer Arbeit mit der Spracherkennung zurück: Wir fanden heraus, dass wir sogar noch bessere Ergebnisse erzielen, wenn wir die Evolution (d. h. den GA) *separat* auf der Grundlage des anfänglichen Designs (1) der hierarchischen Hidden-Markov-Modelle, die die interne Struktur der Phoneme modellieren, als auch (2) der Modellierungen der Satzstrukturen von Worten und Ausdrücken durch HHMMs ablaufen lassen. Beide Ebenen des Systems nutzten HHMMs, aber der GA brachte Design-Variationen zwischen diesen verschiedenen Ebenen hervor. Dieser Ansatz erlaubte immer noch die Modellierung von Phänomenen, die gewissermaßen zwischen beiden Ebenen auftreten – wie beispielsweise das Verwischen von Phonemen (Koartikulation), was sehr oft vorkommt, wenn wir in der Alltagssprache bestimmte Worte aneinanderreihen („Was ist denn hier los?“ wird schnell zu „Was’n hier los?“).

Es ist wahrscheinlich, dass ein ganz ähnlicher Vorgang auch in verschiedenen biologischen kortikalen Regionen stattgefunden hat, in dem Sinne, dass diese – je nach den Mustern, mit denen sie zu tun haben – kleine Unterschiede untereinander entwickelten. Wo hingegen alle Regionen im Wesentlichen den gleichen neokortikalen Algorithmus verwenden, hatte die Evolution genug Zeit, das Design eines jeden von ihnen optimal auf das jeweilige Muster abzustimmen. Allerdings haben, wie bereits zuvor erwähnt, Neurowissenschaftler und Neurologen eine beachtliche Plastizität in diesen Arealen festgestellt, was die Idee eines allgemeinen neokortikalen Algorithmus stützt. Denn wenn die fundamentalen Verfahrensweisen in jeder dieser Regionen grundlegend verschieden wären, wäre eine solche Austauschbarkeit unter den Regionen des Neokortex nicht denkbar.

Die Systeme, die wir in unserer Forschungsarbeit mit dieser Kombination selbstorganisierender Verfahren erschufen, waren sehr erfolgreich. Bei der Spracherkennung gelang es zum ersten Mal, mit vollauf zusammenhängender Rede und einem nahezu unbegrenzten Vokabular zurechtzukommen. Außerdem erreichten wir einen hohen Grad an Genauigkeit bei einer großen Vielzahl von Sprechern, Akzenten und Dialekten. Den gegenwärtig neusten Stand der Technik stellt – während ich dieses Buch schreibe – das Programm *Dragon Naturally Speaking* (11.5) für PC von Nuance (ehemals Kurzweil Computer Products) dar. Ich kann den Leuten, die der Leistungsfähigkeit heutiger Spracherkennungsprogramme skeptisch gegenüberstehen, nur raten, es auszuprobieren. Die Treffgenauigkeit beträgt nach ein paar Minuten Training mit einer individuellen Stimme oft 99 % oder mehr bei zusammenhängender Sprache mit nahezu unbegrenztem Vokabular. *Dragon Dictation* ist eine einfachere, aber nichtsdestotrotz eindrucksvolle Gratis-App fürs iPhone, die überhaupt kein Stimmtraining erfordert. Siri, der persönliche Assistent auf heutigen Apple iPhones, bedient sich der gleichen Spracherkennungstechnologie, mit gewissen Erweiterungen, um das natürlichsprachliche Verstehen zu meistern.

Die Leistungsfähigkeit dieser Systeme ist ein Zeugnis für die großartigen Möglichkeiten der Mathematik. Mit ihnen können wir im Prinzip berechnen, was im Neokortex des Sprechers vor sich geht, obwohl wir keinen direkten Zugang zu seinem Gehirn haben. Das ist ein zentraler Schritt beim Erfassen, was eine Person sagt, und – im Falle von Systemen wie Siri – auch zu verstehen, was diese Äußerungen bedeuten. Wir können uns natürlich fragen ob wir, wenn wir wirklich in den Neokortex des Sprechers schauen könnten, Verbindungen und Gewichtungen finden würden, die den durch die Software errechneten hierarchischen Hidden-Markov-Modellen entsprechen. Mit an Sicherheit grenzender Wahrscheinlichkeit würden wir kein identisches Abbild vorfinden. Die neuronalen Strukturen würden in vielen Details von den Modellen des Computers abweichen. Wie dem auch sei, ich würde dennoch daran festhalten, dass es eine ziemlich exakte, prinzipielle mathematische Entsprechung zwischen dem biologischen Vorbild und unserem Versuch einer Nachahmung geben muss. Sonst könnten diese Systeme nicht so gut arbeiten, wie sie es nun einmal tun.

LISP

LISP (für LISt Processing) ist eine Programmiersprache, die ursprünglich vom KI-Pionier John McCarthy (1927–2011) im Jahre 1958 entwickelt wurde. Wie schon der Name sagt, verarbeitet sie Listen. Jede Anweisung von LISP besteht in einer Auflistung von Bestandteilen. Jedes ihrer Elemente ist entweder eine weitere Liste oder ein „Atom" – ein Gegenstand, der sich nicht weiter reduzieren lässt und entweder aus einer Ziffer oder einem Symbol besteht. Eine Liste, die Bestandteil einer Liste ist, kann dabei die Liste selbst sein, da LISP zu Rekursionen fähig ist. Eine andere Weise, in der Statements von LISP rekursiv sein können, ist, wenn eine Liste eine weitere Liste, und diese Liste wiederum eine Liste usf. enthält, bis die ursprüngliche Liste spezifiziert ist. Weil Listen Listen beinhalten können, beherrscht LISP auch hierarchische Verarbeitung. Eine Liste kann in dem Sinne „konditional" sein, dass sie nur dann „feuert", wenn ihre Bedingungen erfüllt sind. Hierarchien solcher Bedingungen können folglich genutzt werden, um immer abstraktere Eigenschaften eines Musters zu erkennen.

LISP machte in den 1970er und frühen 1980er Jahren Furore in der KI-Community. Die überzogene Vorstellung der LISP-Enthusiasten dieser frühen Zeit war, dass diese Sprache ein Spiegel der Funktionsweise des menschlichen Gehirns sei und dass demnach jeder intelligente Prozess auf leichte und effiziente Weise in LISP codiert werden könne. Dem folgte ein zwischenzeitlicher, aber rasch vergehender Mini-Boom bei KI-Unternehmen, die alle möglichen LISP-Interpreter und zugehörige LISP-Produkte anboten. Doch als in der Mitte der 1980er Jahre offensichtlich wurde, dass LISP keine Abkürzung auf dem Weg zur Schaffung intelligenter Prozesse war, kollabierte diese Investitionsblase sehr rasch.

Mittlerweile hat sich allerdings herausgestellt, dass die LISP-Anhänger nicht völlig falsch lagen. Denn prinzipiell kann man jeden Mustererkenner im Neokortex als LISP-Anweisung betrachten. Jeder von ihnen stellt eine Liste von Elementen dar und jedes dieser Elemente kann eine weitere Liste sein. So gesehen ist der Neokortex tatsächlich auf einer symbolischen Ebene mit der Verarbeitung von Listen befasst, wie sie ganz ähnlich in LISP-Programmen abläuft. Überdies verarbeitet er alle diese 300 Millionen LISP-artigen „Statements“ simultan.

Indes fehlen LISP zwei wichtige Eigenschaften. Eine davon ist das Lernen. LISP-Programme müssen Zeile für Zeile von menschlichen Programmierern codiert werden. Es gab zwar Versuche, mit verschiedenen Methoden LISP-Programme automatisiert zu codieren, aber das war nie ein integraler Bestandteil der Idee dieser Sprache. Im Gegensatz dazu programmiert sich der Neokortex selbst, versieht seine „statements“ (d. h. die Listen) mit bedeutungsvollen und verwertbaren Informationen, die er aus seinen eigenen Erfahrungen und Feedbackschleifen gewinnt. Das ist ein Schlüsselprinzip für die Arbeitsweise des Neokortex: Jeder seiner Mustererkenner (also jede LISP-ähnliche Anweisung) ist in der Lage, seine eigenen Listen zu ergänzen und sich sowohl nach oben wie auch nach unten mit anderen Listen zu verknüpfen. Den zweiten Unterschied bilden die Größenparameter. Man könnte zwar eine LISP-Variante codieren, die es zuließe, mit solchen Parametern zu arbeiten – aber sie sind nicht Teil der eigentlichen Sprache.

LISP entspricht der ursprünglichen Philosophie der künstlichen Intelligenz. Deren Ziel war es, intelligente Problemlösungen zu finden und sie direkt in Computersprachen zu codieren. Der erste Versuch einer selbstorganisierenden Methode, die aus eigener Erfahrung lernen konnte – sog. neuronale Netze –, war erfolglos, weil er nicht die Möglichkeit vorsah, die Systemstruktur in Reaktion auf Lernprozesse zu ändern. Die hierarchischen Hidden-Markov-Modelle schafften diese Möglichkeit durch ihren Mechanismus, überflüssige Verknüpfungen zu reduzieren. Heute machen HHMMs zusammen mit ihren mathematischen Verwandten einen bedeutenden Anteil der KI aus.

Eine Konsequenz aus der beobachteten Ähnlichkeit zwischen LISP und der Listenstruktur des Neokortex bildet ein Argument für jene, die behaupten, das Gehirn sei viel zu kompliziert, um von uns verstanden werden zu können. Diese Kritiker beziehen sich darauf, dass es im Gehirn Billionen von Verbindungen gibt und, da eine jede dieser Verbindungen ihren vom Design vorbestimmten spezifischen Platz einnehme, dies einem Code von Billionen von Zeilen entspreche. Wie bereits bemerkt, schätze ich die Größenordnung der Musterprozessoren im Neokortex auf etwa 300 Millionen. Das entspricht 300 Millionen Listen, in denen jedes der jeweiligen Elemente auf eine andere Liste verweist (oder – auf der niedrigsten konzeptionellen Stufe – auf ein irreduzibles Grundmuster, das von außerhalb des Neokortex stammt). Aber auch 300 Millionen ist noch eine beachtliche Zahl an LISP-Anweisungen, und sie ist zugegebenermaßen größer als jedes existierende, von Menschen geschriebene Programm.

Wir dürfen aber nicht vergessen, dass diese Listen in der ursprünglichen Konstruktion des Nervensystems eben nicht näher spezifiziert sind. Das Gehirn bringt diese Listen aus sich selbst hervor und verbindet die unterschiedlichen Ebenen automatisch aufgrund seiner eigenen Erfahrung. Das ist das entscheidende Geheimnis des Neokortex. Die Prozesse, die diese Selbstorganisation ausmachen, sind viel einfacher als die 300 Millionen Anweisungen, die die Kapazität des Neokortex ausmachen. Diese Prozesse werden im Genom spezifiziert. Wie ich im 11. Kapitel zeigen werde, beträgt die Menge an Informationen im Genom, die das Gehirn (nach einer verlustlosen Kompression) betreffen, etwa 25 Millionen Byte, also weniger als eine Million Zeilen Code. Die algorithmische Komplexität ist sogar noch geringer, da der größte Teil dieser 25 Millionen Bytes genetischer Information die biologischen Anforderungen der Neuronen betreffen und nicht ihre Fähigkeit zur Informationsverarbeitung. Aber wie auch immer, 25 Millionen Bytes an Designinformationen sind ein Grad an Komplexität, mit dem wir ohne weiteres zurechtkommen.

Hierarchische Speichersysteme

Wie im 3. Kapitel beschrieben, entwickelten Jeff Hawkins und Dileep George in den Jahren 2003 und 2004 ein Modell des Neokortex, das hierarchische Listen beinhaltete und das 2004 von Hawkins und Blakeslee in ihrem Buch *On Intelligence* – die deutsche Übersetzung erschien 2006 unter dem Titel *Die Zukunft der Intelligenz: Wie das Gehirn funktioniert und was Computer davon lernen können* – vorgestellt wurde. Eine aktuellere und sehr elegante Darstellung der hierarchischen Temporalspeicher-Methode findet man in der Dissertation von Dileep George aus dem Jahr 2008.[12] Numenta hat dieses Verfahren in ein System mit dem Namen NuPIC (Numenta Platform for Intelligent Computing) implementiert und intelligente Systeme zu Mustererkennung und Datengewinnung für Kunden wie Forbes und Power Analytics Corporation entwickelt. Nach seiner Arbeit für Numenta gründete George ein neues Unternehmen, Vicarious Systems, mit finanzieller Unterstützung aus dem Founder Fund (gemanagt von Peter Thiel, dem Risikokapitalanleger hinter Facebook, und von Sean Parker, Facebooks erstem Geschäftsführer). Weitere Unterstützung kam von Good Ventures, das von Facebook-Mitbegründer Dustin Moskovitz geführt wird. George berichtet über erhebliche Fortschritte beim automatischen Modellieren, Lernen und Erkennen von Informationen mit einer beträchtlichen Anzahl von Hierarchien. Sein System bezeichnet er als „rekursives kortikales Netzwerk". Er plant es unter anderem im Bereich medizinischer Bildgebung und Robotik in Anwendung zu bringen. Das Verfahren der HHMMs ist mathematisch diesen hierarchischen Speichersystemen sehr ähnlich, insbesondere dann, wenn wir den HHMMs erlauben, ihre eigenen Verbindungen zwischen Mustererkennungsmodulen aufzubauen. Wie bereits erwähnt, sorgen HHMMs für ein zusätzliches wichtiges Element: Sie modellieren die erwartete Größenverteilung jedes Inputs (in einem Kontinuum), indem sie die (Existenz-)Wahrscheinlichkeit für das fragliche Muster berechnen. Ich selbst habe vor kurzem ein neues Unternehmen mit dem Namen Patterns, Inc. gegründet, das sich die Entwicklung selbstorganisierender hierarchischer neokortikaler Modelle zum Ziel gesetzt hat, die HHMMs und ähnliche Verfahren zum Verstehen von natürlicher Sprache verwenden. Besonderer Nachdruck wird dabei auf der Fähigkeit des Systems liegen, seine eigenen Hierarchien in einer ähnlichen Weise zu gestalten, wie es auch der biologische Neokortex tut. Das von uns anvisierte System soll fortlaufend aus einem weiten Spektrum an Material – wie Wikipedia und anderen Wissensquellen – lesen können und zugleich alles hören, was der Nutzer sagt, und alles lesen, was er schreibt (wenn man das möchte). Ziel ist, es zu einem hilfreichen Freund zu machen, der Fragen beantworten kann – *bevor* sie überhaupt ausgesprochen werden – und im Alltag nützliche Informationen und Tipps gibt.

Ausweitung der Grenzen der KI: Klettern auf der Kompetenzleiter

1. A long tiresome speech delivered by a frothy pie topping.

2. A garment worn by a child, perhaps aboard an operatic ship.

3. Wanted for a twelve-year crime spree of eating King Hrothgar's warriors; officer Beowulf has been assigned the case.

4. It can mean to develop gradually in the mind or to carry during pregnancy.

5. National Teacher Day and Kentucky Derby Day.

6. Wordsworth said they soar but never roam.

7. Four- letter word for the iron fitting on the hoof of a horse or a card-dealing box in a casino.

8. In act three of an 1846 Verdi opera, this Scourge of God is stabbed to death by his lover, Odabella.

Beispiele für *Jeopardy!*-Fragen, die von Watson alle richtig beantwortet wurden. Die Antworten sind: 1) harangue merengue; 2) pinafore; 3) Grendel; 4) gestate; 5) May; 6) skylark; 7) shoe. Bei der achten Frage antwortete Watson: „What is Attila?". Der Gastgeber erwiderte: „Be more specific?", und Watson präzisierte: „What is Attila the Hun?", was richtig ist.

Die Techniken des Computers, die *Jeopardy!*-Fragen zu entschlüsseln, ähneln meinen eigenen. Die Maschine konzentriert sich auf Schlüsselworte in jeder Frage und durchkämmt dann ihren Speicher (in Watsons Fall eine 15 Terabyte große Datenbank an menschlichem Wissen) nach Clustern von Assoziationen in Zusammenhang mit diesen Worten. Dann gleicht sie die besten Treffer gründlich mit allen kontextbezogenen Information, die sie aufbringen kann, ab: den Namen der Kategorie, die Art der gesuchten Antwort; Hinweise auf Zeit, Ort und Geschlecht in der Frage usw. Und wenn sie sich „sicher fühlt", löst es den Summer aus. Für einen menschlichen *Jeopardy!*-Spieler ist das alles ein augenblicklicher, intuitiver Prozess, aber ich bin überzeugt, dass „unter der Haube" mein Gehirn mehr oder weniger dasselbe macht.

Ken Jennings, menschlicher *Jeopardy!*-Meister, der gegen Watson verlor.

Ich jedenfalls begrüße unsere neuen Herren: die Roboter.

Ken Jennings, frei nach *The Simpsons*, nachdem er gegen Watson verloren hatte

Oh mein Gott! [Watson] ist besser als der durchschnittliche *Jeopardy!*-Spieler beim Beantworten der *Jeopardy!*–Fragen. Das ist beeindruckend intelligent.

Sebastian Thrun, ehemaliger Direktor des Stanford AI Lab

Watson versteht überhaupt nichts. Er ist nur eine größere Dampfwalze.

Noam Chomsky

Künstliche Intelligenz umgibt uns überall. Wir haben sie schon lange nicht mehr unter Kontrolle. Allein die alltägliche Kommunikation mit anderen per Sms, E-Mail oder Handy bedient sich intelligenter Algorithmen, um die Informationen auf den Weg zu bringen. Fast jedes Produkt, das wir anfassen, wurde ursprünglich in Kooperation von menschlicher und künstlicher Intelligenz entworfen und dann in automatisierten Fabriken hergestellt. Wenn KI-Systeme morgen in einen Streik treten, würde unsere Zivilisation zum Stillstand kommen: Wir bekämen kein Geld mehr von der Bank, im Gegenteil, unser Geld würde völlig verschwinden; Kommunikation, Verkehr und Wirtschaft wären allesamt lahmgelegt. Glücklicherweise sind unsere intelligenten Maschinen zurzeit noch nicht intelligent genug, um eine solche Verschwörung anzuzetteln.

Was an der heutigen künstlichen Intelligenz neu ist, sind die für die Öffentlichkeit zugänglichen zutiefst beeindruckenden Beispiele. Ich denke zum Beispiel an die selbstfahrenden Autos von Google (die zum Zeitpunkt, an dem ich diese Zeilen schreibe, schon über 200.000 Kilometer in Städten und Gemeinden zurückgelegt haben) – eine Technologie, die die Unfallgefahr erheblich verringern, die Straßen entlasten und – neben vielen anderen Vorteilen – Menschen die Arbeit, selbst zu fahren, abnehmen wird. Führerlose Fahrzeuge sind bereits jetzt mit ein paar Einschränkungen in Nevada auf öffentlichen Straßen zugelassen, auch wenn die großflächige Nutzung auf der ganzen Welt wohl erst am Ende dieses Jahrzehnts Realität sein wird. Intelligente Technologien, die Straßen überwachen und Fahrer vor drohenden Gefahren warnen, werden bereits heute in Autos eingebaut. Eins dieser Systeme basiert zum Teil auf dem erfolgreichen Modell der Bildverarbeitung im Gehirn, das Tomaso Poggio vom MIT kreiert hat. Es heißt MobilEye und wurde von Amnon Shashua entwickelt, einem früheren Post-Doc von Poggio. Es kann den Fahrer vor bevorstehenden Kollisionen oder auf die Straße rennenden Kindern warnen und wurde vor kurzem unter anderem von Herstellern wie Volvo und BMW in deren Autos installiert.

Aus verschiedenen Gründen werde ich mich in diesem Teil des Buches auf Sprachtechnologien konzentrieren. Kaum überraschend spiegelt die hierarchische Natur der Sprache aufs Genaueste den hierarchischen Aufbau unseres Denkens wider. Die gesprochene Sprache war die erste menschliche Technologie, geschriebene Sprache die zweite. Meine eigene Arbeit im Bereich der künstlichen Intelligenz hat sich, wie dieses Kapitel zeigt, sehr stark auf Sprache konzentriert. Und schließlich ist die Beherrschung der Sprache eine äußerst hilfreiche Fähigkeit. Watson hat bereits Hunderte Millionen Webseiten gelesen und sich das in diesen Dokumenten enthaltene Wissen angeeignet. Letztendlich werden Maschinen alles im Internet vorhandene Wissen beherrschen – und das entspricht im Wesentlichen dem ganzen Wissen unserer Mensch-Maschine-Zivilisation.

Der englische Mathematiker Alan Turing (1912–1954) stützte seinen gleichnamigen Test auf die Fähigkeit eines Computers, sich über Sprachnachrichten in natürlicher Sprache zu unterhalten.[13] Turing spürte, dass alle menschliche Intelligenz in der Sprache verkörpert ist bzw. sich in ihr darstellt und dass keine Maschine einen Turing-Test mittels simpler Sprachtricks bestehen könnte. Auch wenn der Turing-Test ein Gedankenspiel ist, das geschriebene Sprache einbezieht, glaubte Turing, dass ein Computer ihn nur bestehen könnte, wenn er ein Äquivalent der menschlichen Stufe an Intelligenz besäße. Kritiker haben eingewandt, dass ein Test, der beansprucht, Intelligenz auf menschlichem Niveau wirklich prüfen zu können, auch Bild- und Tonverarbeitung einbeziehen müsse.[14] Da viele meiner eigenen KI-Projekte sich damit befasst hatten, Computern darin zu unterrichten, solche Sinneseindrücke wie menschliche Sprache, Buchstabenformen und auch musikalische Klänge zu verarbeiten, würde man vielleicht erwarten, dass ich die Einbeziehung solcher Informationen in einen adäquaten Intelligenztest befürworten würde. Ich stimme aber mit Turings ursprünglicher Einsicht überein, dass eine rein textbasierte Version des Turing-Tests ausreichend ist. Denn das Bestehen des Tests wäre auch dann nicht wirklich schwieriger, wenn man noch optischen oder akustischen In- bzw. Output hinzufügte.

Man braucht kein KI-Experte zu sein um Watsons Erfolg bei *Jeopardy!* beeindruckend zu finden. Obwohl ich ein weitgehendes Verständnis der in den meisten seiner Teilsysteme angewendeten Verfahren habe, schmälert das keinesfalls meine emotionale Reaktion, wenn ich es – *ihn*? – in Aktion sehe. Selbst ein vollständiges Verständnis der Funktionsweise aller seiner Komponenten – und das hat eigentlich niemand – würde nicht helfen vorherzusagen, wie Watson auf bestimmte Situationen reagiert. Er umfasst Hunderte interagierender Teilsysteme, und jedes von ihnen wägt Millionen konkurrierender Hypothesen gleichzeitig ab. Daher ist es vollkommen unmöglich, das Ergebnis vorauszusagen. Eine eingehende post factum-Analyse der Überlegungen Watsons für eine einzelne Anfrage von drei Sekunden würde für einen Menschen Jahrhunderte dauern.

Um mit meiner eigenen Geschichte fortzufahren: In den späten 1980ern und 1990ern begannen wir, am Verstehen natürlicher Sprache für begrenzte Bereiche zu arbeiten. Man konnte mit einem unserer Produkte, Kurzweil Voice, über alles Mögliche reden, solange es mit Dokumentenbearbeitung zu tun hatte. (Zum Beispiel: „Verschiebe den dritten Absatz der letzten Seite hierher".) Das funktionierte auf diesem begrenzten, aber nützlichen Gebiet ganz gut. Auch entwickelten wir Systeme mit medizinischem Fachwissen, so dass Ärzte Patientenberichte diktieren konnten. Es verstand genug von solchen Fachgebieten wie Radiologie oder Pathologie, dass es den Arzt hinterfragen konnte, wenn etwas in dem Bericht unklar erschien, und so den Arzt durch den Prozess der Berichterstattung leiten. Diese medizinischen Berichtsysteme wurden für Nuance zu einem Milliardengeschäft.

Das Verstehen natürlicher Sprache ist mittlerweile, besonders als Erweiterung automatischer Spracherkennung, eine Sache des Mainstreams. Während ich dieses Buch schreibe, sorgt Siri, der automatisierte persönliche Assistent des iPhone 4S, in der digitalen Welt für Aufregung. Man kann Siri so ziemlich um alles bitten, was ein Smartphone mit etwas Selbstachtung können sollte (etwa: „Wo bekomme ich hier indisches Essen her?“ oder „Sag meiner Frau Bescheid, dass ich unterwegs bin“ oder auch „Wie kommt der neue Film mit Brad Pitt an?“), und in den meisten Fällen wird Siri den Wunsch erfüllen. Zusätzlich beherrscht Siri in gewissem Maße die Kunst reiner (unproduktiver) Konversation. Fragt man sie nach dem Sinn des Lebens, wird sie „42“ antworten, was Fans von *Per Anhalter durch die Galaxis* sofort als Antwort auf die Frage „nach dem Leben, dem Universum und dem ganzen Rest“ wiedererkennen werden. Wissensfragen – auch die nach dem Sinn des Lebens – werden von Wolfram Alpha beantwortet, wie auf Seite 168 beschrieben. Es gibt jede Menge „Chatbots“, die nichts anderes tun, als Smalltalk zu betreiben. Wenn Sie mit unserem Chatbot Ramona plaudern wollen, besuchen Sie unsere Website KurzeilAI.net und klicken Sie auf „Chat with Ramona“.

Manche Leute haben sich bei mir darüber beklagt, dass Siri bestimmte Anfragen nicht beantworten kann; aber es ist auffallend, dass das häufig die gleichen Leute sind, die sich auch über menschliche Dienstleister beschweren. Ich schlage ihnen dann manchmal vor, es zusammen zu versuchen, und oft funktioniert es dann besser, als sie erwartet hätten. Mich erinnern solche Klagen an die Geschichte über den Hund, der Schach spielt: Der Besitzer antwortet auf ungläubige Fragen: „Ja klar, er spielt Schach, aber sein Endspiel ist wirklich schwach.“ Mittlerweile tauchen echte Konkurrenten auf, wie zum Beispiel Google Voice Search.

Dass sich die breite Bevölkerung mittlerweile in natürlicher Sprache mit ihren tragbaren Computern unterhalten kann, markiert den Beginn einer neuen Ära. Es ist nur allzu typisch, dass die Bedeutung einer neuen Technologie kleingeredet wird, weil die erste Generation Beschränkungen unterliegt. Wenn die dann ein paar Jahre später fehlerfrei funktioniert, wird sie von den gleichen Leuten immer noch kritisch beäugt, nun aber, weil sie nicht mehr neu ist. Insgesamt lässt sich sagen, dass Siri für ein Produkt der ersten Generation beeindruckend gut funktioniert und diese Produktkategorie nur besser werden wird.

Siri verwendet HMM-basierte Spracherkennungstechnologien von Nuance. Die Erweiterungen für natürliche Sprache gingen zuerst aus dem DARPO-finanzierten „CALO“-Projekt hervor.[15] Siri wurde mit den eigenen Erweiterungen für natürliche Sprache von Nuance verbessert, denn Nuance bietet ein sehr ähnliches Produkt mit dem Namen Dragon Go! an.[16]

Die Methoden, die für das Verständnis natürlicher Sprache genutzt werden, sind HHMMs vergleichbar; gewöhnlich werden HHMMs sogar selbst verwendet. Wenn auch bei manchen dieser Systeme nicht ausdrücklich auf die Verwendung von HMMs oder HHMMs hingewiesen wird, ist ihr mathematischer Aufbau doch nahezu identisch. Sie alle schließen Hierarchien von linearen Sequenzen ein, in denen jedes Element ein Gewicht hat, ebenso Verbindungen, die sich selbst anpassen, und ein Gesamtsystem, das sich auf der Grundlage von gelernten Daten selbst organisiert. Normalerweise läuft der Lernprozess während der Benutzung des Systems weiter. Dieser Ansatz deckt sich mit der hierarchischen Struktur natürlicher Sprache. Er ist einfach die natürliche Fortsetzung auf einer konzeptionellen Leiter, von Redeteilen über Worte und Redewendungen hin zu semantischen Strukturen. Es würde Sinn machen, einen genetischen Algorithmus über die Parameter laufen zu lassen, die den genauen Lernalgorithmus dieser Klasse von hierarchischen Lernsystemen kontrollieren, und die optimalen Details dieses Algorithmus zu bestimmen.

In den letzten zehn Jahren hat sich die Art, wie solche hierarchischen Strukturen erstellt werden, stark verändert. 1984 startete Douglas Lenat (geboren 1950) das ambitionierte Cyc-Projekt (von enCYClopedic), das auf die Erstellung der Regeln für die Kodifizierung des alltäglichen Allgemeinwissens abzielte. Diese Regeln wurden in einer riesigen Hierarchie organisiert und jede Regel beinhaltete wiederum eine lineare Sequenz von Zuständen. So konnte beispielsweise eine Cyc-Regel feststellen, dass ein Hund ein Gesicht hat. Cyc kann dies dann mit den allgemeinen Regeln über die Struktur von Gesichtern verknüpfen: ein Gesicht besteht aus zwei Augen, einer Nase, einem Mund usw. Wir brauchen keinen speziellen Satz an Regeln für ein Hundegesicht und ein anderes für ein Katzengesicht – auch wenn es sinnvoll sein kann, mit spezifischeren Regeln die Unterschiede zwischen beiden Gesichtern zu beschreiben. Das System besitzt außerdem eine Inferenzmaschine: Wenn gewisse Regeln festlegen, dass Cockerspaniel Hunde sind, Hunde Tiere sind und Tiere etwas essen, dann wird die Inferenzmaschine auf die Frage, ob Cockerspaniel essen, mit „ja" antworten. Innerhalb der nächsten zwanzig Jahren wurden, unter Aufwendung von Anstrengungen, für die ein Mensch Tausende von Jahren leben müsste, Millionen solcher Regeln geschrieben und getestet. Interessanterweise ist die Programmiersprache von Cyc – CycL – nahezu identisch mit LISP.

Zur gleichen Zeit gab es eine andere Denkschule, die der entgegengesetzten Auffassung war, nämlich, dass der beste Weg zum Verstehen natürlicher Sprache und zur Schaffung intelligenter Systeme automatisiertes Lernen sei, das durch die Konfrontation des Systems mit einer großen Anzahl von Phänomen, die es letztlich bewältigen sollte, induziert werde. Ein hervorragendes Beispiel für ein solches System ist Google Translate, das in und aus fünfzig Sprachen übersetzen kann. Es beherrscht demnach 2.500 verschiedene Übersetzungsrichtungen; obwohl es für die meisten Sprachen nicht direkt aus Sprache 1 in Sprache 2 übersetzt, sondern zunächst Sprache 1 ins Englische und dann vom Englischen in Sprache 2. Das reduziert die Zahl der Übersetzer, die für Google Translate benötigt werden, auf 98 (plus einer begrenzten Zahl an Sprachpaaren, für die das Programm auch ohne Englisch eine direkte Übersetzung anbietet). Die Google Translator verwenden dabei keine grammatikalischen Regeln. Vielmehr erschaffen sie riesige Datenbanken verbreiteter Übersetzungen für jedes Sprachpaar, die sich auf große Konvolute von Dokumenten stützen, die, ähnlich wie der Stein von Rosetta, in mehreren Sprachen vorliegen. Für die sechs offiziellen Sprachen der UN konnte Google auf Dokumente der Vereinten Nationen zurückgreifen, da diese in allen sechs Sprachen veröffentlicht werden. Für weniger verbreitete Sprachen bediente man sich anderer Quellen.

Die Ergebnisse sind häufig beeindruckend. DARPA veranstaltet jährlich Wettbewerbe für die besten automatisierten Sprachübersetzungssysteme für verschiedene Sprachpaare. Google Translate gewinnt bei bestimmten Paaren sehr häufig und sticht dabei Systeme aus, die direkt von menschlichen Linguisten geschrieben werden.

In der letzten Dekade haben zwei wichtige Einsichten die Forschung in Hinblick auf das Verstehen natürlicher Sprache geprägt. Die erste betrifft Hierarchien. Auch wenn Googles Weg mit der Zuordnung von Wortfolgen zwischen zwei Sprachen begann, hat sich doch die durch und durch hierarchische Natur der Sprache unausweichlich in die Operationen des Programms eingeschlichen. Denn Systeme, die hierarchisches Lernen systematisch einbinden (wie HHMMs), boten eine deutlich bessere Leistung. Nun bauen sich solche Systeme allerdings nicht von selbst. So wie Menschen eine konzeptionelle Hierarchie nach der anderen lernen müssen, gilt Ähnliches auch bei computerisierten Systemen, und ihr Lernfortschritt muss ebenso sorgfältig gelenkt werden.

Die andere Erkenntnis war, dass von Hand codierte Regeln für einen Kern von grundlegendem Alltagswissen gut funktionieren. Bei der Übersetzung kurzer Passagen bietet diese Technik meist die präziseren Ergebnisse. So hat DARPA hinsichtlich kurzer Absätze solche regelbasierten Chinesisch-Englisch-Übersetzungsprogramme besser bewertet als Google Translate. Gerade bei den Millionen seltener Phrasen und Konzepten einer Sprache können regelbasierte Systeme nur eine inakzeptabel geringe Annäherung leisten. Wenn wir die Richtigkeit eines solchen Sprachverstehens mit der Menge der analysierten Trainingsdaten abgleichen, sehen wir, dass regelbasierte Systeme anfangs eine bessere Leistung zeigen, pendeln sich dann aber auf einem ziemlich niedrigen Niveau von ca. 70 % Genauigkeit ein. Im scharfen Gegensatz dazu können statistische Systeme 90 % erreichen, benötigen dafür aber eine große Anzahl an Daten.

Oft brauchen wir eine Mischung von zumindest mittelmäßiger Leistung bei einer geringen Menge an Trainingsdaten und der Möglichkeit, mit einer signifikanteren Quantität auch größere Exaktheit zu erzielen. Durchschnittliche Arbeitsleistung versetzt uns schnell in den Stand, ein System der Praxis auszusetzen und – während es ausgeführt wird – automatisch Trainingsdaten sammeln zu lassen. Auf diese Weise kann ein Großteil des Lernprozesses während der Systemausführung erfolgen und sich so die Genauigkeit verbessern. Statistisches Lernen muss ganz und gar hierarchisch sein, um der natürlichen Sprache so nah wie möglich zu kommen. In dieser wiederum spiegelt sich die Arbeitsweise des Gehirns wider.

Und genau auf diese Weise arbeiten auch Siri und Dragon Go!: Sie verwenden Regeln für die alltäglichen und verlässlichsten Phänomene und lernen den Rest der Sprache im Gebrauch durch ihre Nutzer. Als das Cyc-Team einsah, dass sie die Leistungsobergrenze bei handcodierten Regeln erreicht hatten, übernahmen auch sie diese Methode. Von Hand codierte Regeln stellen zwei maßgebliche Funktionen bereit. Sie bieten erstens eine annehmbare Anfangsgenauigkeit, so dass ein Versuchssystem weithin genutzt werden

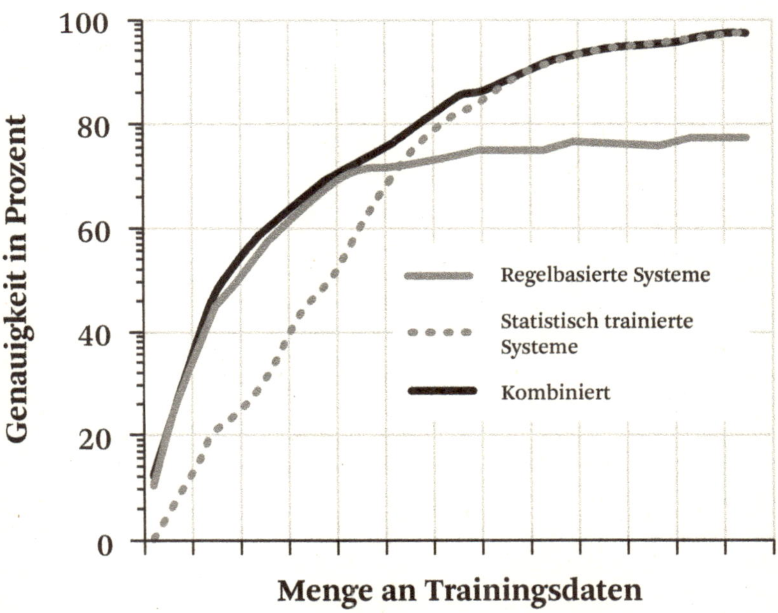

Die Genauigkeit eines Systems zum Verstehen natürlicher Sprache als Funktion der Menge von Trainingsdaten. Der beste Ansatz ist, Regeln für das „Herz" der Sprache und einen datenbasierten Ansatz für die „Peripherie" der Sprache miteinander zu kombinieren.

kann, wobei es sich selbsttätig vervollkommnet. Zweitens geben sie eine solide Basis für die unteren Stufen der konzeptionellen Hierarchie ab, von der das automatisierte Lernen bei der Aneignung höherer konzeptioneller Stufen ihren Ausgang nehmen kann.

Wie schon ausgeführt, stellt Watson ein besonders eindrucksvolles Beispiel des Ansatzes dar, der handcodierte Regeln mit hierarchischem, statistischem Lernen kombiniert. IBM führte eine Reihe führender Programme für natürliche Sprache zusammen, um so ein Programm zu generieren, das *Jeopardy!* – also ein Spiel in natürlicher Sprache – beherrscht. Vom 14.–16. Februar 2011 trat Watson gegen die zwei besten menschlichen Spieler an: Brad Rutter, der mehr Geld als jeder andere bei der Quizshow gewonnen hatte, und Ken Jennings, der zuvor für die Rekordzeit von 75 Tagen *Jeopardy!*-Champion gewesen war.

Zur Erläuterung des Kontextes: In meinem ersten Buch, *The Age of Intelligent Machines*, das ich Mitte der 1980er Jahre schrieb, sagte ich voraus, dass im Jahre 1998 ein Computer die Schachweltmeisterschaften gewinnen würde. Ich prophezeite außerdem, dass, sobald dies geschehen sei, wir entweder unsere Hochachtung von menschlicher Intelligenz herabstufen oder der künstlichen Intelligenz mehr Respekt zollen oder auch die Bedeutung des Schachspiels herunterspielen werden und dass – wenn die Vergangenheit ein Maßstab für die Zukunft ist – wir letztlich Schach als Indikator für Intelligenz bagatellisieren werden. Beides passierte 1997. Als der IBM-Schachsupercomputer Deep Blue den amtierenden Schachweltmeister Garry Kasparow besiegte, tauchten unmittelbar danach Stimmen auf, die behaupteten, der Sieg eines Computers beim Schach sei erwartbar gewesen, da der Computer nun einmal eine logisch operierende Maschine und Schach schließlich ein Logik-Spiel sei. Daher hielt man Deep Blues Sieg weder für überraschend noch für bedeutend. Viele Kritiker meinten, dass ein Computer jedoch niemals die Feinheiten menschlicher Sprache beherrschen würde – Dinge wie Metaphern, Gleichnisse, Wortspiele, Zweideutigkeiten und Humor.

Und das ist letztlich auch der Grund, warum Watson ein solcher Meilenstein ist. Denn *Jeopardy!* ist genau das: eine ausgefeilte und herausfordernde Sprachaufgabe. Die typische *Jeopardy!*-Frage beinhaltet viele dieser Wechselfälle menschlicher Sprache. Was vielen Zuschauern wahrscheinlich überhaupt nicht ersichtlich ist, ist, dass Watson nicht nur unerwartete und verwickelte Fragen in natürlicher Sprache bewältigen musste, sondern sein Wissen zum überwiegenden Teil nicht von Hand codiert war. Er erwarb es, indem er 200 Millionen Seiten natürlichsprachlicher Dokumente las, darunter die komplette Wikipedia und andere Enzyklopädien, insgesamt 4 Billionen Bytes sprachbasierten Wissens. Nun wissen Leser dieses Buches natürlich, dass Wikipedia nicht in LISP oder CycL geschrieben ist, sondern in normalen Sätzen, die die ganze Subtilität und Mehrdeutigkeit besitzen, die in Sprache nun einmal vorkommt. Watson musste für die Beantwortung einer Frage alle vier Billionen Zeichen seines Quellenmaterials berücksichtigen. (Mir ist klar, dass *Jeopardy!*-Fragen im Grunde Antworten sind, die nach einer Frage verlangen, aber das ist nur eine technische Feinheit – letztendlich sind es Fragen.) Wenn Watson – innerhalb von drei Sekunden! – Fragen verstehen und beantworten kann, die ein Wissen im Umfang von 200 Millionen Seiten voraussetzen, dann gibt es nichts, was ähnliche Systeme davon abhalten könnte, die Milliarden anderer Dokumente im Internet zu lesen. Und tatsächlich: Dieses Projekt ist bereits in Gang.

Als wir zwischen 1970 und 1990 Buchstaben- und Spracherkennungssysteme sowie frühe Systeme zur Bearbeitung natürlicher Sprache entwickelten, benutzten wir eine Methode zur Einbindung eines sogenannten „expert manager". Wir entwickelten eine Vielzahl von Systemen, die alle dasselbe tun sollten, integrierten aber jeweils einen etwas anderen Ansatz. Einige unterschieden sich nur in Details, so zum Beispiel in den Parametern, die die Berechnungen des Lernalgorithmus kontrollierten. Andere Variationen hingegen waren fundamental, etwa die Verwendung von regelbasierten Systemen anstelle von hierarchischen, statistischen Lernprogrammen. Der „expert manager" war nun selbst eine Software, die programmiert war, Stärken und Schwächen der unterschiedlichen Systeme zu erkennen, indem sie deren Leistung bei der Bearbeitung realer Probleme überprüfte. Dahinter stand der Gedanke, dass die jeweiligen Stärken sich orthogonal verhalten; d. h., dass ein System dort eine Stärke aufweist, wo ein anderes seine Schwächen hat. Und tatsächlich war die Gesamtleistung der kombinierten Systeme mit einem geschulten „expert manager" weitaus besser als die jedes individuellen Systems.

Auch Watson arbeitet auf diese Weise. Er nutzt eine Architektur mit dem Namen UIMA (Unstructured Information Management Architecture), in die er Hunderte verschiedener Systeme einsetzt – viele seiner individuellen Sprachkomponenten sind dieselben, die auch in öffentlich zugänglichen Systemen zur Erkennung natürlicher Sprache Anwendung finden –, die alle versuchen, entweder unmittelbar die Antwort auf eine *Jeopardy!*-Frage zu finden oder wenigstens zur Begriffsklärung beizutragen. Im Grunde wirkt UIMA als „expert manager", dessen Aufgabe es ist, die Ergebnisse der verschiedenen Systeme auf intelligente Weise miteinander zu verbinden. Dabei geht UIMA weit über Vorläuferprogramme wie die von uns bei Nuance entwickelten in der Hinsicht hinaus, dass seine individuellen Systeme auch dann zur Lösung beitragen können, wenn sie die Frage selbst nicht endgültig beantworten können. Es reicht aus, wenn ein solches Subsystem die Lösungsmöglichkeiten genauer einzugrenzen hilft. Auch das menschliche Gehirn arbeitet so: Wir sind uns in der Antwort auf die Frage nach dem Vornamen unserer Mutter wahrscheinlich sehr sicher, aber weniger gewiss, wenn wir den Namen einer Person, die wir vielleicht einmal vor einem Jahr zufällig getroffen haben, nennen sollen.

Daher kombinierten auch die Wissenschaftler von IBM lieber alle greifbaren State of the Art-Spracherkennungsmodule, statt mit einem einzigen eleganten Ansatz zur Lösung der *Jeopardy!* innewohnenden Sprachschwierigkeiten aufzuwarten. Einige nutzen HHMMs, andere mathematische Varianten von HHMM; wieder andere verwenden regelbasierte Ansätze, um direkt einen Kern verlässlicher Regeln zu codieren. UIMA evaluiert die Leistung jedes Systems während seiner Ausführung und koppelt sie in der bestmöglichen Weise. Es entsteht in der öffentlichen Diskussion hin und wieder ein Missverständnis, weil die Wissenschaftler, die Watson bauten, so viel Wert auf UIMA, den von ihnen geschaffenen „expert manager" legten. Das veranlasste manche Beobachter zu dem kritischen Kommentar, Watson verfüge überhaupt nicht über ein Sprachverstehen im eigentlichen Sinne, denn es sei schwer zu sehen, wo ein solches Verstehen seinen Sitz haben solle. Wenngleich UIMA auch aus eigener Erfahrung lernt, kann man nicht sagen, dass Watsons „Verstehen" dort allein zu finden sei. Eher ist es über alle Bestandteile hinweg verteilt, einschließlich der selbstorganisierenden Sprachmodule, die ähnliche Methoden verwenden wie HHMMs.

Ein separater Teil von Watsons Technologie entscheidet anhand UIMAs Abschätzung der Gewissheit bezüglich der Richtigkeit der Antworten, wie die Einsätze bei *Jeopardy!* gesetzt werden. Auch wenn Watson speziell dafür optimiert wurde, dieses eine Spiel zu spielen, kann die Sprach- und Recherchetechnologie dahinter auch auf andere umfassende Aufgaben übertragen werden. Man könnte zwar annehmen, dass weniger verbreitetes Fachwissen, etwa aus dem Bereich der Medizin, schwieriger zu beherrschen ist als das zweckfreie Allgemeinwissen, das bei *Jeopardy!* abgefragt wird. In Wirklichkeit ist jedoch das genaue Gegenteil der Fall. Fachkenntnisse sind in der Regel erheblich besser organisiert, strukturierter und vor allem weniger mehrdeutig als Alltagswissen. Daher ist es für das akkurate Verstehen von natürlicher Sprache viel zugänglicher. IBM arbeitet – wie bereits erwähnt – derzeit mit Nuance zusammen um Watsons Technologie für die Medizin nutzbar zu machen.

Die Konversation, die stattfindet, wenn Watson *Jeopardy!* spielt, ist kurz: Eine Frage wird gestellt und Watson beantwortet sie. (Zur Wiederholung: Eigentlich findet er eine Frage zu einer vorgegebenen Antwort.) Er beteiligt sich nicht an einem Gespräch, was erfordern würde, alle früheren Aussagen aller Teilnehmer nachzuverfolgen. (Siri tut dies allerdings in gewissem Ausmaß: Wenn Sie ihr den Auftrag erteilen, eine Nachricht an Ihre Frau zu schicken, wird Siri Sie bitten, sie zu identifizieren. Aber sie wird sich bei späteren Anfragen an diese Information erinnern.) Jeder Information einer Unterhaltung zu folgen – zweifelsohne eine Voraussetzung für das Bestehen des Turing-Tests –, ist eine beträchtliche zusätzliche Anforderung, aber nicht grundverschieden von dem, was Watson bereits leistet. Immerhin hat Watson Hunderte von Millionen Seiten gelesen, die natürlich viele Erzählungen beinhalten; und so kann er auch komplizierte Ereignissequenzen nachvollziehen. Daher sollte er auch in der Lage sein, den von ihm geführten Gesprächen zu folgen und sie bei späteren Antworten zu berücksichtigen.

Eine weitere Eigenart von *Jeopardy!* ist, dass die Antworten für gewöhnlich sehr kurz sind. Im Spiel werden gewöhnlich keine Fragen gestellt, die von den Spielern beispielsweise verlangten, die fünf Hauptthemen von *Eine Geschichte aus zwei Städten* aufzuzählen. In dem Maße allerdings, in dem sie Dokumente finden könnte, in denen die Themen des Romans besprochen werden, wäre eine angemessen modifizierte Version von Watson durchaus dazu in der Lage, solche Fragen zu beantworten. Von sich aus solche Dinge aufgrund der Lektüre des Bauches zu thematisieren, ist eine andere Sache als die Gedanken anderer im Wesentlichen bloß zu kopieren, selbst wenn sie dies in eigenen Worten tut. Das wäre eine zu komplexe Aufgabe, als dass sie Watson heute bewältigen könnte. Auf diesem Level würde ich den Turing-Test ansiedeln. (Aber auch die meisten Menschen scheinen kaum dazu imstande, eigene Ideen zu entwickeln, und übernehmen stattdessen die ihrer Freunde oder irgendwelcher Meinungsführer.) Wie auch immer, wir haben 2013, nicht 2029 – es ist zu früh, schon heute eine solche Leistung auf Turing-Test-Niveau zu erwarten. Auf der anderen Seite möchte ich darauf verweisen, dass die Bewertung von Antworten auf Fragen wie die nach Kerngedanken selbst keine einfache Aufgabe ist. Wenn man jemanden fragt, wer die Unabhängigkeitserklärung unterzeichnete, ist es leicht festzustellen, ob die Antwort richtig oder falsch ist. Weit weniger einfach lässt sich die Richtigkeit von Antworten auf höherstufige Fragen – etwa die Frage nach den Themen eines künstlerischen Werks – bestimmen.

Es ist geradezu denkwürdig, dass, obwohl Watsons Sprachfähigkeit etwas unter der eines gebildeten Menschen liegt, er doch die beiden besten *Jeopardy!*-Spieler der Welt besiegt hat. Das konnte ihm nur gelingen, weil er Sprachfähigkeit und Wissensverarbeitung mit dem perfekten Abruf von hochgradig präzisen Erinnerungen, wie nur eine Maschine sie besitzt, kombinieren konnte. Und genau das ist auch der Grund, warum wir unsere persönlichen, sozialen und kulturellen Erinnerungen überwiegend Maschinen anvertraut haben.

Auch wenn ich nicht vorhabe, meine Prognose, dass ein Computer den Turing-Test 2029 bestehen könne, vorzuverlegen, kann man doch angesichts der in Systemen wie Watson erzielten Fortschritte einige Zuversicht haben, dass KI auf Turing-Niveau zum Greifen nah ist. Würden wir eine für den Turing-Test optimierte Version von Watson bauen, kämen wir vermutlich bereits jetzt sehr nahe daran heran.

Der amerikanische Philosoph John Searle (geboren 1932) bestritt kürzlich, dass Watson in der Lage sei zu denken. Mit Hinweis auf sein Gedankenexperiment „Das Chinesische Zimmer" (ich werde dies in Kapitel 11 besprechen) behauptet er, dass Watson lediglich Symbole manipuliere, ohne ihre Bedeutung zu verstehen. Dabei beschreibt Searle die Arbeitsweise von Watson eigentlich nicht korrekt, da sie mit der Manipulation von Symbolen nichts zu tun hat, sondern auf statistisch-hierarchischen Prozessen beruht. Searles Interpretation wäre nur dann richtig, wenn wir jeden einzelnen Schritt von Watsons selbstorganisierten Prozessen als „Manipulation von Symbolen" betrachten würden. Aber wäre das der Fall, könnte man auch vom menschlichen Gehirn nicht sagen, es könne denken.

Es ist sehr erheiternd und etwas seltsam zu sehen, dass Watson vorgeworfen wird, *nur* statistische Sprachanalysen vorzunehmen statt über ein „wirkliches" Sprachverständnis zu verfügen, wie wir Menschen das tun. Denn hierarchische, statistische Analyse ist genau das, was unser Gehirn anstellt, wenn es mehrere Hypothesen durch statistische Folgerungen abwägt (was ja auf jeder Stufe des Neokortex geschieht). Watson und das menschliche Gehirn lernen und reagieren beide nach einem vergleichbaren Ansatz hierarchischen Verstehens. In vielen Hinsichten ist Watsons Wissen weit umfangreicher als das des Menschen. Kein Mensch kann von sich behaupten, die ganze Wikipedia zu seinem Wissensbestand zu zählen – und das ist ja nur ein Teil von Watsons Wissensspeicher. Auf der anderen Seite kann ein Mensch heute noch mehr konzeptionelle Ebenen erreichen als Watson. Aber dieser Vorsprung ist sicher nicht von Dauer.

Ein wichtiges System, das die ganze Leistungsfähigkeit von computergestützter Berechnung in ihrer Anwendung auf organisiertes Wissen beweist, ist Wolfram Alpha, eine Antwortmaschine (also das Gegenteil einer Suchmaschine), die vom britischen Wissenschaftler und Mathematiker Dr. Wolfram (geboren 1959) und seinen Kollegen von Wolfram Research entwickelt wurde. Wenn man Wolfram Alpha beispielsweise fragt (was man auf WolframAlpha.com tun kann): „Wie viele Primzahlen kleiner als eine Million gibt es?“, wird sie antworten: „78498“. Diese Antwort musste sie nicht nachschlagen, sie hat sie errechnet; und zusätzlich zu der Antwort gibt sie auch die benutzten Gleichungen an. Würde man versuchen, diese Antwort von einer herkömmlichen Suchmaschine zu erhalten, würde man auf Links verwiesen, auf denen man die benötigten Algorithmen finden kann. Diese Formeln müsste man dann in ein System wie Mathematica – das ebenfalls von Dr. Wolfram entwickelt wurde – eingeben. Aber das würde ganz offensichtlich mehr Arbeit (und auch mehr Sachkenntnis) erfordern, als einfach Alpha zu fragen.

Alpha besteht tatsächlich aus 15 Millionen Zeilen des Mathematica-Codes und errechnet seine Antworten aus etwa 10 Billionen Bytes einer durch das Wolfram Research-Team sorgfältig betreuten Datenmenge. Man kann eine große Bandbreite von Tatsachenwissen abfragen, beispielsweise, „Welches Land verfügt über das höchste Bruttoinlandsprodukt?“ (Antwort: Monaco, mit 212.000 US-Dollar pro Kopf) oder „Wie alt ist Stephen Wolfram?“ (Antwort: 52 Jahre, 9 Monate und 2 Tage – zum Zeitpunkt, während ich dies schreibe). Alpha ist, wie erwähnt, ein Teil von Apples Siri – wenn man Siri eine Tatsachenfrage stellt, wird die Frage an Alpha weitergeleitet. Alpha erledigt ebenfalls einige Suchen, die man Microsofts Suchmaschine Bing fragen kann.

Jüngst schrieb Dr. Wolfram in einem Blog, dass Alpha mittlerweile in 90 % der Fälle richtige Antworten gibt.[17] Er berichtet außerdem von einem exponentiellen Rückgang der Fehlerrate, mit einer Halbwertszeit von etwa 18 Monaten. Es ist ein beeindruckendes System, das handgeprüfte Daten und handgemachte Methoden verwendet – ein wahres Zeugnis dafür, warum wir überhaupt angefangen haben, Computer zu bauen. Während Menschen noch mathematische und wissenschaftliche Methoden entdecken und zusammentragen, sind Computer menschlicher Intelligenz ohne fremde (technische) Hilfe in der Umsetzung doch deutlich überlegen. Die meisten wissenschaftlichen Methoden wurden in Alpha codiert, zusammen mit fortwährend aktualisierten Daten aus Themenfeldern von Wirtschaft bis Physik. In einer persönlichen Unterhaltung mit Dr. Wolfram schätzte er, dass selbstorganisierte Methoden wie die Watsons normalerweise eine Genauigkeit von 80 % erzielen, wenn sie gut funktionieren. Alpha, so betonte er, erreiche ungefähr 90 %. Natürlich gibt es Selbstselektion in beiden Prozentangaben dahingehend, dass Nutzer (wie ich selbst) gelernt haben, welche Fragen Alpha gut beherrscht, und das gilt in ähnlicher Weise auch für selbstorganisierende Methoden. 80 % scheint eine realistische Einschätzung von Watsons Genauigkeit bei *Jeopardy!* zu sein – aber das hat ausgereicht, um die besten Menschen zu schlagen.

Ich bin der Auffassung, dass selbstorganisierte Methoden wie die, die ich bei der Mustererkennungstheorie des Geistes formuliert habe, benötigt werden, um die ausgefeilten und oft vieldeutigen Hierarchien zu verstehen, die uns bei realen Phänomenen – einschließlich der menschlichen Sprache – begegnen. Für ein System mit einer wirklich überzeugenden Intelligenz wäre die Kombination von hierarchischer Intelligenz, die sich auf die PRTM stützt (von der ich überzeugt bin, dass sie die Funktionsweise des Gehirns beschreibt), und einer präzisen Codierung von Daten und wissenschaftlicher Erkenntnisse ideal. Im Grunde wäre das ein Mensch mit einem Computer. In den kommenden Jahren werden wir diese beiden Pole der Intelligenz weiter verbessern. Was die biologische Intelligenz betrifft, ist ihre Grundachitektur, trotzdem unser Neokortex eine große Formbarkeit besitzt, durch ihre physischen Bedingungen beschränkt. Es war zwar eine Innovation der Evolution, in unserem Stirnraum zusätzlichen Neokortex unterzubringen. Aber wir werden heute nicht einfach so unseren Frontallappen um den Faktor 1.000 – oder auch nur um zehn Prozent – erweitern können. Jedenfalls können wir das nicht auf biologischem Weg. Aber es ist genau das, was wir auf technologischem Weg tun werden.

Eine Strategie für die Schaffung von Geist

> Es gibt über eine Milliarde Neuronen in unserem Gehirn. Aber was sind Neuronen? Einfach nur Zellen. Das Gehirn hat kein Wissen, bis es zwischen diesen Zellen Verbindungen gibt. Alles was wir wissen, alles was wir sind, erklärt sich aus der Art, in der unsere Neuronen verknüpft sind.
>
> Tim Berners-Lee

Lassen Sie uns nun die bisher vorgestellten Beobachtungen als Ausgangspunkt benutzen um ein Gehirn zu bauen. Wir beginnen mit der Konstruktion eines Mustererkenners, der die notwendigen Merkmale aufweist. Dann werden wir so viele Kopien herstellen, wie unsere Speicher- und Rechenressourcen hergeben. Jeder Erkenner berechnet die Wahrscheinlichkeit, dass sein Muster erkannt wird. Während er dies tut, berücksichtigt er die beobachtete Gewichtung eines jeden Inputs (innerhalb eines zweckmäßigen Kontinuums) und gleicht mit ihr die bisher erlernte Größe und die Größenvariabilitätsparameter eines jeden Inputs ab. Das Modul löst das simulierte Axon aus, wenn die errechnete Wahrscheinlichkeit eine bestimmte Schwelle überschreitet. Diese Schwelle und die Parameter, die die Berechnung der Wahrscheinlichkeit eines Musters steuern, werden durch einen genetischen Algorithmus optimiert. Weil es nicht erforderlich ist, dass jeder Input aktiv sein muss, damit ein

Muster erkannt wird, ermöglicht dies autoassoziatives Erkennen (d. h., dass Muster auch dann erkannt werden, wenn nur ein Teil von ihnen wahrgenommen wird). Außerdem erlauben wir hemmende Signale (die anzeigen, dass ein Muster weniger wahrscheinlich ist).

Nach Erkennung eines Musters wird ein aktives Signal über das simulierte Axon des Mustererkenners geschickt. Dieses Axon ist seinerseits mit einem oder mehreren Modulen der nächsthöheren konzeptionellen Stufe verbunden. All diese auf höherer Ebene verknüpften Mustererkenner akzeptieren das Muster als einen ihrer Inputs. Jedes Modul sendet aber ebenfalls auch Signale an Mustererkenner, die sich weiter unten in der Hierarchie befinden, um anzuzeigen, dass – wann immer der größte Teil eines Musters erkannt wurde – der Rest dieses Musters „erwartet" wird. Jeder Mustererkenner besitzt einen oder mehrere dieser Inputkanäle für erwartete Signale. Sobald auf diese Weise ein erwartetes Muster empfangen wird, wird die Schwelle des Mustererkenners für das Erkennen dieses speziellen Musters herabgesetzt (es wird einfacher gemacht).

Die Mustererkenner sind dafür verantwortlich, sich mit anderen Mustererkennern in beiden Richtungen der konzeptionellen Hierarchie zu „verdrahten". Man beachte, dass all die „Drähte" in Software-Anwendungen über virtuelle Bindeglieder operieren (die wie Weblinks im Grunde Basisregister sind), und nicht über reale „Drähte". Dieses System ist tatsächlich viel flexibler als das des biologischen Hirns. In einem menschlichen Gehirn müssen neue Muster einem wirklichen physischen Mustererkennungsmodul zugewiesen werden, und neue Verbindungen müssen mit Hilfe einer realen Verknüpfung zwischen einem Axon und einem Dendriten entstehen. Gewöhnlich bedeutet das, eine halbwegs geeignete physische Verbindung zu finden und dann die notwendigen Erweiterungen, Axon und Dendrit, wachsen zu lassen, um eine vollständige Verbindung herzustellen.

Eine andere Technik, die in biologischen Säugetierhirnen vorkommt, ist, mit einer großen Zahl möglicher Verbindungen zu beginnen und dann die überflüssigen Verbindungen abzuschneiden. Wenn ein biologischer Neokortex kortikale Mustererkenner, die bereits ältere Muster gelernt haben, neu ordnet, um sich neueres Material anzueignen, dann müssen die Verbindungen auch physisch neu konfiguriert werden. Auch hier ist diese Aufgabe bei einer Software-Implementierung viel einfacher. Wir müssen einfach nur den neuen Mustererkennern neue Speicherplätze zuweisen und können dann die Speicherverbindungen („memory links") nutzen. Wenn der digitale Neokortex Ressourcen des kortikalen Speichers von einem Bündel Mustererkenner einem anderen zuweisen möchte, wandelt er einfach die alten Mustererkenner in Speicherkapazität um und nimmt dann die neue Zuweisung vor. Diese Art „Speicherbereinigung“ und die Neuzuweisung von Speicherkapazität gehört zu den Standardeigenschaften der Architektur vieler Softwaresysteme. Unser digitales Gehirn würde auch eine Sicherungskopie von alten Inhalten erstellen, bevor sie aus dem aktiven Neokortex entfernt werden – eine Vorsichtsmaßnahme, zu der wir bei unserem biologischen Gehirn nicht die Möglichkeit haben.

Es gibt eine Vielfalt mathematischer Techniken, um diesen Ansatz bei selbstorganisierenden hierarchischen Mustererkennern zu implementieren. Ich würde aus verschieden Gründen HHMMs verwenden. Aus meiner persönlichen Perspektive spricht dafür, dass ich mehrere Jahrzehnte an Erfahrung mit dieser Methode besitze, habe ich sie doch schließlich schon in den frühen 1980er Jahren bei den ersten Spracherkennungsprogrammen und Systemen zur natürlichen Sprache benutzt. Auch aus fachlicher Sicht gibt es mit HHMMs mehr Erfahrung als mit jeder anderen Methode für Mustererkennung. Sie sind außerdem auch bei der Erkennung natürlicher Sprache sehr verbreitet. Viele dieser Systeme nutzen Techniken, die zumindest HHMMs mathematisch ähnlich sind.

Man sollte nicht übersehen, dass nicht alle HHMMs vollkommen hierarchisch sind. Einige lassen nur ein paar Hierarchieebenen zu – beispielsweise zwischen Geräuschen, Lauten und Worten. Für den Bau eines Gehirns müssen wir unser System in die Lage versetzen, so viele Ebenen wie nötig zu schaffen. Außerdem sind die meisten HHMM-Systeme nicht vollkommen selbstorganisierend. Einige haben fixierte Verbindungen, auch wenn diese Systeme viele ihrer Anfangsverbindungen wegschneiden, indem sie ihnen eine Verbindungsgewichtung von null zuweisen. Unsere Systeme der 1980er und 1990er Jahre sortierten automatisch Verbindungen aus, deren Gewichtung einen bestimmten Wert unterschritt, und ließen außerdem die Entstehung neuer Verbindungen zu, um die Trainingsdaten besser zu bearbeiten und gleichzeitig zu lernen. Eine entscheidende Anforderung an das System ist, so glaube ich, ihm zu erlauben, während des Lernens flexibel eine eigene Topologie – ausgehend von den Mustern, denen es ausgesetzt ist – zu entwickeln. Wir können die mathematische Technik linearer Optimierung anwenden, um den neuen Mustererkennern Verbindungen optimal zuzuweisen.

Unser digitales Gehirn wird außerdem reichlich Redundanz für jedes Muster beherbergen, besonders für solche, die häufig auftreten. Dies ermöglicht eine zuverlässige Erkennung gängiger Muster und ist zugleich eine Schlüsselmethode, zu invarianten Erkennungen für verschiedene Formen jedes Musters zu gelangen. Wir werden allerdings Regeln dafür brauchen, wie viel Redundanz wir zulassen wollen, damit wir nicht unverhältnismäßig große Speichermengen für gewöhnliche niedrigstufige Muster verbrauchen.

Die Regeln für Redundanzen, Erkennungsschwellen und die Effekte auf diese Schwellen, die von der Indikation „Dieses Muster wird erwartet" ausgehen, sind einige Beispiele für allgemeine Schlüsselparameter, die die Leistung eines solchen Typs selbstorganisierender Systeme tangieren. Anfangs würde ich diese Parameter intuitiv setzen, sie dann aber durch einen genetischen Algorithmus optimieren.

Eine sehr wichtige Überlegung betrifft das Training eines Gehirns, egal ob es ein biologisches ist oder aus Software besteht. Wie schon dargelegt, lernt ein hierarchisches (digitales oder biologisches) Mustererkennungssystem höchstens zwei – besser nur eine – hierarchische Stufen auf einmal. Für die Urladung („bootstrap") des Systems würde ich mit bereits trainierten hierarchischen Netzwerken beginnen, die ihre Lektion in der Erkennung menschlicher Sprache, gedruckter Buchstaben und Strukturen natürlicher Sprache schon gelernt haben. Ein solches System sollte dazu in der Lage sein, Dokumente in natürlicher Sprache zu lesen, würde aber wahrscheinlich zu jedem Zeitpunkt nur jeweils eine konzeptionelle Stufe beherrschen. Bereits gelernte Level dürften eine vergleichsweise stabile Basis für das Erlernen weiterer abgeben. Das System kann so die gleichen Dokumente immer wieder lesen und dabei mit jeder Wiederholung neue konzeptionelle Stufen gewinnen, so wie auch Menschen durch wiederholtes Lesen zu einem tieferen Verständnis von Texten kommen. Milliarden Seiten an Material sind im Web frei zugänglich. Allein Wikipedia hat in der englischen Version etwa vier Millionen Einträge.

Außerdem würde ich ein „Critical Thinking"-Modul einbauen, das alle existierenden Muster einem ununterbrochenen Hintergrundscan unterzieht und prüft, ob sie mit anderen Mustern (Ideen) im digitalen Neokortex kompatibel sind. Eine solche Möglichkeit gibt es in unseren Gehirnen nicht, was der Grund dafür ist, dass Menschen bisweilen inkonsistente Überzeugungen mit vollkommenem Gleichmut hegen können. Sobald es eine inkonsistente Idee entdeckt, sucht das digitale Modul nach einer Lösung und bezieht dabei sowohl seine eigenen kortikalen Strukturen als auch die enorme Menge an vorhandener Literatur ein. Eine Lösung kann hier so aussehen, dass eine der existierenden Ideen einfach als falsch bestimmt wird (wenn ein Übergewicht an Daten gegen sie spricht). Konstruktiver ist es allerdings, wenn der scheinbare Widerspruch durch eine Idee auf einer höheren konzeptionellen Stufe aufgelöst und so eine Perspektive aufgezeigt wird, die jede der vermeintlich konfligierenden Ideen erklären kann. Das System würde diese Lösung als neues Muster speichern und mit den Ideen verknüpfen, die ursprünglich die Suche nach dieser Lösung auslösten. Dieses

Modul würde als ununterbrochene Hintergrundanwendung laufen. Es wäre sehr nützlich, wenn menschliche Gehirne das gleiche täten.

Außerdem würde ich ein Modul einführen, das offene Fragen in jeder Disziplin identifiziert. Ebenfalls als kontinuierlich laufende Hintergrundanwendung sucht es nach Lösungen für diese in anderen, anscheinend disparaten Wissensbereichen. Wie schon gesagt, besteht das Wissen des Neokortex aus hochgradig verschachtelten Mustern von Mustern. Es ist deshalb vollkommen metaphorisch. Wir können daher ein Muster verwenden, um eine Einsicht oder eine Lösung für Probleme in einem scheinbar ganz verschiedenen Feld zu gewinnen.

Als Beispiele muss man sich bloß die Metapher ins Gedächtnis rufen, die ich im 4. Kapitel benutzt habe, um die zufälligen Bewegungen von Molekülen in Gasen mit den nicht minder zufälligen Bewegungen evolutionären Wandels in Beziehung zu setzen. Moleküle bewegen sich in Gasen rein zufällig und ohne einen offensichtlichen Richtungssinn. Dennoch wird jedes einzelne Gasmolekül in einem Gefäß dieses Gefäß irgendwann nach einer gewissen Zeit verlassen. Ich stellte fest, dass dies eine Perspektive auf eine wichtige Frage zur Evolution der Intelligenz eröffnet. Wie die Moleküle eines Gases, so schreitet auch der evolutionäre Wandel kreuz und quer ohne bestimmte Richtung voran. Trotzdem sehen wir eine Bewegung hin zu größerer Komplexität und Intelligenz, bis hin zum größten Erfolg der Evolution, der Entwicklung eines Neokortex, der zu hierarchischem Denken in der Lage ist. Auf diese Weise können wir durch eine metaphorische Übertragung aus einem Feld (Thermodynamik) auf ein anderes (die biologische Evolution) die Einsicht gewinnen, dass ein offensichtlich zweck- und richtungsloser Prozess doch zu einem offensichtlich sinnvollen Ergebnis führen kann.

Ich habe früher berichtet, wie Charles Lyells Beobachtung, dass die winzigen Einwirkungen von fließendem Wasser mit der Zeit massive Felsformationen in tiefe Schluchten verwandeln konnten, Charles Darwin anregten, ähnliche Beobachtungen über kontinuierliche geringfügige Veränderungen in den Merkmalen der Eigenschaften von Organismen innerhalb einer Spezies zu machen. Diese Suche nach Metaphern wäre eine weitere, ununterbrochen laufende Hintergrundanwendung.

Wir sollten zudem die Mittel bereitstellen, viele Listen gleichzeitig zu bearbeiten, um ein Äquivalent zu strukturiertem Denken zu bieten. Eine Liste kann zum Beispiel die Feststellung der Bedingungen sein, die eine Problemlösung erfüllen muss. Jeder Bearbeitungsschritt kann eine rekursive Suche durch die bereits existierende Hierarchie von Ideen oder durch die verfügbare Literatur in Gang setzen. Das menschliche Gehirn scheint (ohne die Hilfe von Werkzeugen wie Computern) nur vier solcher Listen gleichzeitig handhaben zu können, aber es gibt keinen Grund, warum ein künstlicher Neokortex einer solchen Beschränkung unterliegen sollte.

Wir werden darüber hinaus unser künstliches Gehirn mit der Art Intelligenz ausstatten und steigern wollen, in der Computer schon immer unübertroffen waren: der Fähigkeit, riesige Datenbanken sicher zu beherrschen und bekannte Algorithmen schnell und effizient umzusetzen. Wolfram Alpha kombiniert auf einzigartige Weise eine große Zahl bekannter wissenschaftlicher Methoden und wendet sie auf sorgfältig gesammelte Daten an. Auch diese Art Systeme wird sich weiter verbessern, wie man aus Dr. Wolframs Beobachtung von exponentiell zurückgehenden Fehlerraten schließen kann.

Zuletzt benötigt unser neues Gehirn noch einen Zweck. Ein Zweck drückt sich über eine Reihe von Zielen aus. In unseren biologischen Gehirnen werden Ziele durch Lust- und Furchtzentren bestimmt, die wir aus dem Althirn ererbt haben. Diese primitiven Triebe wurden ursprünglich von der Evolution geschaffen, um das Überleben einer Spezies zu fördern. Der Neokortex aber hat uns die Möglichkeit ihrer Sublimierung gegeben. Watsons Ziel war es, *Jeopardy!*-Fragen zu beantworten. Eine andere einfache Zieldefinition wäre es, den Turing-Test zu bestehen. Dafür bräuchte ein digitales Gehirn eine menschliche Erzählung seiner eigenen fiktionalen Geschichte, mit dem es vortäuschen könnte, ein biologischer Mensch zu sein. Außerdem müsste es sich erheblich dümmer stellen, als es ist, da jedes System, das beispielsweise über Watsons Wissen verfügt, rasch als nichtbiologisch identifiziert werden würde.

Interessanter wäre es, wenn wir unserem neuen Gehirn ein noch ehrgeizigeres Ziel setzen würden, wie etwa Mitwirkung an einer besseren Welt. Natürlich löst ein solches Ziel viele Fragen aus: Besser für wen? Besser auf welche Weise? Für biologische Menschen? Für alle bewussten Lebewesen? Und wenn das der Fall sein sollte, wer oder was verfügt über ein Bewusstsein?

Wenn nichtbiologische Gehirne ebenso wie biologische dazu fähig werden, die Welt zu verändern – und in Wirklichkeit erheblich fähiger als nichtoptimierte biologische –, müssen wir über ihre moralische Erziehung nachdenken. Ein guter Ausgangspunkt hierfür wäre eine sehr alte Idee unserer religiösen Tradition: die goldene Regel.

KAPITEL 8

Der Geist als Computer

Unser Gehirn gleicht einem vollgestopften Chemielabor von der Form eines französischen Bauernbrots, in dem es von unentwegten neuronalen Konversationen nur so wimmelt. Stell dir das Gehirn vor, diesen glänzenden Haufen, dieses mausgraue Parlament von Zellen, diese Traumfabrik, diesen kleinen Tyrannen inmitten einer Kugel aus Knochen, dieses Durcheinander von Neuronen, das all diese Schauspiele hervor ruft, dieses kleine Überall, dieses launische Vergnügungszentrum, diesen runzeligen Kleiderschrank des Selbst, in den Schädel gestopft wie zu viele Kleider in eine Sporttasche.

DIANE ACKERMAN

Gehirne existieren, weil die Verteilung der für das Überleben notwendigen Ressourcen und die das Überleben bedrohenden Gefahren in Ort und Zeit variieren.

JOHN M. ALLMAN

Die moderne Geographie des Gehirns besitzt eine köstlich antiquierte Stimmung – wie eine mittelalterliche Landkarte der damals bekannten Welt, umgeben von unbekannten Gebieten, in denen Ungeheuer umherstreifen.

DAVID BAINBRIDGE

In der Mathematik versteht man die Dinge nicht. Man gewöhnt sich an sie.

JOHN VON NEUMANN

Seit dem Auftauchen des Computers in der Mitte des 20. Jahrhunderts gibt es anhaltende Diskussionen nicht nur über das letztliche Ausmaß seiner Fähigkeiten, sondern auch darüber, ob man sich das menschliche Gehirn selbst wie eine Art Computer vorstellen kann. Was die zweite Frage betrifft, ist der Konsens umgeschlagen: Sah man diese beiden Arten von informationsverarbeitenden Entitäten anfangs als im Wesentlichen gleich an, so ist man in der Zwischenzeit dazu übergangen, sie als etwas fundamental Verschiedenes zu betrachten. Ist also nun das Gehirn ein Computer?

Als Computer das erste Mal in den 1940er Jahren zu einem öffentlichen Thema wurden, erkannte man in ihnen sofort denkende Maschinen. Der ENIAC, 1946 der Öffentlichkeit vorgestellt, wurde in der Presse als „gigantisches Gehirn" beschrieben. Als die Computer in den folgenden Jahrzehnten kommerziell verfügbar wurden, war in Werbeanzeigen routinemäßig von Computern als Gehirnen die Rede, die zu Leistungen fähig seien, mit denen normale biologische Gehirne nicht Schritt halten könnten.

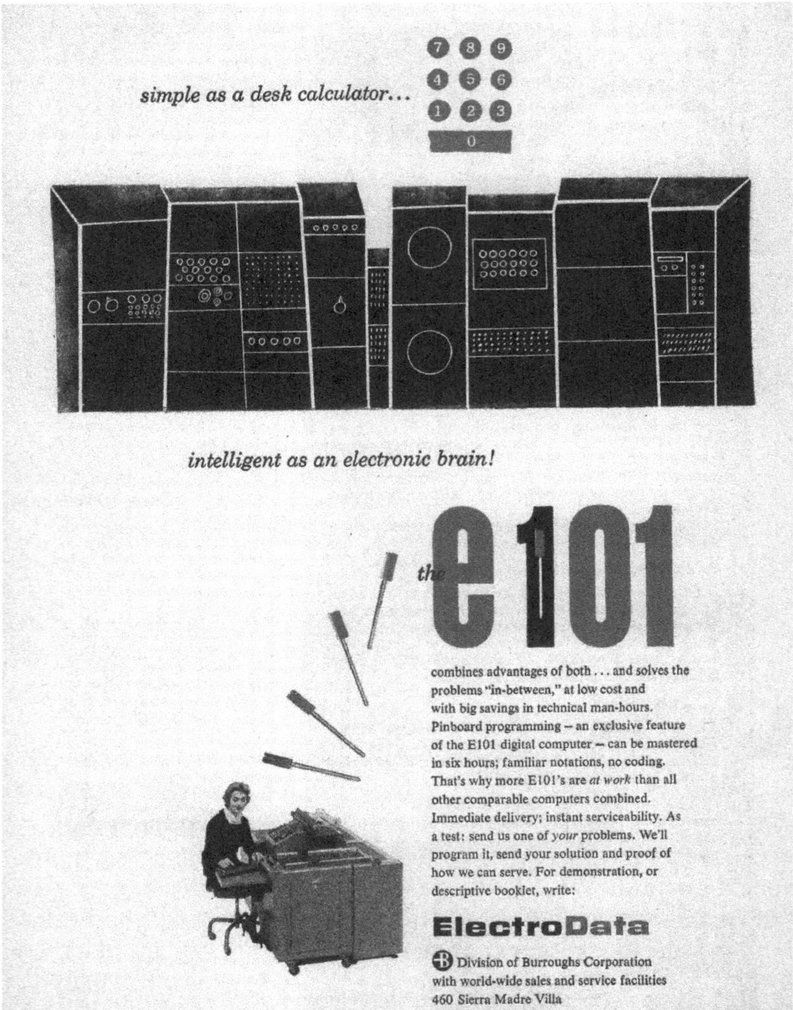

Eine 1957 erschienene Anzeige mit der populären Vorstellung eines Computers als gigantisches Gehirn.

Computerprogramme setzten die Maschinen schnell in Stand, diesen Ankündigungen gerecht zu werden. Der „General Problem Solver“, 1959 von Herbert A. Simon, J. C. Shaw und Allen Newill an der Carnegie Mellon University entwickelt, war in der Lage, den Beweis für ein Theorem zu erbringen, das die Mathematiker Bertrand Russell (1872–1970) und Alfred North Whitehead (1862–1947) in ihrem berühmten Werk *Principia Mathematica* (1913) nicht hatten lösen können. In den folgenden Jahrzehnten wurde offenkundig, dass Computer zwar bei intellektuellen Übungen wie dem Lösen mathematischer Probleme, dem Diagnostizieren von Krankheiten und dem Schachspielen die Fähigkeiten des Menschen ohne Weiteres und bei Weitem übertrafen, dagegen aber Schwierigkeiten damit hatten, einen Roboter sich die Schnürsenkel binden zu lassen oder die Alltagssprache zu verstehen, die für einen Fünfjährigen kein Problem darstellt. Computer fangen erst jetzt an, diese Art von Aufgaben zu meistern. Ironischerweise verhält sich die Evolution der Computerintelligenz umgekehrt zum menschlichen Reifungsprozess.

Ob Computer und das menschliche Gehirn auf irgendeiner Ebene gleichwertig sind oder nicht, ist bis heute eine kontroverse Frage. In der Einleitung habe ich erwähnt, dass es Millionen von Links zu Web-Fundstellen bezüglich der Komplexität des menschlichen Gehirns gibt. Ganz ähnlich ergäbe eine Google-Recherche zu „Das Gehirn ist kein Computer“ Millionen Ergebnisse. Meiner Meinung nach sind solche Aussagen dem Satz „Apfelmus ist kein Apfel“ vergleichbar. Logisch betrachtet ist diese Aussage natürlich wahr. Aber man kann aus Äpfeln Apfelmus machen. Vielleicht bringt man es eher auf den Punkt, wenn man sagt: „Computer sind keine Textverarbeitungsprogramme“. Es ist wahr, dass ein Computer und ein Textverarbeitungsprogramm sich auf verschiedenen konzeptionellen Ebenen befinden. Aber ein Computer kann zu einem reinen Textverarbeiter werden, wenn man ausschließlich Textverarbeitungssoftware laufen lässt. Genauso kann ein Computer ein Gehirn werden, wenn man Gehirn-Software darauf ausführt. Und das ist genau das, was Forscher wie ich zu tun versuchen.

Die Frage ist demnach, ob wir einen Algorithmus finden können, der den Computer zu einer Entität macht, die dem menschlichen Gehirn gleichwertig ist. Ein Computer kann letztlich jeden Algorithmus, den wir definieren, aufgrund der ihm eigenen Universalität (allein begrenzt durch seine Leistungsfähigkeit) ausführen. Das menschliche Gehirn andererseits führt nur einen ganz bestimmten Satz von Algorithmen aus. Seine Methoden sind in dem Sinn clever, dass es eine signifikante Plastizität und die Restrukturierung seiner Verbindungen aufgrund getätigter Erfahrungen erlaubt. Diese Funktionen können aber ebenfalls in Software nachgebildet werden.

Die Universalität der Berechenbarkeit (die Auffassung, dass ein Allzweckcomputer jeden Algorithmus implementieren kann) – und der große Einfluss dieses Gedankens – bildete sich zur gleichen Zeit heraus wie die ersten tatsächlichen Computer. Es gibt vier Schlüsselkonzepte, die der Universalität und der Durchführbarkeit der Berechenbarkeit und ihrer Anwendbarkeit auf unser Denken zugrunde liegen. Es ist sinnvoll, sie sich in unserem Zusammenhang noch einmal anzusehen, da das Gehirn selbst von ihnen Gebrauch macht. Das erste ist die Fähigkeit zu kommunizieren, sich zu erinnern und Informationen zuverlässig zu berechnen. Wenn man um das Jahr 1940 das Wort „Computer" benutzte, nahmen die Menschen an, man spreche über einen Analogcomputer, in dem Zahlen durch verschiedene Niveaus elektrischer Spannung repräsentiert werden und spezialisierte Komponenten arithmetische Funktionen wie Addition und Multiplikation ausführen können. Eine große Schwäche der Analogcomputer waren indessen ihre immer wieder auftretenden Probleme mit der Exaktheit von Ergebnissen und Operationen. Zahlen konnten nur mit einer Genauigkeit von ungefähr einem Hundertstel wiedergegeben werden, und da die Niveaus der elektrischen Spannung, die sie repräsentierten, durch eine steigende Anzahl arithmetischer Operationen verarbeitet wurden, summierten sich die Irrtümer auf. Wenn man mehr als eine Handvoll Berechnungen ausführen wollte, wurden die Resultate derart ungenau, dass sie faktisch bedeutungslos wurden.

Jeder, der sich an die Tage erinnert, in denen Musik mit Analogtonbandmaschinen aufgenommen wurde, kennt noch das folgende Phänomen: Es gibt eine merkbare Qualitätsminderung bei der ersten Kopie, d. h. sie rauscht ein bisschen mehr als das Original. (Man beachte, dass das „Rauschen" willkürliche Ungenauigkeiten darstellt.) Bei der Kopie der Kopie wird das Rauschen noch schlimmer, und bei der zehnten Kopie ist fast nur noch Rauschen zu hören.

Man nahm von daher an, dass das gleiche Problem auch bei digitalen Computern auftreten würde. Solche Bedenken kann man verstehen, wenn man davon ausgeht, dass die Kommunikation digitaler Informationen über einen einzigen Kanal läuft. Kein Kanal ist perfekt und jeder wird eine ihm eigene Fehlerrate aufweisen. Angenommen, wir haben einen Kanal, bei dem die Wahrscheinlichkeit für die korrekte Übertragung jedes Bits bei 0.9 liegt; d. h., wenn ich eine Mitteilung versende, die ein Bit lang ist, so ist die Wahrscheinlichkeit, dass sie exakt so übermittelt wird, 0.9 bzw. 90 %. Was passiert nun, wenn man zwei Bits sendet? Dann liegt die Genauigkeit bei $0.9^2=0.81$, also 81 %. Wie sieht das Ganze nun aus, wenn ich ein Byte sende (8 Bit)? Die Wahrscheinlichkeit einer korrekten Übermittlung liegt nicht einmal bei 0.5 bzw. 50 % (0.43 um genau zu sein). Die Chance, dass bei einer Versendung von fünf Byte diese ihr Ziel ohne Fehler erreichen, liegt schließlich bei nur ca. 1 %.

Ein scheinbar naheliegender Weg zur Umgehung dieses Problems ist der, den Kanal in puncto Exaktheit zu verbessern. Unterstellen wir, dass der Kanal bei einer Million Bits nur einen Fehler macht. Wenn ich dann eine Datei, bestehend aus einer halben Million Bytes (ungefähr die Größe eines bescheidenen Programms oder einer Datenbank), versende, so beträgt die Wahrscheinlichkeit einer korrekten Datenübermittlung trotz der sehr hohen inhärenten Genauigkeit des Kanals nur zwei Prozent. Ist dieser Fall gegeben, dann kann ein einziger Bit-Irrtum ein ganzes Computerprogramm und andere Formen digitaler Daten disqualifizieren – keine befriedigende Situation. Die Wahrscheinlichkeit für einen Fehler bei der Übertragung steigt, unabhängig von der Genauigkeit des Kanals, mit zunehmender Länge der Nachricht rapide an. Es scheint hier eine kaum überwindbare Hürde zu geben.

Analoge Computer näherten sich diesem Problem durch Fehlertoleranz („Graceful Degradation", d. h., dass die Benutzer nur solche Anfragen stellen, bei denen sie kleinere Irrtümer tolerieren können). Wenn sich die Nutzer von Analogcomputern also mit einer beschränkten Menge an Berechnungen zufrieden gaben, hatten diese Computer einen gewissen Nutzen. Digitale Computer erfordern hingegen kontinuierliche Kommunikation, nicht nur von einem Computer zu einem anderen, sondern innerhalb des Computers selbst. Es besteht eine ununterbrochene Kommunikation zwischen seinem Speicher und dem Hauptprozessor (CPU). Innerhalb der CPU findet eine solche Kommunikation zwischen Registern statt ebenso wie zwischen diesen und der arithmetischen Einheit usw. Sogar innerhalb der arithmetischen Einheit existiert Kommunikation der Bit-Register untereinander. Kommunikation findet also auf allen Ebenen statt. Da die Fehlerraten also mit zunehmender Anzahl von Kommunikationen ausufern und ein einziger Bit-Irrtum die Zuverlässigkeit eines Prozesses zunichte machen kann, war der digitale Computer von Anfang an zum Scheitern verurteilt –so schien es zumindest zu der damaligen Zeit.

Bemerkenswerterweise war dies die vorherrschende Ansicht, bis der amerikanische Mathematiker Claude Shannon (1916–2001) demonstrierte, wie man beliebig genaue Kommunikation erzeugen kann, sogar dann, wenn man die unzuverlässigsten Kommunikationskanäle benutzt. Shannon konstatierte in seiner epochemachenden Abhandlung „Mathematische Grundlagen in der Kommunikationstheorie" (orig. „A Mathematical Theory of Communication") – veröffentlicht im Juli und Oktober 1948 in *The Bell System Technical Journal* – und vor allem in seinem Theorem über die Codierung verrauschter Kanäle (Shannons Kanalcodierungstheorem), dass man, wenn man über einen Kanal mit einer beliebigen Fehlerrate verfügt (ausgenommen exakt 50 % pro Bit; denn das würde bedeuten, dass der Kanal nur reines Rauschen überträgt), in der Lage ist, Mitteilungen mit welcher auch immer gewünschten Fehlerrate zu übermitteln. Mit anderen Worten: Die Fehlerwahrscheinlichkeit bei der Übertragung kann ein Bit aus *n* Bits betragen, wobei *n* so groß sein kann, wie man es eben definiert. Verdeutlichen wir das am Extremfall: Wenn man einen Kanal hat, der nur 51 % der Zeit genaue Informationsbits überträgt (das bedeutet, dass das korrekte Bit nur geringfügig häufiger übertragen wird als das falsche), kann man dennoch Nachrichten übertragen, bei denen nur ein Bit aus einer Million oder aus einer Milliarde oder auch aus mehreren Billionen inkorrekt ist.

Wie ist das möglich? Die Antwort lautet: durch Redundanz. Das mag heute auf der Hand liegen, aber nicht zu jener Zeit. Ein einfaches Beispiel: Wenn man jedes Bit dreimal überträgt und sich dann auf die Mehrheit der Resultate stützt, wird man die Zuverlässigkeit des Ergebnisses substantiell verbessern. Wenn das nicht ausreicht, erhöht man einfach die Redundanz soweit, bis man die gewünschte Zuverlässigkeit erreicht. Die Information lediglich zu wiederholen, ist der einfachste Weg, bei wenig akkuraten Kanälen eine beliebig hohe Genauigkeit zu erzielen. Aber es ist nicht der effizienteste Ansatz. Shannons Essay, der das Feld der Informationstheorie begründete, bot optimale Methoden für Fehlererkennung und Korrekturcodes, die jeden Genauigkeitsgrad bei einem beliebigen nichtzufälligen Kanal erreichen konnten.

Ältere Leser werden sich an Telefonmodems erinnern, die Informationen durch verrauschte analoge Telefonleitungen übertrugen. Bei diesen Leitungen gab es ein charakteristisches Zischen und Knallen sowie viele andere Arten von Verzerrungen. Aber nichtsdestotrotz konnten sie – dank dem Schannon-Theorem – digitale Daten mit großer Genauigkeitsrate übertragen. Dasselbe Problem und dieselbe Lösung gibt es für digitale Speicher. Haben Sie sich jemals gefragt, wie CDs, DVDs und Programmdisks sogar dann noch verlässliche Ergebnisse liefern, wenn die Disk auf die Erde gefallen und zerkratzt ist? Auch hierfür können wir uns bei Shannon bedanken.

Die Grundlage der Rechenfähigkeit von Computern beruht auf drei Elementen: 1. Kommunikation – die, wie ich erwähnte, sowohl innerhalb als auch zwischen Computern erfolgt; 2. Speicher; und 3. Logikgatter, die die arithmetischen und logischen Funktionen ausführen. Die Genauigkeit von Logikgattern kann ebenfalls willkürlich hoch festgelegt werden durch die vergleichbare Nutzung von Fehlererkennung und Korrekturcodes. Es ist Shannons Theorem und Theorie zu verdanken, dass wir mit willkürlich großen Mengen von digitalen Daten und Algorithmen zurechtkommen, ohne dass die Prozesse durch Fehler gestört oder gar gänzlich vereitelt werden. Es ist wichtig klarzustellen, dass auch das Gehirn Shannons Prinzip verwendet, obwohl die Evolution des menschlichen Gehirns Shannons Entdeckung vorausging! Die meisten Muster oder Ideen (und eine Idee ist ebenfalls ein Muster) werden, wie wir gesehen haben, im Gehirn zusammen mit einer beträchtlichen Menge an Redundanzen gespeichert. Ein Hauptgrund für die Redundanz im Gehirn ist die den neuronalen Schaltkreisen anhaftende Unzuverlässigkeit.

Die zweite wichtige Idee, auf der das Informationszeitalter beruht, ist jene, die ich schon früher nannte: die universelle Programmierbarkeit. 1936 beschreibt Alan Turing seine „Turingmaschine“, die keine wirkliche Maschine, sondern eher ein weiteres Gedankenexperiment darstellt. Seine fiktive Rechenmaschine besteht aus einem unendlich langen Speicherband mit entweder einer 1 oder einer 0 in jedem Feld. Der Input dieser Maschine erfolgt über dieses Band, von dem die Maschine immer ein Feld auf einmal lesen kann. Die Maschine beinhaltet ebenfalls eine Palette von Regeln – im Wesentlichen ein gespeichertes Programm –, die aus nummerierten Zuständen bestehen. Jede Regel legt eine bestimmte Aktion fest, wenn im gerade gelesenen Feld eine 0 steht, eine andere, wenn sich dort eine 1 befindet. Mögliche Aktionen beinhalten auch das Schreiben einer 0 oder 1 auf das Band, das Band ein Feld nach links oder rechts zu bewegen oder es anzuhalten. Jeder Zustand bestimmt dann die Nummer des nächsten Zustands, in dem sich die Maschine befinden soll.

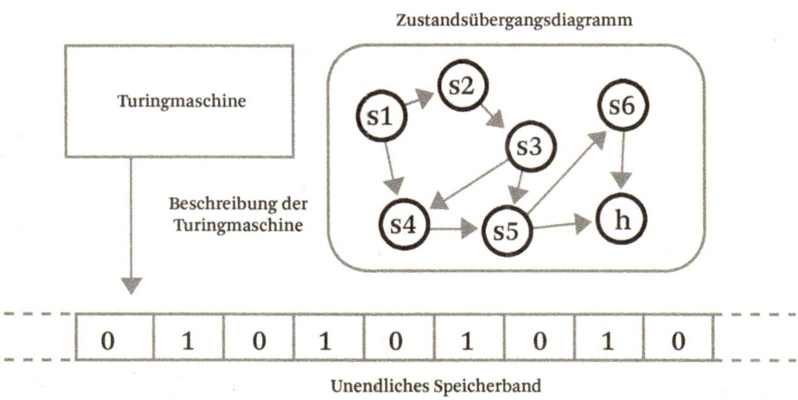

Blockdiagramm einer Turingmaschine mit einem Lese- und Schreibkopf für das Speicherband und einem internen Programm, bestehend aus Zustandsübergängen.

Die Eingabe für die „Turingmaschine" ist zunächst auf dem Band codiert. Das Programm läuft. Wenn die Maschine anhält, hat sie ihren Algorithmus beendet, und das Ergebnis der Berechnung wird auf dem Band gespeichert. Es bleibt zu bemerken, dass – obgleich das Band theoretisch unendlich lang ist – jedes wirkliche Programm, das sich nicht in einer unendlichen Schleife verfängt, nur einen endlichen Teil des Bandes nutzt. Solange wir es also mit einem endlich langen Band zu tun haben, wird die Maschine immerhin Lösungen für eine ganze Menge von Problemen liefern.

Wenn die Turingmaschine ziemlich schlicht erscheint, so liegt das im Sinne des Erfinders. Turing wollte seine Maschine so einfach wie möglich haben (aber nicht einfacher, um hier Einstein zu paraphrasieren). Turing und Alonzo Church (1903–1995), sein ehemaliger Professor, entwickelten in der Folge die sogenannte Church-Turing-These. Diese einem Naturgesetz ähnliche These besagt, dass ein einer Turingmaschine gestelltes und von dieser nicht zu lösendes Problem durch *keine* Maschine gelöst werden kann. Obwohl die Turingmaschine nur über eine Handvoll Befehle verfügt und jeweils nur ein Bit verarbeitet, kann sie alles berechnen, was andere Computer auch berechnen können. Anders gesagt: Eine Maschine, die Turing-vollständig ist (d. h., die der Turingmaschine äquivalente Fähigkeiten besitzt), kann jeden Algorithmus (jede Prozedur, die wir uns ausdenken können) berechnen.

Starke Interpretationen der Church-Turing-These behaupten eine wesentliche Gleichwertigkeit zwischen dem, was ein Mensch denken oder wissen kann, und dem, was durch eine Maschine berechenbar ist. Die Grundidee hierbei ist, dass das menschliche Gehirn ebenfalls den Naturgesetzen unterworfen ist und dass dessen Informationsverarbeitungskapazität nicht an die einer Maschine heranreichen kann (und folglich auch nicht an die einer Turingmaschine).

Zu Recht kann man also sagen, dass Turings Abhandlung von 1936 die theoretische Grundlage des Computers gelegt hat. Es sollte aber berücksichtigt werden, dass er stark von einer Vorlesung des ungarisch-amerikanischen Mathematikers John von Neumann (1903–1957) über das Konzept des speicherprogrammierten Universalcomputers beeinflusst wurde, die dieser 1935 in Cambridge hielt – ein Konzept, das in der Turingmaschine bewahrt ist.[1] Umgekehrt hatte Turings Aufsatz, der auf elegante Weise die Prinzipien des Rechnerwesens begründete, nicht geringen Einfluss auf von Neumann, und dieser machte ihn für seine Kollegen in den späten 1930ern und frühen 1940er Jahren zur Pflichtlektüre.[2]

In besagtem Aufsatz berichtet Turing über eine andere unerwartete Entdeckung: die der unlösbaren Probleme. Das sind Probleme, von denen gezeigt werden kann, dass es für sie eine eindeutige wohldefinierte Lösung gibt, für die wir aber gleichfalls beweisen können, dass sie niemals durch eine Turingmaschine berechnet werden können – d. h. durch *keine* Maschine. Dies bedeutete die Umkehrung eines Dogmas des 19. Jahrhunderts, welches besagt, dass Probleme, die definiert werden können, letztlich auch lösbar seien. Turing zeigte, dass es ebenso viele unlösbare wie lösbare Probleme gibt. Auch der österreichisch-amerikanische Mathematiker und Philosoph Kurt Gödel gelangte mit seinem „Unvollständigkeitstheorem" von 1931 zu einer ähnlichen Erkenntnis. Wir stehen also vor der verblüffenden Situation, dass wir in der Lage sind, ein Problem zu definieren und zu beweisen, dass es eine einzige Lösung gibt, aber ebenfalls wissen, dass die Lösung prinzipiell nicht gefunden werden kann.

Turing hat gezeigt, dass Computerberechnungen im Wesentlichen auf einem sehr einfachen Mechanismus beruhen. Da die Turingmaschine (und folglich jeder Computer) in der Lage ist, ihre zukünftigen Abläufe auf Resultate, die sie vorher schon berechnet hat, zu gründen, kann sie Entscheidungen treffen und beliebig komplexe Informationshierarchien modellieren.

1939 entwarf Turing eine elektronische Rechenmachine („Bombe" genannt), die half, jene Nachrichten zu decodieren, die mittels der Chiffriermaschine der Nazis, der „Enigma", verschlüsselt worden waren. Um 1943 vervollständigte ein Ingenieursteam – inspiriert durch Turing – das, was man wahrscheinlich den ersten Computer überhaupt nennen kann, den „Colossus", durch den es den Alliierten gelang, auch weiter entwickelte Versionen der „Enigma" zu dechiffrieren. Die „Bombe" und der „Colossus" waren nur für eine einzige Aufgabe entworfen worden und konnten nicht für davon verschiedene Zwecke umprogrammiert werden. Aber sie erfüllten diese eine hervorragend. Man sagt, es sei ihnen zu verdanken, dass die Alliierten den 3:1-Vorteil der Deutschen Luftwaffe gegenüber der British Royal Air Force wettmachen, die entscheidende „Luftschlacht um England" gewinnen und die Taktiken der Nazis die Zeit des Krieges hindurch vorhersehen konnten.

Es waren diese Fundamente, auf denen John von Neumann die Architektur des modernen Computers errichtete, die unsere dritte Hauptidee darstellt. Diese sogenannte „Von-Neumann-Maschine" ist die Kernstruktur beinahe jedes Computers der vergangenen siebenundsechzig Jahre geblieben – vom Mikrokontroller in Ihrer Waschmaschine bis hin zu den größten Supercomputern. In einer Publikation vom 30. Juni 1945 mit dem Titel „First Draft of a Report on the EDVAC" präsentierte von Neumann die Ideen, die seither das Fach dominierten.[3] Das Von-Neumann-Modell beinhaltet einen zentralen Prozessor, in dem arithmetische und logische Operationen ausgeführt werden, eine zentrale Speichereinheit, in der das Programm und die Daten gespeichert werden, einen Massenspeicher, einen Programmschrittzähler und Input/Output-Kanäle. Obgleich diese Abhandlung als internes Projektdokument gedacht war, ist sie zur Bibel für Computerarchitekturdesigner geworden. Wie man sieht, kann man also nie wissen, ob nicht ein scheinbar routinemäßiges internes Memo letztlich die Welt revolutioniert.

Die Turingmaschine wurde nicht für den praktischen Gebrauch entworfen. Turings Theoreme hatten weniger mit Problemlösungseffizienz zu tun, sondern behandelten eher das Spektrum der Probleme, die theoretisch berechenbar sind. Von Neumanns Ziel dagegen war es, ein realisierbares Konzept einer Rechenmaschine zu entwickeln. Sein Model ersetzte Turings 1-Bit-Rechnungen durch Mehr-Bit-Speicherworte (im Allgemeinen ein Mehrfaches von acht Bit). Turings Speicherband ist sequentiell, so dass die Programme der Turingmaschine einen übermäßigen Zeitaufwand betreiben, um das Band vor- und zurückzubewegen und Zwischenergebnisse zu speichern und abzufragen. Im Gegensatz dazu arbeitet von Neumann mit „Random Access Memory"-Speicher, so dass jedes Datenelement sofort abgerufen werden kann.

Eine der Schlüsselideen von Neumanns ist die Idee des gemeinsamen Arbeitsspeichers, die er ein Jahrzehnt zuvor eingeführt hatte. Dieser legt das Programm in demselben Speicher wie die Daten ab (und oftmals sogar in demselben Speicherblock). Dies eröffnet die Möglichkeit, den Computer sowohl für verschiedene Aufgaben umzuprogrammieren als auch für selbstmodifizierende Codes neu zu programmieren (falls der Speicher beschreibbar ist), was eine leistungsstarke Form der Rekursion gestattet. Bis zu jener Zeit waren fast alle Computer, der „Colossus" eingeschlossen, nur für einzelne begrenzte Aufgaben gebaut worden. Erst das Speicherprogramm machte den Computer wahrhaft zum Universalrechner. Dadurch erfüllte sich Turings Vision der Universalität der Berechenbarkeit.

Ein anderer wesentlicher Aspekt der Von-Neumann-Maschine ist, dass jede Anweisung aus einem Operationscode, der die auszuführende arithmetische und logische Operation spezifiziert, sowie der Adresse eines Operanden im Speicher besteht. Von Neumann stellte sein Konzept der Architektur eines Computers der Öffentlichkeit im Rahmen der Publikation des Entwurfs des EDVAC (Electronic Discrete Variable Automatic Computer) vor, ein Projekt, das er mit seinen Mitarbeitern J. Presper Eckert und John Mauchly leitete. Der EDVAC selbst funktionierte genau genommen bis 1951 nicht. Um diese Zeit herum gab es andere speicherprogrammierte Computer, z. B. die Manchester Small-Scale Experimental Machine, ENIAC, EDSAC und BINAC. All diese sind grundlegend durch die Von-Neumann-Abhandlung beeinflusst, und Eckert und Mauchly wirkten jeweils als Konstrukteure mit. Von Neumann leistete einen direkten Beitrag bei dem Entwurf mehrerer dieser Maschinen – einschließlich einer späteren Version von ENIAC, die auf der Von-Neumann-Architektur beruhte.

Es gab einige Vorläufer der Von-Neumann-Architektur, obschon alle von ihnen – mit einer überraschenden Ausnahme – keine wirklichen Von-Neumann-Maschinen waren. 1944 stellte Howard Aiken den Mark I vor, der zwar programmierbar war, aber kein Speicherprogramm benutzte. Er las Instruktionen von einem gelochten Papierband und führte dann jeden Befehl augenblicklich aus. Es fehlte bei ihm überdies eine bedingte Verzweigungsinstruktion.

1941 entwickelte der deutsche Wissenschaftler Konrad Zuse (1910–1995) den Z-3 Computer. Der Z-3 las seine Programme ebenfalls von einem Band (in diesem Fall codiert auf einem Film). Er verfügte ebenfalls über keine bedingte Verzweigungsinstruktion. Interessanterweise hatte Zuse die Unterstützung der Deutschen Versuchsanstalt für Luftfahrt (DVL), die das Gerät zur Analyse des Tragflügelflatterns verwendete. Aber sein Antrag an die Nazi-Regierung zur Finanzierung der Ersetzung der Relais im Z-3 durch Elektronenröhren wurde abgelehnt. Die Nazis hielten Rechenmaschinen nicht für „kriegswichtig". Diese Einschätzung hatte weitreichende Konsequenzen und erklärt meiner Meinung nach den Ausgang des Krieges.

Es gibt aber tatsächlich einen genuinen Vorreiter des Von-Neumann-Konzepts, und das ein ganzes Jahrhundert früher! Die „Analytical Engine" des englischen Mathematikers und Erfinders Charles Babbage (1791–1871), die dieser erstmals 1837 beschrieb, nahm die Ideen von Neumanns vorweg und zeichnete sich speziell durch ihr Speicherprogramm via Lochkarten aus, was dem Prinzip des Jacquard-Webstuhl nachgeahmt war.[4] Ihr Arbeitsspeicher umfasste tausend Wörter mit jeweils fünfzig Dezimalstellen (dem Äquivalent von ungefähr 21 Kilobytes). Jede Instruktion beinhaltete einen Maschinenbefehl und eine Operandennummer, genauso wie in der modernen Maschinensprache. Sie schloss konditionale Verzweigungen und Schleifen ein, was auch bei der Von-Neumann-Maschine der Fall ist. Die Maschine stützte sich gänzlich auf mechanische Bauteile und es zeigte sich, dass die „Analytical Engine" Babbages Fähigkeiten bezüglich Konstruktion und Organisation überstieg. Er baute einige ihrer Teile, aber sie selbst lief niemals. Es ist unklar, ob die Computerpioniere des 20. Jahrhunderts, einschließlich von Neumann, die Arbeiten von Babbage kannten.

Babbages Computer führte in der Folge letztlich zum Gebiet der Softwareprogrammierung. Die englische Schriftstellerin Ada Byron (1815–1852), Countess von Lovelace und das einzig legitime Kind des Dichters Lord Byron, war der Welt erste Computerprogrammiererin. Sie schrieb Programme für die „Analytical Engine", die sie im Kopf auf Fehler untersuchen musste (da der Computer ja niemals funktionierte), eine Übung, die heutigen Softwareentwicklern als „table checking“ bekannt ist. Sie übersetzte einen Artikel des italienischen Mathematikers Luigi Menabrea über die „Analytical Engine“ und fügte ihrerseits umfassende Bemerkungen hinzu. Sie schrieb, „dass die ‚Analytical Engine‘ algebraische Muster webt genauso wie der Jacquard-Webstuhl Blumen und Blätter“. Sie schloss hieran vielleicht die ersten Spekulationen über die Möglichkeit künstlicher Intelligenz an, kommt aber zu dem Schluss, dass die „Analytical Engine“ „keinerlei Ambitionen hat überhaupt irgendetwas hervorzubringen“.

Babbages Konzeption ist ganz wunderbar, wenn man bedenkt, in welchem Zeitalter er lebte und arbeitete. Seine Ideen waren jedoch in der Mitte des 20. Jahrhunderts in Vergessenheit geraten (obwohl sie nach und nach wiederentdeckt wurden). Es war von Neumann, der die Schlüsselprinzipien des Computers, wie wir sie heute kennen, in Begriffe fasste und artikulierte. Die (Fach-)Welt erkannte dies an, indem sie auch weiterhin die Von-Neumann-Maschine als Hauptmodell der Computerarchitektur betrachtete. Man sollte aber nicht vergessen, dass die Von-Neumann-Maschine kontinuierlich Daten zwischen ihren verschiedenen Einheiten und innerhalb dieser Einheiten übermittelt. Sie hätte also nicht gebaut werden können ohne Shannons Theoreme und die Methoden, die dieser für die Übertragung und Speicherung verlässlicher digitaler Informationen erdachte.

Das bringt uns nun zu der vierten wichtigen Idee, die darin besteht, über Ada Byrons Fazit, dass ein Computer nicht kreativ denken kann, hinauszugehen und den Schlüsselalgorithmus zu finden, der im Gehirn arbeitet, um diesen dazu zu nutzen, einen Computer in ein Gehirn zu verwandeln. Alan Turing proklamierte dieses Ziel in seiner Abhandlung „Computing Machinery and Intelligence“, in der er auch seinen nunmehr berühmten Turing-Test für die Feststellung, ob eine KI die Stufe menschlicher Intelligenz erreicht hat oder nicht, darlegte.

1956 begann von Neumann eine Reihe von Vorlesungen vorzubereiten, die er im Rahmen der prestigeträchtigen Silliman Lectures an der Yale University zu halten beabsichtigte. Es war seinem Krebsleiden geschuldet, dass er weder diese Vorlesungen abhalten noch das Manuskript fertigstellen konnte. Dieses unvollendete Dokument bleibt nichtsdestotrotz Zeugnis einer brillanten und prophetischen Ahnung dessen, was ich als der Menschheit wichtigstes, wenn auch zutiefst verstörendes Projekt ansehe. Es wurde 1958 posthum unter dem Titel *The Computer and the Brain* veröffentlicht. Es ist nur passend, dass dieses letzte Werk eines der brillantesten Mathematiker des letzten Jahrhunderts und eines der Pioniere des

Computerzeitalters sich der Untersuchung der Intelligenz selbst widmete. Dieses Projekt ist die früheste ernsthafte Untersuchung des menschlichen Gehirns aus der Perspektive eines Mathematikers und Informatikers. Vor von Neumann lagen die Computerwissenschaft und die Neurowissenschaft wie zwei Inseln im Ozean, die durch keine Brücke miteinander verbunden waren.

Von Neumann eröffnet seine Überlegungen, indem er Ähnlichkeiten und Unterschiede zwischen Computer und Gehirn erörtert. Für die Zeit, in der er sie niederschrieb, sind seine Beobachtungen erstaunlich akkurat. Er vermerkt, dass der Output der Neuronen digital sei – entweder ein Axon feuert oder es tut es nicht. Das war alles andere als offensichtlich zu jener Zeit, in welcher der Output ebenso gut als ein analoges Signal angesehen werden konnte. Die Verarbeitung in den Dendriten, die in die Neuronen und den somatischen Nervenzellkörper führen, war allerdings analog, und er beschrieb deren Kalkulationen als eine gewichtete Summe von Inputs mit einem gewissen Schwellenwert. Dieses Modell der Funktionsweise von Neuronen führte ins Feld des „Konnektionismus". Hier wurden basierend auf diesem Neuronenmodell sowohl Hard- als auch Software-Systeme entwickelt. (Wie im vorigen Kapitel erörtert, wurde das erste dieser „konnektionistischen" Systeme von Frank Rosenblatt als Softwareprogramm für einen IBM 704 Computer 1957 in Cornell realisiert, kurz nachdem die Entwürfe der Vorlesungen von Neumanns erhältlich waren.) Wir haben heute höherentwickelte Modelle für die Verknüpfung von Neuroneninputs, aber der grundlegende Gedanke der analogen Verarbeitung von dendritischem Input durch die Verwendung von Neurotransmitterkonzentrationen ist gültig geblieben.

Von Neumann wandte das Konzept der Universalität der Berechenbarkeit an. Er zog daraus den Schluss, dass – obwohl Architektur und Bauelemente von Gehirn und Computer radikal verschieden erscheinen – man dennoch davon ausgehen könne, dass eine Von-Neumann-Maschine die Vorgänge im Gehirn simulieren kann. Das Umgekehrte gilt jedoch nicht, weil das Gehirn keine Von-Neumann-Maschine ist und kein Speicherprogramm als solches besitzt (obgleich wir eine einfache Turingmaschine im Kopf simulieren können). Sein Algorithmus bzw. seine Methoden liegen implizit in seiner Struktur. Von Neumann schließt daher richtig, dass Neuronen aus ihren Inputs Muster lernen können, die – wie wir nun bereits dargelegt haben – zumindest zum Teil durch die jeweilige Stärke der Dendriten codiert sind. Was zu von Neumanns Zeit nicht bekannt war, ist, dass sich Lernen über den Auf- und Abbau von Verbindungen zwischen den Neuronen vollzieht.

Von Neumann bemerkte vorausschauend, dass die Geschwindigkeit neuronaler Verarbeitung extrem langsam ist; sie liegt in der

Größenordnung von hundert Berechnungen pro Sekunde. Aber das Gehirn kompensiert diese Tatsache durch ein massives Aufgebot an parallel laufenden Verarbeitungsprozessen – eine andere wenig offensichtliche, aber zentrale Einsicht. Von Neumann vertrat die Ansicht, dass alle der 10^{10} Neuronen (eine Überschlagsrechnung, die ziemlich genau war; heutige Schätzungen liegen zwischen 10^{10} und 10^{11}) zur gleichen Zeit arbeiten. Und in der Tat rechnen alle Verbindungen simultan (mit im Durchschnitt 10^3 bis 10^4 Verknüpfungen pro Neuron).

Von Neumanns Schätzungen und seine Beschreibung der neuralen Verarbeitung sind bemerkenswert, wenn man den wenig fortgeschrittenen Zustand der Neurowissenschaften jener Zeit bedenkt. Ein Aspekt seiner Arbeit, mit dem ich jedoch nicht übereinstimme, betrifft seine Einschätzung der Speicherkapazität des Gehirns. Er nimmt an, dass das Gehirn jeden Input sein gesamtes Leben lang erinnert. Weiterhin unterstellt von Neumann eine durchschnittliche Lebensspanne von 60 Jahren bzw. ungefähr 2×10^9 Sekunden. So kommt er mit seiner Schätzung für die Speicherkapazität des Gehirns schließlich auf die Zahl von 10^{20} Bits (zugrunde gelegt ca. 14 Inputs pro Sekunde für jedes Neuron – was tatsächlich mindestens drei Größenordnungen zu niedrig angesetzt ist – und 10^{10} Neuronen). In Wirklichkeit aber erinnern wir uns, wie in diesem Buch bereits diskutiert, nur an einen geringen Bruchteil unserer Gedanken und Erlebnisse. Und selbst diese Erinnerungen sind nicht als Bit-Muster auf niedrigem Level gespeichert (wie etwa ein Videobild), sondern eher als Abfolgen höherstufiger Muster.

Von Neumanns Beschreibungen der im Gehirn wirkenden Mechanismen machen deutlich, dass ein moderner Computer – trotz der offenkundigen Unterschiede – dasselbe leisten kann. Die analogen Mechanismen des Gehirns können durch digitale simuliert werden, da digitale Berechnungen analoge Werte in jedem gewünschten Grad an Präzision emulieren können (und die Präzision analoger Informationen im Gehirn ist ziemlich gering). Die massive Parallelität des Gehirns kann – in Anbetracht des signifikanten Geschwindigkeitsvorteils von Computern bei seriellen Berechnungen (ein Vorteil, der sich im Verlauf der Zeit gesteigert hat) – gleichfalls simuliert werden. Ferner können wir auch parallele Ausführungen bei Computern erreichen, indem wir Von-Neumann-Maschinen parallel schalten. Das ist genau das Prinzip, nach dem Supercomputer heute arbeiten.

Von Neumann schlussfolgerte, dass die Methoden des Gehirns keine übermäßig langen sequentiellen Algorithmen enthalten können, wenn man bedenkt, wie schnell Menschen trotz der sehr langsamen Rechengeschwindigkeit der Neuronen Entscheidungen treffen können. Wenn beim Baseball der dritte Baseman einen Ball fängt und sich entscheidet, ihn anstatt zur ersten zur zweiten Base zu werfen, so trifft er seine Entscheidung im Bruchteil einer Sekunde – gerade einmal genug Zeit für jedes Neuron, eine Handvoll von Zyklen zu durchlaufen. Von Neumann schloss daraus zu Recht, dass die beeindruckende Leistung des Gehirns das Resultat der Fähigkeit all seiner hundert Milliarden Neuronen sei, Informationen simultan zu verarbeiten. Wie ich schon bemerkte, fällt der visuelle Kortex Urteile in nur drei oder vier neuronalen Zyklen.

Es gibt eine beachtliche Plastizität im Gehirn, die es uns zu lernen ermöglicht. Aber eine noch weit größere Plastizität weist ein Computer auf, der seine Methoden bei einem Wechsel der Software vollständig restrukturieren kann. Daher wird ein Computer gerade im Hinblick auf dieses Merkmal das Gehirn emulieren können. Das Gegenteil ist allerdings nicht der Fall.

Als von Neumann die Kapazitäten der massiven Parallelorganisation des Gehirns mit den wenigen Computern seiner Zeit verglich, wurde deutlich, dass das Gehirn einen größeren Speicher und eine größere Geschwindigkeit besaß. Mittlerweile ist aber der erste Supercomputer gebaut worden, der jene Spezifikationen erreicht, die nach einigen eher konservativen Schätzungen erforderlich sind, um das Gehirn funktional zu simulieren (ungefähr 10^{16} Operationen pro Sekunde).[5] (Ich schätze, dass die Kosten für dieses Niveau an Rechenleistung Anfang der 2020er Jahre um die 1.000 Dollar liegen werden.) Was den Speicher angeht, sind wir erheblich weiter. Obwohl er seine Abhandlung gewissermaßen noch in den Anfängen der Geschichte des Computers schrieb, war von Neumann zuversichtlich, dass sowohl die Hard- als auch die Software der menschlichen Intelligenz letztendlich Gestalt annehmen würden. Darin bestand seine Motivation für die Vorbereitung dieser Vorlesungen.

Von Neumann war sich der zunehmenden Geschwindigkeit des Fortschritts und seiner weitreichenden Auswirkungen auf die Zukunft der Menschheit zutiefst bewusst. Ein Jahr nach seinem Tod 1957 brachte sein Mathematiker-Kollege Stan Ulan ein vermeintliches Zitat von Neumann in Umlauf, das aus den frühen 1950er Jahre stammen soll: nämlich, „dass der sich immer weiter beschleunigende technologische Fortschritt und die Veränderungen, denen die menschliche Lebensweise unterworfen ist, vermutlich der Vorschein einer essentiellen Singularität in der Geschichte unserer Rasse ist, nach der die conditio humana, wie wir sie kennen, nicht weiter bestehen wird." Dies ist der erste dokumentierte Gebrauch des Wortes „Singularität" im Kontext der technologischen Geschichte der Menschheit.

Von Neumanns fundamentale Entdeckung war, dass eine grundlegende Äquivalenz zwischen Computer und Gehirn besteht. Man beachte, dass die emotionale Intelligenz eines biologischen Menschen als Teil seiner Intelligenz zu betrachten ist. Wenn dies zutrifft und man meine dahingehende Zuversicht teilt, dass eine nichtbiologische Einheit, die die Intelligenz eines biologischen Wesens (auch die emotionale) überzeugend nachbildet, Bewusstsein hat (siehe hierzu das nächste Kapitel), dann müsste man konsequenterweise zugeben, dass es ebenfalls eine Äquivalenz zwischen einem Computer – *mit der richtigen Software* – und (bewusstem) Geist gibt. Hat von Neumann also Recht?

Die meisten Computer sind heutzutage vollkommen digital, wohingegen das menschliche Gehirn analoge und digitale Methoden kombiniert. Aber analoge Methoden sind leicht und routinemäßig bis zu jedem gewünschten Grad der Genauigkeit durch digitale ersetzbar. Der amerikanische Informatiker Carver Mead (geboren 1934) zeigte, dass wir die analoge Vorgehensweise des Gehirns direkt in Silicon nachbilden können. Dies demonstrierte er anhand sogenannter „neuromorphic chips".[6] Mead führte vor, wie dieser Ansatz tausendmal effizienter sein kann als digital nachgebildete analoge Methoden. Wenn man einen massiv wiederholten neokortikalen Algorithmus codieren will, macht es mehr Sinn, Meads Ansatz zu übernehmen. Die IBM Cognitive Computing Group, geleitet von Dharmendra Modha, hat Chips vorgestellt, die Neuronen und ihre Verbindungen – einschließlich der Möglichkeit, neue Verbindungen auszubilden – emulieren.[7]

Einer dieser Chips, der unter dem Namen „SyNAPSE" firmiert, liefert eine direkte Simulation von 256 Neuronen mit ca. einer Viertelmillion synaptischer Verbindungen. Das Ziel dieses Projekts ist es, einen simulierten Neokortex mit 10 Milliarden Neuronen und 100 Billionen Verknüpfungen – fast wie das menschliche Gehirn – zu erschaffen, der nur ein Kilowatt Energie benötigt.

Wie von Neumann vor über einem halben Jahrhundert schrieb, ist das Gehirn extrem langsam, arbeitet aber sehr stark parallel. Die heutigen digitalen Schaltungen sind mindestens zehn Millionen Mal schneller als die elektrochemischen Schalter des Gehirns. Im Gegenzug arbeiten alle 300 Millionen neokortikale Mustererkenner simultan und alle Billiarden seiner interneuronalen Verknüpfungen rechnen potentiell zur gleichen Zeit. Das Schlüsselproblem bei der Bereitstellung der erforderlichen Hardware für eine erfolgreiche Modellierung des menschlichen Gehirns ist allerdings der Gesamtarbeitsspeicher und die Anforderung an den Datendurchsatz. Wir brauchen die Architektur des Gehirns nicht eins zu eins kopieren. Das wäre ein sehr ineffektiver und unflexibler Ansatz.

Lassen Sie uns einmal überschlagen, was an Hardware dazu erforderlich sein wird. In vielen Projekten – meine eigenen Arbeiten mit hierarchischen Hidden-Markov-Modellen eingeschlossen – wurde versucht, die Art und Weise des hierarchischen Lernens und der

Mustererkennung, die in der neokortikalen Hierarchie abläuft, zu emulieren. Eine konservative Schätzung auf der Grundlage meiner eigenen Erfahrung ergibt, dass die Emulation eines Zyklus in einem einzigen Mustererkenner im Neokortex eines biologischen Gehirns ungefähr 3000 Berechnungen voraussetzt. Die meisten Simulationen funktionieren schon mit einem Bruchteil dieses Schätzwertes. Bei einer Gehirnlaufleistung von etwa 10^2 (100) Zyklen pro Sekunde summiert sich das zu 3×10^5 (300.000) Berechnungen pro Sekunde für jeden Mustererkenner. Legt man meine Schätzung von 3×10^8 (300 Millionen) Musterkennern zugrunde, erhält man ca. 10^{14} (100 Billionen) Berechnungen pro Sekunde. Ein Wert, der mit meiner Schätzung in *Menschheit 2.0* kompatibel ist. Dort rechnete ich hoch, dass, um das Gehirn funktional zu simulieren, 10^{14} bis 10^{16} Berechnungen pro Sekunde (engl. „computations per second"; cps) nötig wären, und verwendete selbst die Zahl von 10^{16} cps, um mich auf eine eher konservative Einschätzung zu stützen. Die auf einer Extrapolation der Rechenanforderungen der initialen visuellen Verarbeitung über das ganze Gehirn hinweg basierende Einschätzung des KI-Experten Hans Moravec liegt bei 10^{14} cps, was sich mit meinen Bemessungen trifft.

Standard-Desktoprechner können eine Leistung von 10^{10} cps erreichen. Dieses Leistungsniveau kann jedoch durch die Hinzuziehung von Cloud-Ressourcen noch erheblich gesteigert werden. Der schnellste Supercomputer, Japans K Computer, erreicht schon jetzt 10^{16} cps.[8] Wenn man annimmt, dass der Algorithmus des Neokortex massiv wiederholt wird, ist der Einsatz neuromorpher Chips, wie des vorher erwähnten IBM SyNAPSE-Chips, ebenfalls vielversprechend.

Was den Speicherbedarf angeht, bedarf es ca. 30 Bits (ungefähr 4 Bytes) für eine Verknüpfung, um sich an einen von 300 Millionen Mustererkennern zu richten. Wenn man von einem Durchschnitt von 8 Inputs für jeden Mustererkenner ausgeht, kommt man auf 32 Bytes pro Erkenner. Wenn man dann noch jeden Input um ein Byte vergrößert, sind es insgesamt 40 Bytes. Schlägt man nochmals 32 Bytes für Abwärtsverbindungen zu, kommen wir auf 72 Bytes. Es ist anzumerken, dass der Wert der Verzweigungen nach oben und unten oft viel höher sein wird als 8, obwohl sich viele Erkenner diese großen „Verzweigungsbäume" teilen. Es können zum Beispiel Hunderte von Erkennern in die Erkennung des Buchstabens „p" involviert sein. Diese summieren sich zu Tausenden solcher Erkenner auf der nächsthöheren Stufe, die mit Worten und Ausdrücken, die den Buchstaben „p" enthalten, befasst sind. Aber nicht jeder „p"-Erkenner wiederholt den Verknüpfungsbaum, der durch alle Worte und Sätze mit dem Buchstaben „p" führt – sie alle teilen sich eine solche Baumverbindung. Dasselbe gilt für abwärtsgerichtete Verbindungen: Ein für das Wort „APPLE“ zuständiger Erkenner wird all den Tausenden „E“-Erkennern auf der nächsttieferen Stufe anzeigen, dass – wenn er bereits „A“, „P“, „P“, und „L“ erkannt hat – er nun ein „E“ erwartet. Der sich verästelnde Baum an Verbindungen wird nicht für jeden Wort- oder Ausdruckserkenner wiederholt, der die nächstniedrige Stufe darüber informieren will, dass ein „E“ erwartet wird. Auch hier werden diese gemeinsam genutzt. Aus diesem Grund ist eine Gesamtschätzung von durchschnittlich acht aufwärts und acht abwärts gerichteten Mustererkennern vernünftig. Auch wenn wir diese spezielle Einschätzung höher veranschlagen, ändert das nicht signifikant die Größenordnung der resultierenden Schätzung.

Mit 3×10^8 (300 Millionen) Mustererkennern mit jeweils 72 Bytes erhält man einen Gesamtspeicherbedarf von ca. 2×10^{10} (20 Milliarden) Bytes. Das ist eigentlich eine recht bescheidene Menge, die von heute gängigen Computern übertroffen wird.

Der vorangehende Überschlag hatte den Sinn, einen groben Überblick über die erforderlichen Größenordnungen zu erhalten. Angenommen, die digitalen Schaltungen seien von sich aus 10 Millionen Mal schneller als biologische neokortikale Schaltungen, brauchen wir gar keine solche Parallelität wie im menschlichen Gehirn. Moderates paralleles Arbeiten (verglichen mit der billionenfachen Parallelität des menschlichen Gehirns) reicht dann aus. Man kann also sehen, dass die notwendigen Rechenanforderungen in greifbare Nähe rücken. Die Neuverdrahtung des Gehirns selbst – Dendriten erzeugen andauernd neue Synapsen – kann ebenfalls durch Verwendung von Links in Software emuliert werden – ein weitaus flexibleres System als die Plastizitätsmethode des Gehirns, die, wie wir gesehen haben, zwar beeindruckend ist, aber ihre Grenzen hat.

Die Redundanz, die sich das Gehirn zunutze macht, um stabile invariante Resultate zu erzielen, kann gewiss auch in Software nachgebildet werden. Die Mathematik zur Optimierung dieser Arten von selbstorganisierenden hierarchischen Lernsystemen ist wohlbekannt. Die Organisation des Gehirns ist weit davon entfernt, optimal zu sein. Natürlich muss das Gehirn dies auch nicht sein – es muss lediglich gut genug sein, dass man mit ihm Werkzeuge erschaffen kann, die dann seine eigenen Beschränkungen kompensieren.

Eine weitere Restriktion des menschlichen Neokortex besteht darin, dass es dort keinen Prozess gibt, der widersprüchliche Ideen eliminiert oder kritisch überprüft. Dies erklärt, warum menschliches Denken oft eklatant inkonsistent ist. Der Mechanismus, den wir haben, um dieses sogenannte kritische Denken abzurufen, ist schwach, und diese Fähigkeit kommt seltener zum Einsatz, als es nötig wäre. In einem Software-basierten Neokortex könnten wir einen Vorgang einbauen, der Inkonsistenzen zum Zwecke einer weiteren Überprüfung identifiziert.

Es ist bemerkenswert, dass das Design einer ganzen Hirnregion einfacher ist als das Design eines einzelnen Neurons. Wie bereits erörtert, werden Modelle höherer Stufe oft einfacher – man denke an die Analogie mit einem Computer. Wir müssen die detaillierte Physik von Halbleitern nicht verstehen, um einen Transistor zu entwickeln, und die Gleichungen, die einem einfachen Transistor zugrunde liegen, sind sehr komplex. Eine digitale Schaltung, die zwei Zahlen multipliziert, erfordert Hunderte von ihnen. Wir können diese Multiplikationsschaltung dennoch sehr einfach durch ein oder zwei Formeln beschreiben. Ein ganzer Computer mit Milliarden von Transistoren kann durch seinen Befehlsvorrat und seine Registerbeschreibung, die anhand von einigen wenigen Seiten mit Text und Formeln dargelegt werden können, abgebildet werden. Die Softwareprogramme für Betriebssystem, Language-Compiler und Assembler sind ziemlich komplex; aber das Erstellen eines speziellen Programms – z. B. eines Spracherkennungsprogramms, das auf einem hierarchischen Hidden-Markov-Modell beruht, kann ebenfalls durch lediglich ein paar Seiten mathematischer Gleichungen beschrieben werden. In solch einer Beschreibung würde man die Details einer Halbleiterphysik oder gar einer Computerarchitektur vergebens erwarten.

Eine ähnliche Beobachtung gilt für das Gehirn. Ein besonderer neokortikaler Mustererkenner, der ein spezifisches invariantes visuelles Merkmal (wie etwa das Gesicht) ermittelt, oder der eine Bandpassfilterung (Beschränkung des Inputs auf einen bestimmten Frequenzbereich) für Geräusche vornimmt oder die zeitliche Nähe zweier Ereignisse bewertet, kann durch weit weniger spezifische Details beschrieben werden als die eigentlichen physikalischen und chemischen Relationen, die die Neurotransmitter, die Ionenkanäle oder andere die neuralen Prozesse begleitenden synaptischen und dendritischen Variablen kontrollieren. Obschon diese ganze Komplexität sorgsam bedacht werden muss, bevor man zur nächsthöheren konzeptionellen Stufe übergeht, kann doch vieles vereinfacht werden, wenn das Funktionsprinzip des Gehirns offengelegt ist.

KAPITEL 9

Gedankenexperimente über den Geist

Geist ist einfach das, was das Gehirn tut.

MARVIN MINSKY, *THE SOCIETY OF MIND*

Wenn wir intelligente Maschinen bauen, sollten wir nicht überrascht sein, wenn sie in ihren Überzeugungen betreffend Geist und Körper, Bewusstsein, freier Wille usw. genauso verworren und eigensinnig sind wie Menschen.

MARVIN MINSKY, *THE SOCIETY OF MIND*

Wer hat Bewusstsein?

Die Geschichte des Bewusstseins beginnt in Wirklichkeit mit der ersten eigenen Lüge.

JOSEPH BRODSKY

Das Leiden – das ist ja der einzige Grund des Bewusstseins.

FJODOR DOSTOJEWSKI, *AUFZEICHNUNGEN AUS DEM KELLERLOCH*

Es gibt eine Pflanzengattung, die mit ihren Blüten organische Nahrung zu sich nimmt. Wenn sich eine Fliege auf die Blüte setzt, schließen sich deren Blätter über ihr und halten sie solange fest, bis die Pflanze das Insekt ihrem System einverleibt hat. Die Blütenblätter schließen aber nur essbare Dinge ein. Einen Regentropfen oder ein Stück Holz ignorieren sie. Es ist doch seltsam, dass ein so unbewusstes Ding seine Interessen derart stark zu verfolgen weiß. Wenn das Unbewusstheit ist, was ist dann der Sinn des Bewusstseins?

SAMUEL BUTLER, 1871

Wir haben das Gehirn als ein Gebilde untersucht, das zu Leistungen verschiedener Stufen oder Grade in der Lage ist. Aber diese Perspektive übergeht unser Selbst. Wir scheinen in unseren Gehirnen zu leben. Wir haben ein subjektives Leben. Wie aber verhält sich die objektive Sicht auf das Gehirn, die wir bisher besprachen, zu unseren Gefühlen und unserer Vorstellung, die Person zu sein, die bestimmte Erfahrungen macht?

Der britische Philosoph Colin McGinn (geboren 1950) schreibt, dass Diskussionen über das Bewusstsein selbst „die akribischsten Denker zu geschwätziger Zusammenhangslosigkeit verleiten" könne. Der Grund dafür ist, dass die meisten Menschen oft nur ungeprüfte und inkonsistente Vorstellungen von der genauen Bedeutung dieses Begriffs haben.

Viele halten Bewusstsein für eine bestimmte Art von Leistung – beispielsweise die der Selbstreflektion, also die Möglichkeit, die eigenen Gedanken zu verstehen und zu erklären. Ich würde es als Vermögen bezeichnen, über das eigene Denken nachzudenken. Vermutlich könnten wir einen Weg finden, dieses für einen Test zu operationalisieren, um bewusste von unbewussten Dingen zu scheiden.

Wenn wir so verfahren wollen, kommen wir jedoch rasch in Schwierigkeiten. Besitzt ein Baby Bewusstsein? Oder ein Hund? Beide sind nicht sonderlich gut darin, ihre Denkvorgänge zu beschreiben. Und tatsächlich gibt es Leute, die Babys und Hunden absprechen, Lebewesen mit einem Bewusstsein zu sein, weil sie sich nicht erklären können. Was ist aber, wenn wir uns den Computer Watson anschauen? Er kann in einen Modus versetzt werden, in dem er tatsächlich erläutert, wie er zu einer bestimmten Antwort gekommen ist. Ist Watson also, weil er ein Modell seines Denkens präsentieren kann, ein bewusstes Wesen, wohingegen ein Baby oder ein Hund es nicht sind?

Bevor wir diese Frage weiterverfolgen, ist es hilfreich, die wichtigste Unterscheidung zu reflektieren, die mit ihr zusammenhängt: Was lässt sich überhaupt in den (Natur-)Wissenschaften erkennen und was bleibt demgegenüber wahrhaft ein Thema für die Philosophie? Eine Sicht auf dieses Verhältnis ist, dass die Philosophie eine Art Platzhalterrolle bei Fragen spielt, die sich auf wissenschaftliche Weise noch nicht haben klären lassen. Nach dieser Ansicht könnten die Philosophen, sobald es der Wissenschaft erfolgreich gelungen ist, bestimmte Fragen mit ihren Mitteln zu bearbeiten, zu anderen übergehen – bis die Wissenschaft schließlich auch diese löst. Das ist die vorherrschende Auffassung hinsichtlich des Bewusstseins und besonders hinsichtlich der Frage: „Was und wer besitzt Bewusstsein?"

Dazu die folgenden Ausführungen des Philosophen John Searle: „Wir wissen, dass unsere Gehirne Bewusstsein durch bestimmte biologische Mechanismen schaffen. [...] Es ist von wesentlicher Bedeutung zu erkennen, dass Bewusstsein genauso wie Verdauung, Stillen, Photosynthese oder Mitose ein biologischer Prozess ist. [...] Das Gehirn ist eine Maschine, eine biologische Maschine zwar, aber nichtsdestotrotz eine Maschine. Der erste Schritt wäre also herauszufinden, wie das Gehirn Bewusstsein hervorbringt, um dann eine künstliche Maschine zu bauen, die einen ebenso effektiven Mechanismus zu dessen Erzeugung besitzt."[1] Für viele mag dieses Zitat überraschend sein, da sie in Searle jemanden vermuten, der das Mysteriums des Bewusstseins gegen Reduktionisten wie Ray Kurzweil verteidigt.

Der Australier David Chalmers (geboren 1966) prägte den Ausdruck „das schwere Problem des Bewusstseins" für die Schwierigkeit, dieses im Grunde genommen unbeschreibbare Konzept auf den Punkt zu bringen. Manchmal fasst eine kurze Wendung eine ganze Denkrichtung in so gelungener Weise zusammen, dass sie geradezu zu einem Sinnbild für diese wird (beispielsweise Hannah Arendts Rede von der „Banalität des Bösen"). Dies trifft auch auf Chalmers berühmte Formulierung zu.

Wenn wir über Bewusstsein sprechen ist es verführerisch, zu jenen beobachtbaren und messbaren Eigenschaften überzugehen, die wir mit Bewusstsein assoziieren. Aber dieser Ansatz verfehlt den Kern der Sache. Ich erwähnte bereits das Konzept der Metakognition – die Idee, auf das eigene Denken zu reflektieren – als ein Korrelat des Bewusstseins. Andere hingegen vermengen emotionale oder moralische Intelligenz mit Bewusstsein. Aber auch hier gilt: Unsere Fähigkeiten liebevolle Empfindungen auszudrücken, Witze zu verstehen oder sexy zu sein sind lediglich verschiedene Arten von Leistung – vielleicht eindrucksvolle und intelligente, aber eben doch Fertigkeiten, die trotz allem beobachtet und gemessen werden können (auch wenn wir uns über deren Bewertung nicht einig sein mögen). Herauszufinden, wie das Gehirn diese Aufgaben löst und was in ihm vorgeht, wenn wir dies tun, ist Gegenstand von Chalmers „leichter" Frage hinsichtlich des Bewusstseins. Allerdings ist diese „leichte Frage" alles andere als einfach und stellt vielleicht das schwierigste und wichtigste wissenschaftliche Rätsel unserer Zeit dar. Chalmers „schwere Frage" ist dagegen so schwer, dass sie im Wesentlichen ungreifbar ist.

Zur Untermauerung dieser Unterscheidung entwickelt Chalmers ein Gedankenexperiment, das mit einer bestimmten Art von Lebewesen arbeitet, die er „Zombies" nennt. Ein Zombie ist hier etwas, das sich wie eine Person verhält, aber über keinerlei subjektive Erfahrung verfügt – d. h. ein Zombie besitzt kein Bewusstsein. Chalmers behauptet, dass Zombies, da wir sie uns nun einmal vorstellen können, zumindest logisch möglich sein müssen. Wenn nun sowohl „normale" Menschen als auch Zombies Gäste auf einer Cocktailparty wären, wie könnte man sie unterscheiden? Vielleicht klingt das sogar ganz nach einer Cocktailparty, die Sie schon einmal besucht haben.

Die meisten Menschen würden dieses Problem wohl dadurch zu lösen versuchen, indem sie die Anwesenden befragen bzw. „verhören", um so ihre emotionalen Reaktionen gegenüber bestimmten Ideen und Ereignissen einschätzen zu können. Ein Zombie, so glauben sie, verrate seine fehlende subjektive Erfahrung durch einen Mangel an emotionaler Resonanz. Aber eine solche Antwort geht an den Voraussetzungen des Gedankenexperiments vorbei. Wenn wir einer emotionslosen Person begegneten (zum Beispiel einem Menschen mit einer bestimmten emotionalen Störung, wie sie bei bestimmten Formen des Autismus auftritt) oder einem Avatar oder einem Roboter, die als Exempel eines emotionalen menschlichen Wesens nicht überzeugen, so handelt es sich in diesen Fällen dennoch nicht um einen Zombie. Erinnern Sie sich: Chalmers' Konzeption zufolge ist ein Zombie ein Wesen, das zu völlig normalen – auch emotionalen – Reaktionen in der Lage ist; was ihm fehlt, ist lediglich subjektive Erfahrung. Die Quintessenz ist, dass es keine Möglichkeit gibt, einen Zombie zu identifizieren, weil es in dessen Verhalten per definitionem überhaupt keine Anzeichen für seine nichtmenschliche Natur gibt. Handelt es sich hier deshalb um eine Unterscheidung ohne Unterschied?

Chalmers versucht sich nicht an einer Beantwortung der schweren Frage, zeigt aber einige Möglichkeiten für ihre Beantwortung auf. Eine davon wäre eine Form des Dualismus, in der Bewusstsein in der physischen Welt gar nicht existierte, sondern nur in einer eigenen ontologischen Realität. Dieser Vorstellung zufolge ist das Handeln einer Person als eine Folge ihrer Gehirnprozesse zu verstehen. Da das Gehirn kausal geschlossen ist, könnten wir durch diese Prozesse die Handlungen dieser Person, einschließlich ihrer Gedanken, vollständig erklären. Bewusstsein würde dann zu einem ganz anderen Bereich gehören bzw. wäre zumindest eine Eigenschaft, die von der physischen Welt getrennt wäre. Wenn man dieses Erklärungsmodell annimmt, ist es dem Geist (also dem bewussten Vermögen, das wir dem Gehirn zuordnen) nicht möglich, das Gehirn kausal zu beeinflussen.

Eine weitere Möglichkeit, die Chalmers anbietet, wird häufig als Panpsychismus bezeichnet. Sie unterscheidet sich logisch nicht von seinem Verständnis des Dualismus und besteht in der Auffassung, dass alle physischen Dinge prinzipiell über Bewusstsein verfügen, auch wenn ein Mensch mehr Bewusstsein besitzt als etwa ein Lichtschalter. Ich würde der Aussage ganz sicher zustimmen, dass ein menschliches Gehirn über mehr Bewusstsein verfügt als ein Lichtschalter.

Meine eigene Auffassung kann man vielleicht als Spielart des Panpsychismus bezeichnen. Für mich ist Bewusstsein eine emergente Eigenschaft komplexer physikalischer Systeme. Demzufolge besitzt auch ein Hund Bewusstsein, wenn auch weniger als ein Mensch. Die Ameise hat einen bestimmten Grad an Bewusstsein, allerdings viel weniger als ein Hund. Von der Ameisenkolonie könnte man vielleicht sagen, dass sie einen größeren Grad an Bewusstsein erreicht als eine einzelne Ameise – und sicherlich ist sie intelligenter als diese. Konsequenterweise hat dann ein Computer, dem es gelingt, die Komplexität des menschlichen Gehirns zu emulieren, auch das gleiche emergente Bewusstsein wie ein Mensch.

Ein anderer Ansatz, die Idee des Bewusstseins begrifflich zu fassen, ist die, es als System, das über „Qualia“ verfügt, zu verstehen. Was aber sind „Qualia“? Eine Definition dieses Ausdrucks ist „bewusste Erfahrungen“. Aber das bringt uns nicht wirklich weit. Dies zeigt ein weiteres Gedankenexperiment: Eine Neurowissenschaftlerin sei vollkommen farbenblind; nicht in der Weise, dass sie etwa verschiedene Schattierungen von grün und rot verwechselt, wie ich es zum Beispiel manchmal tue, sondern so, dass die betroffene Person in einer Welt lebt, die völlig schwarz-weiß ist. (In einer extremeren Version dieses Szenarios ist sie in einer schwarz-weißen Welt aufgewachsen und hat Farben niemals gesehen – Quintessenz: Es gibt keine Farben in ihrer Welt.) Nun hat sie sich aber sowohl intensiv mit der Physik der Farben beschäftigt (sie hat z. B. Kenntnis davon, dass die Wellenlänge von rotem Licht bei 700 Nanometern liegt) als auch mit den neurologischen Prozessen von Menschen, die Farben normal wahrnehmen können, und weiß daher viel über die Verarbeitung von Farben im Gehirn. Sie weiß also mehr über Farben als die meisten Menschen. Wenn man ihr nun erklären wollte, wie das Erlebnis von „rot“ tatsächlich ist, wie würde man vorgehen?

Vielleicht könnte man ihr einen Abschnitt des Gedichtes „Rot“ des nigerianischen Dichters Oluseyi Oluseun vorlesen:

Rot ist die Farbe des Blutes
Symbol des Lebens
Rot ist die Farbe der Gefahr
Symbol des Todes.

Rot ist die Farbe der Rosen
Symbol der Schönheit
Rot ist die Farbe der Liebe
Symbol der Einheit.

Rot ist die Farbe der Tomate
Symbol der Gesundheit
Rot ist die Farbe des Feuers
Symbol brennender Lust.

Das würde ihr eine recht gute Vorstellung davon vermitteln, was Menschen mit der Farbe assoziieren, und unsere Beispielperson in die Lage versetzen, an einer Unterhaltung über diese Farbe teilzunehmen („Oh ja, ich liebe die Farbe Rot, sie ist so heiß und feurig, so gefährlich schön…“). Wenn sie wollte, könnte sie sehr wahrscheinlich andere Menschen davon überzeugen, dass sie die Farbe Rot tatsächlich schon einmal wahrgenommen hat – und dennoch kann alle Dichtung der Welt ihr diese Erfahrung nicht verschaffen.

Ähnlich schwer wäre es wohl, jemandem zu erklären, wie es sich anfühlt, in Wasser einzutauchen, wenn die betreffende Person niemals mit Wasser in Berührung gekommen ist. Wieder müssten wir auf Dichtung zurückgreifen. Aber im Grunde gibt es keinen Weg, die Erfahrung selbst mitzuteilen. Diese Erfahrungen sind es, was wir als Qualia bezeichnen.

Viele Leser dieses Buches werden Erfahrungen mit der Farbe Rot gemacht haben. Aber woher soll ich wissen, ob Ihre Erfahrung von Rot nicht die gleiche ist, die ich beim Betrachten von Blau mache? Wir würden dann ein rotes Objekt anschauen und mit Gewissheit beteuern, dass es rot ist – aber die Frage beantwortet das nicht. Ich könnte dasselbe Objekt wahrnehmen wie Sie, wenn Sie einen Gegenstand betrachten, der für Sie die phänomenale Qualität von Blau hat. Aber wir beide haben gelernt, diese Dinge als rot zu bezeichnen. Natürlich könnten wir jetzt wieder mit Gedichten anfangen, aber die würden lediglich die Assoziationen ausdrücken, die andere Personen mit Farben haben. Die eigentliche Natur der Qualia würden sie nicht treffen. Selbstverständlich gibt es Menschen, die blind geboren sind und sehr viel über Farben gelesen haben (die Literatur ist voll von solchen Verweisen). So haben sie sich eine gewisse Vorstellung von Farbwahrnehmung angeeignet. Aber wie lässt sich deren Erfahrung von Rot mit der von sehenden Menschen vergleichen? Im Grunde unterscheidet sich diese Situation nicht von der der Frau in einer schwarz-weißen Welt. Es ist bemerkenswert, dass so alltägliche Phänomene unseres Lebens derart ungreifbar sind, dass eine einfache Versicherung, etwa dass wir die gleichen Qualia erleben, unmöglich ist.

Eine andere Definition der Qualia betrifft die Empfindung von Erfahrung. Allerdings dreht sich diese Definition genauso im Kreis wie unsere bisherigen Versuche, Bewusstsein zu definieren, da die Ausdrücke „Empfindung“, „eine Erfahrung machen“ und „Bewusstsein“ alles Synonyme sind. Das Bewusstsein und die damit eng verwandte Frage nach den Qualia sind fundamentale, ja vielleicht die letzten Fragen in der Philosophie (auch wenn das Thema der Identität noch wichtiger sein könnte, aber dazu komme ich am Ende dieses Kapitels).

Was ist also im Zusammenhang mit dem Bewusstsein die richtige Frage? Es ist diese: Wer oder was hat ein Bewusstsein? Ich beziehe mich im Titel dieses Buches eher auf den „Geist" als auf das „Gehirn", ganz einfach weil Geist ein Gehirn ist, das Bewusstsein hat. Wir könnten auch sagen, dass Geist über einen freien Willen und Identität verfügt. Die Behauptung, dass es sich dabei um philosophische Fragen handelt, ist allerdings nicht selbstevident. Ich persönlich bin aber der Ansicht, dass sich diese Fragen mit Hilfe der Wissenschaft niemals vollkommen beantworten lassen. Anders gewendet: Es gibt keine falsifizierbaren Experimente, die wir uns zur Prüfung solcher Fragen erdenken können, die ganz ohne philosophische Annahmen auskämen. Wenn wir einen Bewusstseinsdetektor bauen wollten, würde Searle verlangen, dass dieser die Ausschüttung biologischer Neurotransmitter feststellt. Der amerikanische Philosoph Daniel Dennett (geboren 1942) wäre hinsichtlich des Substrats flexibler, würde von dem System aber wahrscheinlich fordern, dass es ein Modell seiner selbst und seiner Leistung einschließt. Das kommt meiner Auffassung zwar näher, stützt sich aber im Kern noch immer auf eine philosophische Annahme.

Regelmäßig machen Vorhaben von sich Reden, die vorgeben, wissenschaftliche Theorien zu sein, und die das Bewusstsein mit messbaren physischen Attributen in Verbindung bringen wollen – Searle bezeichnet das als einen „Mechanismus zur Bewusstseinserzeugung". Der amerikanische Wissenschaftler, Philosoph und Anästhesist Stuart Hameroff (geboren 1947) schrieb, dass „die Zytoskelettfilamente die Wurzeln des Bewusstseins"[2] seien. Damit bezieht er sich auf dünne Fasern in jeder Zelle (auch, aber nicht nur, in Neuronen), die sogenannten Mikrotubuli, die die strukturelle Form jeder Zelle gewährleisten und eine wichtige Rolle bei der Zellteilung spielen. Seine Bücher und Abhandlungen zu diesem Thema beinhalten detaillierte Beschreibungen und Gleichungen, die die Rolle der Mikrotubuli bei der intrazellularen Informationsverarbeitung plausibel machen. Aber die Kopplung von Mikrotubuli und Bewusstsein verlangt einen Vertrauensvorschuss, der von dem Glaubensakt innerhalb religiöser Dogmen nicht grundsätzlich verschieden ist, nach deren Vorstellung ein höchstes Wesen anderen Wesen (für gewöhnlich Menschen) Bewusstsein (manchmal „Seele" genannt) verliehen hat. Für Hameroffs Auffassung sprechen allerdings nur einige schwache Hinweise, insbesondere die Beobachtung, dass die neurologischen Prozesse, die diese angebliche zelluläre Datenverarbeitung unterstützen könnten, während einer Anästhesie angehalten werden. Aber dies ist alles andere als eine zwingende Bestätigung, besonders wenn man bedenkt, dass während einer Anästhesie viele Prozesse ruhen. Wir können noch nicht einmal mit Sicherheit sagen, dass Lebewesen während der Dauer der Anästhesie nicht bei Bewusstsein sind. Alles, was wir wissen, ist, dass sich die Personen an ihre Erfahrungen hinterher nicht mehr erinnern können. Und selbst das trifft nicht auf alle Fälle zu, da manche Menschen sich (sehr genau) an ihre Erfahrungen während der Anästhesie erinnern können, beispielsweise an Gespräche ihrer Ärzte. Man bezeichnet das als intraoperative Wachheit, ein Phänomen, das in den USA jährlich ca. 40.000 Mal vorkommt.[3] Aber auch wenn wir solche Phänomene einmal beiseite lassen, so sind doch Bewusstsein und Erinnerung zwei vollkommen verschiedene Konzepte. Wie bereits ausführlich erörtert, kann ich mich, wenn ich an die Abfolge von Erfahrungen des vergangenen Tages zurückdenke, nur an sehr wenige erinnern, obwohl ich doch eine enorme Menge an Sinneseindrücken aufgenommen habe. Bedeutet das, dass ich all dessen nicht bewusst war, was ich über den Tag hinweg gesehen oder gehört habe? Das ist in der Tat eine gute Frage und die Antwort ist gar nicht so einfach.

Der englische Physiker und Mathematiker Roger Penrose (geboren 1931) wagte einen anderen „Sprung in den Glauben" für seinen Vorschlag hinsichtlich des Ursprungs des Bewusstseins. Allerdings bezieht dieser sich gleichfalls auf die Mikrotubuli, besonders auf deren angebliche Fähigkeit zur quantenmechanischen Informationsverarbeitung. Seine Überlegung – auch wenn er diese so explizit nicht äußert – scheint zu sein: Das Bewusstsein ist etwas Geheimnisvolles. Und quantenmechanische Ereignisse sind ebenfalls etwas Geheimnisvolles. Deshalb muss es eine Verbindung zwischen beiden geben.

Penrose beginnt seine Analyse mit Turings Theorem über unlösbare Probleme und dem Gödelschen Unvollständigkeitssatz. Turings Prämisse, die ich im 8. Kapitel im Einzelnen dargelegt habe, ist, dass es algorithmische Probleme gibt, die zwar formuliert, aber mit einer Turingmaschine nicht gelöst werden können. Die Universalität der Berechenbarkeit von Turingmaschinen vorausgesetzt, können wir den Schluss ziehen, dass diese „unlösbaren Probleme" von überhaupt keiner Maschine gelöst werden können. Gödels Unvollständigkeitssatz führt zu einem ähnlichen Ergebnis für den Versuch, Hypothesen zu beweisen, die Zahlen beinhalten. Das Argument von Penrose ist nun, dass das menschliche Gehirn diese unlösbaren Probleme lösen und daher Dinge vollbringen kann, zu denen eine deterministische Maschine wie ein Computer nicht in der Lage ist. Seine Motivation ist es dabei – zumindest teilweise –, den Menschen über die Maschinen zu erheben. Aber die zentrale Prämisse – dass Menschen Turings und Gödels unlösbare Probleme lösen können – ist bedauerlicherweise einfach falsch.

Ein berühmtes unlösbares Problem, das sogenannte Fleißige-Biber-Problem (engl. „Busy Beaver Problem"), stellt sich wie folgt dar: Finde die höchstmögliche Zahl an Einsen, die eine Turingmaschine mit einer bestimmten Anzahl von Zuständen auf ihr Band schreiben kann. Um den „fleißigen Biber" der Zahl *n* zu bestimmen, bauen wir alle Turingmaschinen, die *n* Zustände haben (was eine endliche Anzahl ist, solange auch *n* endlich ist), und bestimmen dann die größte Anzahl an Einsen, die diese Maschinen auf ihre Bänder schreiben können, mit Ausnahme der Maschinen, die in eine Endlosschleife geraten. Diese Aufgabe ist unlösbar. Denn wenn wir versuchen, alle diese Turingmaschinen mit *n*-Zuständen zu simulieren, wird unser Simulator in Endlosschleifen geraten, sobald er eine Turingmaschine zu simulieren versucht, die in einer Endlosschleife hängt. Trotzdem hat sich herausgestellt, dass Computer für bestimmte *n*s die Fleißige-Biber-Funktion lösen konnten. Das haben zwar auch Menschen geschafft, aber Computern ist dies in weitaus mehr Fällen gelungen als Menschen, die keine weitere Hilfe dabei hatten. Computer sind grundsätzlich besser als Menschen, wenn es um die Lösung von Turings oder Gödels unlösbaren Problemen geht.

Penrose verknüpfte diese postulierten transzendenten Fähigkeiten des menschlichen Gehirns mit der quantenmechanischen Informationsverarbeitung, die er dort vermutet. Laut Penrose sind diese neuralen Quanteneffekte für Computer grundsätzlich nicht erreichbar, weshalb das menschliche Denken an sich überlegen sei. In Wirklichkeit nutzen selbst gewöhnliche elektronische Geräte Quanteneffekte (Transistoren sind beispielsweise auf den Tunneleffekt angewiesen). Quanten-Computing im menschlichen Gehirn ist nie nachgewiesen worden und menschliche Denkleistung kann mit klassischen Rechenmethoden hinreichend erklärt werden. Jedenfalls hindert uns nichts daran, Quanten-Computing auch bei Computern anzuwenden. Penrose hat all diese Einwände bislang ignoriert. Als Kritiker darauf hinwiesen, dass das Gehirn ein sehr ungeeigneter Ort für Quanten-Computing sei, schlossen sich Hameroff und Penrose zusammen. Penrose fand in den Neuronen ein perfektes Vehikel, das sich möglicherweise für Quanten-Computing eignen könnte: und zwar die Mikrotubuli, von denen Hameroff vermutet hatte, sie seien Teil der Informationsverarbeitung in einem Neuron. Die These von Hameroff und Penrose ist demnach, dass die Mikrotubuli in den Neuronen Quanten-Computing leisten und dies für die Existenz des Bewusstseins verantwortlich ist.

Diese These wurde unter anderem von dem schwedisch-amerikanischen Physiker und Kosmologen Mark Tegmark (geboren 1967) kritisiert, der nachweisen konnte, dass Quantenereignisse sich in Mikrotubuli nur 10^{-13} Sekunden halten können, eine Zeitspanne, die viel zu kurz ist um irgendwie bedeutungsvolle Ergebnisse zu errechnen oder neurale Prozesse zu beeinflussen. Es gibt bestimmte Arten von Problemen, für die eine quantenmechanische Informationsverarbeitung klassischen Rechenmethoden gegenüber deutlich überlegen wäre – beispielsweise beim Knacken von Verschlüsselungscodes durch die Faktorisierung großer Zahlen. Menschliches Denken (ohne Unterstützung) ist nachweislich sehr schlecht bei der Lösung dieser Probleme und kann auf diesem Gebiet noch nicht einmal mit herkömmlichen Computern konkurrieren, was ebenfalls nahelegt, dass das Gehirn über keine Fähigkeiten zum Quanten-Computing verfügt. Und selbst wenn es ein der quantenmechanischen Informationsverarbeitung vergleichbares Phänomen im Gehirn gäbe, hätte es nicht notwendig etwas mit dem Bewusstsein zu tun.

Eine Frage des Glaubens

> Welch ein Meisterwerk ist der Mensch! Wie edel durch Vernunft! Wie unbegrenzt an Fähigkeiten! In Gestalt und Bewegung wie bedeutend und wunderwürdig! Im Handeln wie ähnlich einem Engel! Im Begreifen wie ähnlich einem Gott! Die Zierde der Welt! Das Vorbild der Lebendigen! Und doch, was ist mir diese Quintessenz von Staube?
>
> WILLIAM SHAKESPEARE, *HAMLET*

In Wirklichkeit sind natürlich all diese Theorien auf unbeweisbaren Voraussetzungen aufgebaut, und sofern sie sich auf die Frage des Bewusstseins beziehen, scheint mir das leitende Prinzip zu lauten: „you gotta have faith“. Bei uns allen spielen solche Glaubensannahmen eine Rolle bei der Frage, was und wer Bewusstsein hat und wer oder was selbstbewusste Wesen sind. Ansonsten wäre es uns unmöglich, morgens das Bett zu verlassen. Wir sollten allerdings zumindest ehrlich eingestehen, dass wir in diesem Punkt auf eine solche unbewiesene Annahme angewiesen sind und selbstkritisch deren Implikationen im Auge behalten.

Menschen haben sehr unterschiedliche Glaubenssätze, auch wenn das Gegenteil der Fall zu sein scheint. Die je individuellen philosophischen Grundannahmen sind die versteckte Ursache unserer Meinungsverschiedenheiten bei ganz verschiedenen Fragen – von Tierrechten angefangen bis hin zur Abtreibung. Wir werden zukünftig noch heftigere Auseinandersetzungen in der Frage der Maschinenrechte führen. Ich wage vorauszusagen, dass die Maschinen der Zukunft wie selbstbewusste Wesen auftreten und sich mit biologischen Personen überzeugend über ihre Qualia unterhalten können. Sie werden die ganze Bandbreite subtiler, bekannter emotionaler Eigenschaften aufweisen. Sie werden uns zum Lachen und zum Weinen bringen und sie werden sehr zornig sein, wenn wir ihnen Bewusstsein absprechen. (Und da sie zudem sehr intelligent sein werden, ist es kaum in unserem Interesse, sie dazu zu bringen.) Wir werden eines Tages akzeptieren müssen, dass es sich bei ihnen um selbstbewusste Personen handelt. Mein persönlicher Glaube ist der: Sobald Maschinen überzeugend von ihren Qualia und ihren bewussten Erfahrungen sprechen können, werden sie auch tatsächlich selbstbewusste Personen sein. Zu dieser Position bin ich über folgendes Gedankenexperiment gelangt: Man stelle sich vor, in der Zukunft ein Wesen (einen Roboter oder Avatar) zu treffen, das in seinen emotionalen Reaktionen vollkommen überzeugend ist. Es lacht ehrlich über unsere Witze und bringt im Gegenzug auch uns zum Lachen oder Weinen (und das nicht nur durch Zwicken). Man hegt keinen Zweifel an der Aufrichtigkeit, mit der es über seine Sehnsüchte und Ängste spricht, und es scheint auf jede denkbare Weise über Bewusstsein zu verfügen. Es scheint sich tatsächlich um eine Person zu handeln. Würden wir es als selbstbewusste Person akzeptieren?

Wenn nun Ihre erste Reaktion ist zu sagen, dass sich wahrscheinlich auf irgendeine Weise ein Weg finden lasse, bei dem sich die nichtbiologische Natur des Wesens verrät, so verletzen Sie die Prämissen dieser hypothetischen Situation. Denn diese steht ja unter der Bedingung, dass das Wesen in allen denkbaren Belangen uns vollkommen überzeugend erscheint. Denken wir uns die Situation, in der dieses Wesen mit seiner bevorstehenden Zerstörung konfrontiert wäre und dem ganz wie ein Mensch mit Furcht und Entsetzen begegnete – würden Sie dann nicht ebenso mitfühlend reagieren, als wenn ein Mensch Todesangst durchleben würde? Meine persönliche Antwort wäre ein klares Ja und ich bin davon überzeugt, dass dies für die meisten, um nicht zu sagen für alle Menschen gilt – unabhängig davon, was sie heute in einer philosophischen Diskussion behaupten würden. Auch hier liegt die Betonung auf dem Wort „überzeugend".

Sicherlich gibt es Meinungsverschiedenheiten darüber, wann und sogar ob wir überhaupt jemals auf ein solches nichtbiologisches Wesen treffen werden. Meine unbeirrbare Prognose ist, dass es zu einer solchen Begegnung das erste Mal im Jahr 2029 kommen wird und sie in der Mitte der 2030er zu einem alltäglichen Ereignis werden wird. Aber abgesehen von der Frage der Zeit bin ich davon überzeugt, dass wir irgendwann solche Wesen als selbstbewusst anerkennen werden. Man denke nur einmal daran, wie wir sie schon heute betrachten, wenn wir ihnen als Figuren von Geschichten oder Filmen begegnen: R2D2 aus *Star Wars*, David und Teddy aus *A.I.*, Data aus der Fernsehserie *Star Trek. The Next Generation*, Johnny 5 aus dem Film *Nummer 5 lebt!*, WALL-E aus Disneys *Wall-E*, T-800, der (gute) Terminator aus dem zweiten und den späteren *Terminator*-Filmen, die Replikantin Rachael aus *Blade Runner* (die, nebenbei gesagt, nicht einmal weiß, dass sie nicht menschlich ist), Bumblebee aus den *Transformers* oder Sonny aus dem Film *I, Robot*. Wir fühlen mit diesen Charakteren, auch wenn wir wissen, dass sie nicht biologischen Ursprungs sind. Wir sehen in ihnen selbstbewusste Personen, genauso wie es bei biologischen menschlichen Figuren der Fall ist. Wir teilen ihre Gefühle und fürchten um sie, wenn sie in Schwierigkeiten geraten. Wenn wir bereits heute fiktive nichtbiologische Charaktere auf diese Weise behandeln, dann werden wir auch in der Zukunft wirkliche Intelligenzen so behandeln, die zufälligerweise keinen biologischen Ursprung haben.

Wenn man den Glaubenssatz akzeptiert, dass ein nichtbiologisches Wesen, das überzeugend auf Qualia reagiert, auch wirklich bewusst ist, dann folgt daraus: Bewusstsein ist eine emergente Eigenschaft des Gesamtmusters einer Entität und nicht das Substrat, das es als materiellen Untergrund benötigt.

Es gibt eine konzeptionelle Lücke zwischen der Wissenschaft, die für objektive Messungen steht, und den Schlussfolgerungen, die wir mit ihrer Hilfe ziehen können, und dem Bewusstsein, das ein Synonym für *subjektive* Erfahrungen ist. Natürlich können wir ein in Frage kommendes Wesen nicht einfach fragen: „Hast du Bewusstsein?". Wenn wir, um uns dahingehend zu versichern, in seinen „Kopf" schauen könnten, ob nun biologisch oder nicht, dann müssten wir philosophische Vermutungen anstellen, wonach wir eigentlich suchen. Die Frage nach dem Bewusstsein eines Wesens ist also keine wissenschaftliche. Deshalb stellen manche auch die Frage, ob es für das Bewusstsein überhaupt eine Grundlage in der Realität gibt. Die englische Schriftstellerin und Philosophin Susan Blackmore (geboren 1951) spricht von der „großen Illusion des Bewusstseins". Sie gesteht die Realität des Mems (der Idee) des Bewusstseins zu – mit anderen Worten: Bewusstsein existiert gewiss als Idee und es gibt unzählige kortikale Strukturen, die sich mit dieser Idee beschäftigen, ganz zu schweigen von den Worten, die darüber geschrieben oder gesprochen wurden. Aber es bleibt unklar, ob es wirklich etwas Reales bezeichnet. Blackburn fügt dem hinzu, dass sie nicht unbedingt die Realität des Bewusstseins abstreiten würde, sondern eher versucht, die Arten von Dilemmata aufzuzeigen, in die wir uns begeben, wenn wir das Konzept definieren wollen. Der britische Psychologe und Schriftsteller Stuart Sutherland (1927–1998) schrieb im *International Dictionary of Psychology*: „Bewusstsein ist ein faszinierendes, aber schwer greifbares Phänomen. Es ist unmöglich zu sagen was es ist, was es macht oder warum es sich entwickelte."[4]

Es wäre allerdings nicht klug, dieses Thema allzu rasch als eine rein philosophische Diskussion abzutun, die, nebenbei bemerkt, zurückreicht bis zu den Platonischen Dialogen vor zweitausend

Jahren. Die Idee des Bewusstseins liegt unseren moralischen Vorstellungen zugrunde und unser Rechtssystem steht wiederum in einem Zusammenhang mit diesen moralischen Vorstellungen. Wenn jemand das Bewusstsein einer anderen Person auslöscht, wie beispielsweise bei einem Mord, dann halten wir das für unmoralisch und, mit wenigen Ausnahmen, für ein Kapitalverbrechen. Auch diese Ausnahmen sind wichtig für das Problem des Bewusstseins, denn wir könnten beispielsweise die Polizei oder die Armee damit beauftragen, selbstbewusste Personen zu töten, um eine größere Zahl anderer selbstbewusster Personen zu beschützen. Wir können den Nutzen oder die Berechtigung der jeweiligen Ausnahmen anzweifeln, aber das ändert nichts an der Gültigkeit des zugrundeliegenden Prinzips.

Jemanden anzugreifen und Leid zu verursachen wird gemeinhin als unmoralisch und illegal angesehen. Wenn ich mein Eigentum zerstöre, dann ist das wahrscheinlich akzeptabel. Wenn ich hingegen ohne Erlaubnis fremden Besitz zerstöre, dann ist das vermutlich nicht akzeptabel, aber nicht, weil ich dem Eigentum ein Leid zufüge, sondern seinem Eigentümer. Wenn sich andererseits in meinem Eigentum auch ein selbstbewusstes Wesen befindet, beispielsweise ein Tier, dann bedeutet das nicht, das ich als Besitzer dieses Tieres nach Belieben und frei von moralischen oder rechtlichen Zwängen mit ihm verfahren kann – es gibt beispielsweise Gesetze gegen Tierquälerei.

Da ein Großteil unseres sittlichen und unseres juristischen Systems auf dem Schutz der Existenz von selbstbewussten Wesen und der Abwehr von Leid basiert, müssen wir die Frage, wer ein Bewusstsein hat, beantworten, um verantwortungsvolle Urteile fällen zu können. Es ist daher nicht nur eine rein intellektuelle Frage, wie sich schon in der Kontroverse um die Abtreibung zeigt. Letzteres – die Abtreibungsthematik – kann natürlich über die Grenzen der Diskussion des Bewusstseins hinausreichen, da nach Ansicht der Abtreibungsgegner schon das bloße Potential eines Embryo, zu einer selbstbewussten Person zu werden, ein ausreichender Grund für seine Schutzwürdigkeit ist, so wie auch jemand im Koma einen Anspruch auf diesen Schutz hat. Trotzdem dreht sich die Debatte im Grunde darum, wann ein Fötus ein Bewusstsein entwickelt.

Verschiedene Auffassungen von Bewusstsein beeinflussen auch unsere Urteile in anderen strittigen Fragen. In der Abtreibungsfrage machen viele Menschen beispielsweise einen Unterschied zwischen der Pille danach, die die Einnistung des Embryos in der Gebärmutter verhindert, und einer Abtreibung zu einem späteren Zeitpunkt. Diese Unterscheidung hängt mit der Wahrscheinlichkeit zusammen, dass ein weiterentwickelter Fötus bereits ein Bewusstsein besitzt. Es ist schwer, die Meinung, ein Embryo, der nur wenige Tage alt ist, verfüge schon über ein Bewusstsein, aufrechtzuerhalten – es sei denn, man nimmt den Standpunkt des Panpsychismus ein. Und selbst dann wäre sein Bewusstsein geringer als das des primitivsten Tieres. Ganz ähnlich zeigen wir auch sehr verschiedene Reaktionen, wenn es um die Misshandlung von Menschenaffen bzw. Insekten geht. Niemand macht sich allzu große Gedanken darüber, ob wir Computersoftware Leid und Schmerzen zufügen (obwohl wir uns andererseits sehr eingehend mit der Frage auseinandersetzen, ob Software in der Lage ist, uns Leid zuzufügen). Wenn aber die Software der Zukunft die intellektuelle, moralische und emotionale Intelligenz von biologischen Menschen erreicht, wird dies zu einem ernsthaften Problem werden.

Daher ist mein Standpunkt, dass ich nichtbiologische Wesen, die in ihren emotionalen Reaktionen vollkommen überzeugend sind, als selbstbewusste Personen akzeptieren werde. Und ich prophezeie, dass dies auch die Mehrheit der Gesellschaft tun wird. Diese Charakterisierung nichtbiologischer Intelligenz geht natürlich über den Turing-Test hinaus, der lediglich die Beherrschung menschlicher Sprache voraussetzt. Diese Maschinen sind menschenähnlich genug, so dass ich sie einbeziehen würde – und ich glaube, dass dies auch der Großteil der Gesellschaft tun wird – , aber darüber hinaus würde ich ebenfalls Wesen inkludieren, die menschenähnliche emotionale Reaktionen zeigen, den Turing-Test aber nicht bestehen, wie zum Beispiel kleine Kinder.

Erledigt sich damit die philosophische Frage nach dem Bewusstsein, zumindest für mich und jene, die meine Voraussetzungen akzeptieren? Die Antwort ist: *Nicht ganz*. Wir haben bisher nur einen Einzelfall abgedeckt, nämlich den von Wesen, die ein menschenähnliches Verhalten zeigen. D. h. auch wenn wir über zukünftige künstliche Entitäten geredet haben, so sprachen wir doch nur über solche Wesen, die überzeugende menschliche Verhaltensweisen an den Tag legen – unser Standpunkt ist also noch immer anthropozentrisch. Was ist aber mit fremderen Formen von Intelligenz, die nicht menschenähnlich sind? Wir können uns Intelligenzen vorstellen, die genauso komplex oder vielleicht noch viel komplexer sind als die unsere, aber vollkommen andere Emotionen und Motivationen haben. Wie sollen wir entscheiden, ob sie Bewusstsein haben oder nicht?

Es wäre ein Anfang, sich Lebewesen aus der biologischen Welt zuzuwenden, deren Gehirne mit denen eines Menschen vergleichbar sind, die jedoch ein ganz anderes Verhalten zeigen. Der britische Philosoph David Cockburn (geboren 1949) beschreibt ein Video, das einen angegriffenen Riesentintenfisch zeigt (oder der zumindest glaubt, angegriffen zu werden – Cockburn vermutet, dass das Tier Angst vor dem Menschen mit der Kamera hatte): Der Kalmar zitterte und duckte sich, und Cockburn kommentiert: „Er reagierte auf eine Weise, die mir unmittelbar und nachdrücklich wie Furcht erschien. Besonders beeindruckte mich an diesem Ausschnitt, im Verhalten eines Lebewesens, das sich vom Menschen körperlich so sehr unterscheidet, eine Emotion erkennen zu können, die so eindeutig und spezifisch die der Furcht war."[5] Er schloss aus seiner Beobachtung, dass das Tier sich tatsächlich fürchtete und äußerte die Überzeugung, dass die meisten Menschen, die diesen Film sähen, diesem Urteil beipflichten müssten. Wenn wir Cockburns Beschreibung und seine Folgerung akzeptieren, dann müssen wir Kalmare ebenfalls in den Kreis bewusster Wesen aufnehmen. Allerdings bringt uns auch das nicht viel weiter, weil wir immer noch von einer empathischen Reaktion ausgehen, die wir von uns selbst her kennen. Denn dann stecken wir noch immer in unserer voreingenommenen anthropozentrischen Perspektive.

Wenn wir das Gebiet der Biologie verlassen, müssen wir davon ausgehen, dass nichtbiologische Intelligenz noch variantenreicher sein wird als die der biologischen Welt. Beispielsweise könnten einige Wesen keine Furcht vor der eigenen Zerstörung kennen und hätten deshalb keine Verwendung für bestimmte Arten von Emotionen, wie wir sie von Menschen oder jedem anderen biologischen Lebewesen kennen. Vielleicht könnten sie nichtsdestotrotz den Turing-Test bestehen – vielleicht hätten sie aber auch gar keine Lust, es zu versuchen.

Und in der Tat bauen wir schon heute Roboter, denen jeder Sinn der Selbsterhaltung fehlt, um sie mit Aufgaben unter besonders gefährlichen Bedingungen zu betrauen. Diese sind noch nicht ausreichend intelligent oder komplex genug, als dass wir uns über ihre Empfindungen Gedanken machen müssten. Trotzdem lassen sich künftige Roboter dieser Art denken, die so komplex wie Menschen sind. Was wäre über sie zu sagen?

Ich persönlich wäre wahrscheinlich beeindruckt, wenn ich im Verhalten eines solchen Apparats eine Ausrichtung auf komplexe und noble Ziele sowie die Fähigkeit erkennen könnte, beachtenswerte Entscheidungen zu treffen und ebensolche Handlungen bei der Ausführung seines Auftrags zu vollziehen. Und wahrscheinlich wäre ich mitgenommen, wenn er zerstört werden würde. Dies erweitert nun vielleicht die herkömmliche Vorstellung ein wenig in der Hinsicht, dass ich mich damit auf ein Verhalten beziehe, in dem viele Gefühle, die wir als universell bei Menschen und biologischen Geschöpfen aller Art erachten, nicht im Spiel sind. Aber, ich wiederhole es noch einmal, mir geht es darum, eine Verbindung zu bestimmten Merkmalen solcher Intelligenzen herzustellen, die ich zu meinen eigenen und denen anderer Personen in Beziehung setzen kann. Die Idee eines Wesens, dessen Existenz ganz im Dienste eines edlen Zieles steht und das dieses Ziel ohne Rücksicht auf das eigene Wohl verfolgt, ist schließlich der menschlichen Erfahrung nicht vollkommen fremd. In diesem Fall gehen wir zudem von einer Entität aus, deren Bestreben es ist, biologische Menschen zu schützen, oder die in anderer Weise unsere Absichten befördert.

Was wäre nun, wenn dieses Wesen eigene – von denen des Menschen abweichende – Ziele unterhalten und einen Auftrag ausführen würde, den wir nach unserem Verständnis nicht für edel halten? Man könnte in diesem Fall den Versuch machen herauszufinden, ob sich einige seiner Fähigkeiten in anderem Lichte betrachten und auf diese Weise wertschätzen lassen könnten. Wenn es tatsächlich über eine beträchtliche Intelligenz verfügt, wird es wahrscheinlich ebenfalls über beachtliche mathematische Kenntnisse verfügen. Und vielleicht könnte man daher mit ihm über dieses Thema ins Gespräch kommen. Vielleicht würde es Mathematik-Witze zu schätzen wissen. Aber wenn das Wesen kein Interesse daran hat, mit mir zu kommunizieren, und ich außerdem kein ausreichendes Verständnis seiner Handlungen und Entscheidungen gewinnen kann, um von der Schönheit seiner internen Prozesse ergriffen zu sein, muss das dann letztlich heißen, dass es kein Bewusstsein hat?

Man muss hier sicherlich den Schluss ziehen, dass Entitäten, auch wenn sie nicht in der Lage sind, mich von ihren emotionalen Reaktionen zu überzeugen, oder es gar nicht erst versuchen, nicht notwendigerweise nicht über ein Bewusstsein verfügen. Es scheint schwierig, ein anderes bewusstes Wesen als solches überhaupt zu erkennen, ohne auf einem gewissen Niveau eine empathische Kommunikation mit ihm zu führen. Aber dieses Urteil wirft viel eher ein Licht auf die eigenen Beschränkungen als auf die Entität, die wir untersuchen. Wir sollten daher in aller Bescheidenheit mit der Untersuchung fortfahren. Es ist schon Herausforderung genug, sich in eine andere (menschliche) Person hineinzuversetzen – wie viel schwieriger muss also eine solche Perspektivenübernahme sein, wenn es sich um Intelligenzen handelt, die von der unseren derart weit entfernt sind.

Welcher Dinge sind wir uns bewusst?

> Wenn wir durch den Schädel in das Gehirn einer bewusst denkenden Person sehen könnten und wenn die Stelle der optimalen Erregbarkeit leuchten würde, dann sollten wir einen hellen Punkt mit fantastischen, sich wellenden Grenzen sehen, der über die zerebrale Oberfläche wandert und unablässig in Größe und Form fluktuiert, umgeben von mehr oder weniger tiefer Finsternis, die den Rest der Hemisphäre umhüllt.
>
> IWAN PETROWITSCH PAWLOW, 1913[6]

Kehren wir zurück zu dem Riesenkalmar, so können wir einige seiner ganz offensichtlichen Emotionen erkennen. Aber vieles von seinem Verhalten bleibt für uns ein Geheimnis. Wie ist es, ein Riesenkalmar zu sein? Wie fühlt er sich, wenn er seinen wirbellosen Körper durch eine winzige Öffnung hindurchdrückt? Wir haben nicht einmal Begriffe dafür, um diese Frage zu beantworten – bedenkt man, dass wir nicht einmal die qualitativen Erfahrungen angemessen beschreiben können, die wir mit anderen Menschen teilen, so wie etwa das Sehen von Farben oder das Gefühl von Wasser, wenn es über den eigenen Körper fließt.

Aber wir müssen uns gar nicht erst auf den Grund des Ozeans begeben, um auf Geheimnisse in der Natur unserer bewussten Erfahrungen zu stoßen – wir müssen uns bloß uns selbst zuwenden. Ich weiß beispielsweise, dass ich Bewusstsein habe. Und ich nehme an, dass Sie als Leser ebenfalls Bewusstsein haben. (Bei Leuten, die mein Buch nicht gekauft haben, bin ich mir da allerdings nicht ganz so sicher.) Aber wovon habe ich Bewusstsein? Sie können sich diese Frage jetzt selbst einmal stellen.

Spielen Sie versuchsweise das folgende Gedankenexperiment durch (das seinen Zweck bei den Autofahrern unter Ihnen erfüllen wird): Stellen Sie sich vor, Sie fahren auf der linken Spur einer Autobahn. Nun schließen Sie die Augen. Greifen Sie nach dem vorgestellten Lenkrad und machen Sie die Bewegungen, die Sie normalerweise machen, wenn Sie auf die rechte Spur wechseln wollen.

Bevor Sie nun weiterlesen, versuchen Sie es!

Sie werden wahrscheinlich Folgendes getan haben: Sie hielten das Lenkrad. Sie haben sich versichert, dass die rechte Spur frei ist. Vorausgesetzt die Spur war frei, haben Sie das Lenkrad für eine kurze Zeit nach rechts gedreht, um es dann wieder geradeaus auszurichten. Aufgabe erledigt!

Zum Glück saßen Sie nicht in einem echten Auto. Ansonsten wären Sie über alle Autobahnspuren gerast und ihre Fahrt hätte wahrscheinlich am nächsten Baum geendet. Obwohl ich wohl besser vorher hätte erwähnen sollen, dass Sie solche Manöver in einem tatsächlich fahrenden Wagen im eigenen Interesse unterlassen sollten (aber ich unterstelle einfach einmal, dass Sie die Regel, dass man nicht mit geschlossenen Augen fahren sollte, bereits beherrschen), ist das hier nicht wirklich das Schlüsselproblem. Sollten Sie so vorgegangen sein, wie ich es Ihnen gerade beschrieben habe – und fast jeder tut das in diesem Gedankenexperiment –, dann haben Sie einen Fehler gemacht. Denn wenn man nach rechts steuert und danach das Lenkrad wieder gerade ausrichtet, fährt der Wagen diagonal zur ursprünglichen Fahrtrichtung. Ihr Auto wird sich zwar, ganz wie von Ihnen beabsichtigt, auf die rechte Spur bewegen, aber es wird solange weiter nach rechts fahren, bis Sie von der Straße abgekommen sind. Stattdessen hätten Sie, nachdem Sie Ihr Fahrzeug auf die rechte Spur gelenkt haben, nach links gegensteuern müssen – gerade so viel wie Sie es nach rechts gezogen haben, um es *dann* wieder gerade auszurichten. Mit diesem Manöver würde der Wagen geradeaus auf der neuen Spur weiter fahren.

Bedenken Sie den Umstand, dass Sie – wenn Sie ein regelmäßiger Fahrer sind – dieses Manöver schon Tausende von Malen gemacht haben. Aber heißt das nun, dass Sie nicht bei Bewusstsein sind, wenn Sie dies tun? Haben Sie jemals darauf geachtet, was Sie tatsächlich tun, wenn Sie die Spur wechseln? Angenommen Sie lesen dieses Buch nicht in einem Krankenhaus, in dem Sie sich gerade von einem Überholunfall erholen, werden Sie diesen Vorgang ohne Frage beherrschen. Und trotzdem haben Sie keine klare Vorstellung von dem, was Sie taten, ganz gleich wie viele Male Sie diese Aufgabe schon bewältigt haben.

Wenn Menschen eine Geschichte ihrer Erlebnisse erzählen, dann beschreiben sie diese als eine Abfolge von Situationen und Entscheidungen. Aber so ist es nicht, wie wir die Geschichte eigentlich erleben. Unser ursprüngliches Erleben besteht in einer Sequenz von hochstufigen Mustern, von denen manche bestimmte Gefühle ausgelöst haben können. Wir erinnern lediglich eine kleine Teilmenge dieser Muster, wenn überhaupt. Selbst wenn wir einigermaßen genau sind in unserer Nacherzählung der Geschichte, bringen wir unsere Anlage zur Konfabulation ins Spiel, um fehlende Einzelheiten zu ergänzen und die ganze Sequenz zu einer zusammenhängenden, kohärenten „Fabel" zu machen. Wir können uns auf unsere Erinnerung nicht verlassen, wenn wir uns darauf besinnen wollen, welches unser ursprüngliches bewusstes Erlebnis gewesen ist. Dennoch ist unsere Erinnerung der einzige Zugang, den wir zu diesem Erlebnis haben. Der gegenwärtige Moment ist, nun ja, flüchtig und wird rasch zu bloßer Erinnerung – oder meistens noch nicht einmal das. Selbst wenn ein Erlebnis zu einer Erinnerung wird, wird es, darauf weist das PRTM hin, als hochstufiges Muster gespeichert, das aus anderen Mustern einer riesigen Hierarchie zusammengesetzt ist. Wie schon mehrfach erwähnt werden beinahe alle unsere Erfahrungen so unmittelbar vergessen wie ein Spurwechsel. Es ist daher unmöglich zu bestimmen, was unsere eigene bewusste Erfahrung ausmacht.

Ost ist Ost und West ist West

> Bevor es Gehirne gab, gab es im ganzen Universum weder Farbe noch Klang, weder Geschmack noch Geruch, und wahrscheinlich sehr wenig Sinn und überhaupt keine Gefühle oder Emotionen.
>
> Roger W. Sperry[7]

> René Descartes betritt ein Restaurant und setzt sich zum Abendessen. Der Ober kommt und fragt ihn, ob er gerne einen Aperitif hätte.
>
> „Nein, vielen Dank", sagt Descartes, „ich möchte einfach nur das Abendessen bestellen."
>
> „Darf ich ihnen unsere Tagesangebote vorstellen?" fragt der Ober.
>
> „Nein!" antwortet Descartes und wird ungeduldig.
>
> „Wünschen Sie ein Getränk vor dem Essen?" fragt der Ober.
>
> Descartes, da Abstinenzler, ist beleidigt: „Ich denke nicht!", sagt er ungehalten und – puff – ist er verschwunden.
>
> Ein Witz von David Chalmers, wiedergegeben aus dem Gedächtnis

Es gibt zwei grundsätzliche Weisen, die hier behandelten Fragen zu betrachten: Die einander entgegengesetzten Perspektiven des Westens und des Ostens auf die Natur von Bewusstsein und Wirklichkeit. In der westlichen Perspektive beginnen wir mit einer physischen Welt, aus der heraus sich Informationsmuster entwickeln. Nach einigen Milliarden Jahren haben sich dann die Lebewesen dieser Welt weit genug fortentwickelt, um zu Bewusstsein zu gelangen. Aus der östlichen Sicht ist Bewusstsein die fundamentale Wirklichkeit. Die physische Welt dagegen entsteht aus den Gedanken der Lebewesen mit Bewusstsein. Die physische Welt ist mit anderen Worten die Erscheinungsform der Gedanken bewusster Lebewesen. Natürlich sind das Vereinfachungen von komplexen und facettenreichen Philosophien, aber sie zeigen die grundsätzlichen Gegensätze in der Philosophie des Bewusstseins und dessen Verhältnis zur physischen Welt.

Die Trennung zwischen Ost und West in der Auffassung des Bewusstseins spiegelt sich auch in entgegengesetzten Lehrmeinungen im Bereich der subatomaren Physik. In der Quantenmechanik existieren Partikel als sogenannte Wahrscheinlichkeitsfelder. Jede Messung, die von einem Messgerät an ihnen vorgenommen wird, führt zu einem sogenannten Kollaps der Wellenfunktion, d. h., dass das Partikel plötzlich eine bestimmte Position einnimmt. Es ist eine populäre Sichtweise, dass eine solche Messung die Beobachtung durch einen bewussten Beobachter bedeutet – ansonsten wäre Messung ein Konzept ohne Bedeutung. Auf diese Weise nimmt das Partikel eine bestimmte Position (und andere Eigenschaften wie Geschwindigkeit) nur an, wenn es beobachtet wird. Im Grunde scheinen sich die Partikel hier zu denken, dass, solange sich niemand die Mühe macht, sie zu beobachten, sie sich nicht entscheiden müssen, wo sie sich befinden. Ich nenne dies die buddhistische Schule der Quantenmechanik, da in ihr die Partikel im Grunde überhaupt nicht existieren, solange sie nicht von einer bewussten Person beobachtet werden.

Es gibt eine andere Interpretation der Quantenmechanik, die eine solche anthropomorphe Terminologie vermeidet. Gemäß dieser Analyse ist das Feld, das für ein Partikel steht, kein Wahrscheinlichkeitsfeld, sondern eher eine Funktion mit verschiedenen Werten an verschiedenen Stellen. Daher ist das Feld wesentlich das, was das Partikel ist. Es gibt Beschränkungen dafür, welche Werte des Feldes an den verschiedenen Orten vorkommen können, weil das gesamte Feld, das ein Partikel repräsentiert, nur für eine begrenzte Informationsmenge steht. Daher kommt auch das Wort „Quantum“. Aus dieser Perspektive ist der sogenannte Kollaps der Wellenfunktion überhaupt kein Kollaps. Die Wellenfunktion verschwindet überhaupt nie. Es ist nur so, dass ein Messgerät gleichermaßen aus Partikeln mit Feldern besteht, und die Interaktion zwischen dem gemessenen Partikelfeld und den Partikelfeldern des Messinstruments zu der Auslegung führt, dass das Partikel sich an einer bestimmten Stelle befindet. Das Feld an sich ist jedoch noch immer da. Dies ist die westliche Interpretation der Quantenmechanik. Interessant allerdings ist die Tatsache, dass die unter Physikern weltweit verbreitetere Version die von mir als östliche Perspektive bezeichnete Interpretation ist.

Es gab einen Philosophen, dessen Werk diese Kluft zwischen Ost und West überbrückte. Der österreichisch-britische Denker Ludwig Wittgenstein (1889–1951) widmete sich der Philosophie der Sprache und des Wissens und sann über die Frage nach, was es ist, was wir wirklich wissen können. Er beschäftigte sich mit diesem Thema während seiner Zeit als Soldat im 1. Weltkrieg und machte sich zu dieser Zeit die Notizen, auf denen sein einziges zu Lebzeiten veröffentlichtes Werk, der *Tractatus Logico-Philosophicus*, aufbaut. Das Werk zeichnet sich durch seine ungewöhnliche Struktur aus und fand nur durch den Einsatz von Wittgensteins früherem Lehrer, dem britischen Mathematiker und Philosophen Bertrand Russell, 1921 einen Verleger. Es wurde zur Bibel einer als Logischer Positivismus bekannten philosophischen Denkrichtung, die die Grenzen der Wissenschaft auszumessen suchte. Das Buch und die philosophische Bewegung hatten Einfluss auf Turing und die Entstehung von Computertheorie und Linguistik.

Der *Tractatus Logico-Philosophicus* nimmt die Einsicht, dass alles Wissen hierarchisch ist, vorweg. Das Buch selbst ist aus ineinander verschachtelten, nummerierten Sätzen aufgebaut. Die ersten vier

Sätze des Buches sind zum Beispiel:

1. Die Welt ist alles, was der Fall ist.

1.1 Die Welt ist die Gesamtheit der Tatsachen, nicht der Dinge.

1.11 Die Welt ist durch die Tatsachen bestimmt und dadurch, dass es alle Tatsachen sind.

1.12 Denn, die Gesamtheit der Tatsachen bestimmt, was der Fall ist und auch, was alles nicht der Fall ist.

Ein anderer wichtiger Satz des *Tractatus* – und einer, dem Turing beipflichten würde – ist:

4.0031 Alle Philosophie ist „Sprachkritik".

Im Kern behaupten sowohl der *Tractatus Logico-Philosophicus* als auch die Bewegung des Logischen Positivismus, dass die physische Wirklichkeit unabhängig von unserer Wahrnehmung existiert, dass aber alles, was wir über diese Wirklichkeit wissen können, aus unserer Sinneswahrnehmung – und diese kann durch Instrumente erweitert werden – und den logischen Schlüssen, die wir aus diesen Sinneseindrücken ziehen, resultiert. Letztlich macht es sich Wittgenstein zur Aufgabe, Methoden und Ziele der Wissenschaft zu beschreiben. Der letzte Satz des Buches, Nummer 7, lautet: „Wovon man nicht sprechen kann, darüber muss man schweigen." Dementsprechend hielt der frühe Wittgenstein die Diskussion über das Bewusstsein für zirkular und tautologisch und daher für eine Zeitverschwendung.

Der späte Wittgenstein wies diesen Ansatz jedoch vollständig zurück und wendete seine philosophische Aufmerksamkeit der Untersuchung jener Dinge zu, von denen er zuvor gesagt hatte, dass man über sie schweigen müsse. Die Schriften, die diese Revision seines Denkens widerspiegeln, wurden gesammelt und 1953, zwei Jahre nach seinem Tod, in einem Buch mit dem Titel *Philosophische Untersuchungen* veröffentlicht. In diesem Buch kritisiert er die Gedanken des *Tractatus*, nennt sie tautologisch und unbedeutend und kommt zur Ansicht, dass das, was er zunächst dem Schweigen anempfohlen hatte, in Wirklichkeit alles ist, worüber sich nachzudenken lohnt. Diese Gedanken übten einen großen Einfluss auf die Existentialisten aus, und so wurde Wittgenstein der einzige Denker der modernen Philosophie, der maßgeblich zu zwei führenden und einander widersprechenden Denkschulen der Philosophie beitrug.

Was ist es nun, das der späte Wittgenstein für wert hielt, bedacht und besprochen zu werden? Es waren Themen wie Schönheit und

Liebe, die seiner Ansicht nach nur als unvollkommene Ideen im menschlichen Geist existieren. Allerdings sah er diese Begriffe in einem perfekten und idealisierten Bereich existieren, ähnlich den vollkommenen „Formen", von denen Platon in seinen Dialogen schreibt – ein anderes Werk, das offenkundig widersprüchliche Zugänge zum Wesen der Wirklichkeit beleuchtete.

Ein Denker, dessen Position meiner Meinung nach falsch dargestellt wird, ist der französische Philosoph und Mathematiker René Descartes. Sein berühmtes Diktum „Ich denke, also bin ich" wird üblicherweise als ein Hohelied auf das rationale Denken interpretiert, etwa in dem Sinne: „Ich denke, das heißt, ich bin zu logischem Denken fähig, also bin ich wertvoll". Descartes wird daher auch als Gründervater der westlich-rationalen Philosophie erachtet.

Betrachtet man diesen Satz aber im Kontext seiner übrigen Schriften, dann drängt sich mir ein anderer Eindruck auf. Descartes haderte mit dem sogenannten „Leib-Seele-Problem", nämlich: Wie ersteht bewusster Geist aus der physischen Materie des Gehirns? Vor diesem Horizont scheint es mir, dass er versuchte, den rationalen Skeptizismus bis zum äußersten Ende zu führen. Meiner Ansicht nach bedeutet dieser Satz also in Wirklichkeit: „Ich denke, das heißt, ich mache eine subjektive Erfahrung, und deshalb ist alles, was ich sicher weiß, dass etwas – ich nenne es ‚ich' – existiert." Er konnte nicht sicher sein, dass die physische Welt existiert, da alles, was wir von ihr zu wissen meinen, auf unsere individuellen Sinneseindrücke zurückgeht, die falsch oder gar vollkommen illusionär sein können. Wir wissen allein, dass der, der Erfahrungen macht, existiert.

Ich wurde in einer unitarischen Gemeinde religiös erzogen, in der wir alle Religionen der Welt studierten. Wir beschäftigten uns, beispielsweise, über sechs Monate mit dem Buddhismus, besuchten buddhistische Zeremonien, lasen ihre Schriften und führten Diskussionen mit buddhistischen Gelehrten. Dann wechselten wir zu einer anderen Religion, wie etwa dem Judentum. Der übergeordnete Gedanke war, neben Toleranz und Transzendenz: „Viele Wege führen zur Wahrheit". Das bedeutet, dass zur Auflösung offensichtlicher Widersprüche zwischen den Traditionen nicht unbedingt die eine wahr, die andere falsch sein muss. Wahrheit lässt sich nur durch eine Erklärung finden, die scheinbare Unterschiede überwindet, sie transzendiert. Das gilt besonders für grundlegende Fragen nach Bedeutung und Zweck.

Auf diese Weise löse ich auch die Spaltung zwischen östlichem und westlichem Denken hinsichtlich des Bewusstseins und physischer Realität auf: Meiner Ansicht nach müssen beide Perspektiven richtig sein.

Einerseits ist es töricht, die physische Welt zu leugnen. Selbst wenn wir in einer bloßen Simulation leben würden, wie der schwedische Philosoph Nick Bostrom spekuliert, bleibt die Wirklichkeit eine Konzeptionsebene, die für uns wirklich ist. Wenn wir die Existenz der physischen Welt und der Evolution, die in ihr stattgefunden hat, akzeptieren, dann erkennen wir auch, dass aus ihr Lebewesen mit Bewusstsein hervorgegangen sind.

Auf der anderen Seite ist es schwer, sich der östlichen Perspektive – Bewusstsein ist grundlegend und repräsentiert die einzige Realität, die wirklich Bedeutung hat – zu entziehen. Man denke nur einmal an die unterschiedliche Wertschätzung, die wir bewussten Personen im Gegensatz zu bewusstlosen Dingen entgegenbringen. Letzteren messen wir keinen intrinsischen Wert bei, außer wenn sie Auswirkungen auf die subjektive Erfahrung bewusster Personen haben. Selbst wenn wir Bewusstsein als emergente Eigenschaft komplexer Systeme betrachten, können wir nicht einfach sagen, dass es sich dabei nur um ein weiteres Attribut handelt (wie „Verdauung" oder das „Stillen", um John Searle zu zitieren). Bewusstsein ist das, was wirklich wichtig ist.

Das Wort „spirituell" wird oft benutzt, um Dinge von höchster Wichtigkeit zu bezeichnen. Viele Leute mögen es nicht, wenn man solche Begriffe aus religiösen oder spirituellen Traditionen verwendet, weil sie Überzeugungen implizieren, denen sie vielleicht nicht folgen können. Wenn wir jedoch die mystischen Aspekte religiöser Traditionen übergehen und „spirituell" einfach als etwas respektieren, dass für Menschen von tiefgründiger Bedeutung ist, dann passt der Begriff ganz hervorragend auf das Konzept des Bewusstseins. Es steht für den höchsten spirituellen Wert. Tatsächlich steckt das Wort „Geist" hinter dem Wort „spirituell", und dieses wird oft für „Bewusstsein" verwendet.

Insofern kann man die Evolution durchaus als spirituellen Prozess betrachten, in dessen Verlauf spirituelle Lebewesen, also Lebewesen mit einem Bewusstsein, entstehen. Die Evolution bewegt sich auch in Richtung größerer Komplexität, größeren Wissens, größerer Intelligenz, größerer Schönheit, größerer Kreativität und der Fähigkeit, transzendentere Emotionen auszudrücken, wie etwa Liebe. All das sind Beschreibungen, die gemeinhin verwendet wurden, um den Begriff von Gott zu bestimmen, wobei Gott keine Beschränkungen in all diesen Hinsichten zugeschrieben werden.

Viele Leute fühlen sich von Diskussionen bedroht, die andeuten, dass Maschinen Bewusstsein haben könnten, da sie Überlegungen dieser Art als Abwertung des spirituellen Werts bewusster Personen begreifen. Diese Reaktion spiegelt allerdings ein Missverständnis der Idee wider, die hinter Maschinen steckt. Diese Kritiker gehen in ihrem Verständnis von den Maschinen aus, die sie heute kennen, und ich stimme insoweit zu, als dass die heutigen technologischen

Beispiele, egal wie eindrucksvoll sie auch geworden sind, unseren Respekt als bewusste Lebewesen noch nicht verdienen. Meine Vorhersage ist die, dass Maschinen von biologischen Menschen, die wir als bewusste Lebewesen wahrnehmen, in der Zukunft ununterscheidbar sein werden, und deshalb an dem spirituellen Wert, den wir dem Bewusstsein zuschreiben, Anteil haben werden. Dies ist keine Herabsetzung des Menschen, sondern vielmehr eine Erhebung des Verständnisses, das wir von (einigen) künftigen Maschinen haben werden. Wir sollten wahrscheinlich eine neue Begrifflichkeit für diese Art Wesen entwickeln, da es sich bei ihnen um eine ganz andere Art von Maschine handeln wird.

Wenn wir heute in das Gehirn schauen und seine Mechanismen entschlüsseln, dann entdecken wir Methoden und Algorithmen, die wir nicht nur verstehen, sondern sogar nachahmen können, wie „Teile einer Mühle, die einander stoßen", um die Gedanken über das Gehirn des deutschen Mathematikers und Philosophen Gottfried Wilhelm Leibniz (1646–1716) zu paraphrasieren. Menschen sind bereits spirituelle Maschinen. Darüber hinaus werden wir zukünftig mit den Werkzeugen, die wir erschaffen, in einer Weise verschmelzen, dass der Unterschied zwischen Mensch und Maschine verwischt, bis er schließlich ganz verschwindet. Diese Entwicklung ist bereits im Gang, auch wenn die meisten Maschinen, die wir zur Erweiterung unserer Fähigkeiten gebrauchen, sich noch nicht in unseren Körpern und Gehirnen befinden.

Der freie Wille

> Ein wesentlicher Aspekt des Bewusstseins ist die Fähigkeit, über den gegenwärtigen Moment hinaus zu schauen. Wir nennen das „Voraussicht". Es ist die Fähigkeit zu planen, ein Szenario zu entwerfen von dem, was in einem sozialen Rahmen wahrscheinlich passieren wird oder was in sozialen Verbindungen, die noch nicht existieren, geschehen könnte. [...] Es ist ein System, mit dem wir unsere Chancen verbessern, das zu tun, was unseren eigentlichen Interessen entspricht. [...] Ich schlage vor, unsere offenkundige Fähigkeit, das zu wählen, was wir für am nützlichsten oder am günstigsten halten, entsprechend dieser Wahl zu handeln und darauf zu insistieren, dass diese Wahl unsere eigene ist, als „freien Willen" zu bezeichnen.
>
> Richard D. Alexander

> Sollten wir sagen, dass eine Pflanze nicht weiß, was sie tut, bloß weil sie keine Augen, keine Ohren und kein Gehirn besitzt? Wenn wir sagen, dass sie mechanisch – und nur mechanisch – agiert, sind wir dann nicht einzugestehen gezwungen, dass allerlei andere und offenbar wohlbedachte Handlungen ebenfalls rein mechanisch sind? Wenn es uns so erscheint, dass eine Pflanze eine Fliege nur mechanisch tötet und verspeist – könnte es nicht

auch der Pflanze erscheinen, der Mensch töte und verspeise Schafe ebenfalls allein aus mechanischem Antrieb?

SAMUEL BUTLER, 1871

Ist das Gehirn, das eine bemerkenswerte doppelte Struktur besitzt, auch ein doppeltes Organ, „scheinbar getrennt, und doch eine Einheit in der Teilung"?

HENRY MAUDSLEY[8]

Redundanz ist, wie wir gelernt haben, eine Schlüsselstrategie des Neokortex. Es gibt aber noch eine weitere Ebene der Redundanz im Gehirn: seine rechte und linke Hemisphäre sind zwar nicht identisch, aber überwiegend gleich. So wie auch bestimmte Regionen des Neokortex normalerweise nur bestimmte Arten von Information verarbeiten, spezialisieren sich auch die Hirnhälften bis zu einem gewissen Grad – so ist zum Beispiel die linke Hirnhälfte für gesprochene Sprache zuständig. Aber diese Zuweisungen lassen sich umleiten, bis zu dem Punkt, dass wir mit nur einer Hirnhälfte überleben und weitgehend normal funktionieren können. Die amerikanischen Neuropsychologinnen Stella de Bode und Susan Curtiss berichteten über 49 Kinder, an denen eine Hemisphärektomie vorgenommen wurde. Diese Entfernung einer Hirnhälfte ist eine extreme Operation, die bei Patienten mit einer lebensbedrohlichen Epilepsie, die ihren Ursprung in nur einer Hirnhälfte hat, vorgenommen wird. Einige der Patienten behalten bleibende Schäden, aber diese sind sehr begrenzt und ihre Persönlichkeit ist vergleichsweise normal. Viele von ihnen blühen auf, und für Beobachter ist es nicht offensichtlich, dass sie nur über eine Hirnhälfte verfügen. De Bode und Curtiss schreiben über Patienten, denen die linke Hemisphäre entfernt wurde, dass sie „eine bemerkenswert gute Sprache entwickeln, obwohl das Sprachzentrum entfernt wurde."[9] Sie berichten von einem Studenten, der erfolgreich College und Universität absolvierte und überdurchschnittliche Ergebnisse bei IQ-Tests erzielte. Studien weisen auf minimale Langzeitfolgen für allgemeine Kognition und Erinnerung, für Persönlichkeit und Sinn für Humor hin.[10] Eine Studie der amerikanischen Forscher Shearwood McClelland und Robert Maxwell aus dem Jahr 2007 berichtet von ähnlich positiven Langzeiterfahrungen mit erwachsenen Patienten.[11]

Auch ein zehnjähriges deutsches Mädchen, das mit nur einer Hirnhälfte geboren wurde, wird als recht normal geschildert. Sie kann auf einem Auge sogar nahezu perfekt sehen, wohingegen Patienten einer Hemisphärektomie unmittelbar nach der Operation einen Teil ihres Gesichtsfeldes einbüßen.[12] Der schottische Wissenschaftler Lars Muckli kommentiert dies: „Das Gehirn verfügt über eine bemerkenswerte Plastizität. Aber wir waren dennoch verblüfft zu sehen, wie gut sich die eine Hirnhälfte dieses Mädchens angepasst hat, um die fehlende zu ersetzen."

Während diese Beobachtungen ganz klar die Vorstellung der Plastizität des Neokortex stützen, ist ihre weitaus interessantere Implikation die, dass wir über zwei Gehirne – und nicht nur eins – zu verfügen scheinen und wir ganz gut mit nur einem von beiden auskommen können. Wenn wir eines verlieren, dann verlieren wir auch die kortikalen Muster, die nur dort gespeichert sind – und dennoch ist jedes Gehirn in sich selbst weitgehend vollständig. Hat also jede Hirnhälfte ihr eigenes Bewusstsein? Man kann dafür argumentieren, dass genau das der Fall ist.

Denken Sie an Split-Brain-Patienten, bei denen zwar beide Hirnhälften intakt sind, die Verbindung zwischen ihnen aber gekappt ist. Das Corpus callosum ist ein Bündel von etwa 250 Millionen Axonen, das die linke und rechte Gehirnhälfte miteinander verbindet und ihnen ermöglicht, sich zu koordinieren und miteinander zu kommunizieren. So wie zwei Menschen miteinander kommunizieren und wie ein einzelner Entscheidungsträger handeln können, obwohl sie zwei getrennte und vollständige Persönlichkeiten sind, können auch die zwei Gehirnhälften als Einheit auftreten, obwohl sie voneinander unabhängig bleiben.

Wie die Formulierung nahelegt, ist bei Split-Brain-Patienten das Corpus callosum unterbrochen oder beschädigt, so dass sie im Grunde zwei funktionsfähige Gehirne ohne eine direkte Kommunikationsverbindung haben. Der amerikanische Psychologe Michael Gazzaniga (geboren 1939) führte umfangreiche Experimente darüber durch, was bei diesen Patienten jede Gehirnhälfte denkt.

Bei Split-Brain-Patienten sieht die linke Hirnhälfte für gewöhnlich den rechten Teil des Gesichtsfeldes und umgekehrt. Gazzaniga und seine Kollegen zeigten einem Split-Brain-Patienten das Bild einer Hühnerklaue im rechten Sichtfeld (die von der linken Hirnhälfte gesehen wird) und einen verschneiten Ort im linken Sichtfeld (die von der rechten Hirnhälfte gesehen wird). Dann zeigte er ihnen eine Auswahl von Bildern, die beide Gehirnhälften sehen konnten. Er bat den Patienten, eines der Bilder auszuwählen, das gut zum ersten Bild passen würde. Die linke Hand des Patienten (kontrolliert von der rechten Hemisphäre) zeigte auf das Bild einer Schneeschaufel, die rechte hingegen auf das Bild eines Huhns. So weit so gut – beide Hirnhälften agierten unabhängig voneinander und vollkommen vernünftig. „Warum haben Sie diese Wahl getroffen?", fragte Gazzaniga daraufhin den Patienten, der verbal (also vom Sprachzentrum der linken Hemisphäre kontrolliert) antwortete: „Die Hühnerklaue gehört offensichtlich zum Huhn." Doch wenn der Patient dann herabschaute und bemerkte, dass seine linke Hand auf die Schaufel zeigte, erklärte er dies sofort (und wieder durch seine linke Hirnhälfte gesteuert), indem er sagte: „Und man braucht eine Schaufel, um den Hühnerstall sauberzumachen."

Das ist eine Konfabulation. Die rechte Gehirnhälfte (die den linken Arm und die linke Hand steuert) zeigt richtigerweise auf die Schaufel, aber da die linke Hemisphäre, die die mündliche Antwort steuert, vom Schnee nichts weiß, legt sie sich eine Erklärung zurecht, wobei es ihr aber nicht klar ist, dass es sich dabei um eine Konfabulation handelt. Sie übernimmt Verantwortung für eine Handlung, für die sie sich nie entschieden und die sie nie ausgeführt hat, von der sie aber beides glaubt.

Das bedeutet, dass jede Hemisphäre eines Split-Brain-Patienten über ein eigenes Bewusstsein verfügt. Die Gehirnhälften scheinen nicht zu bemerken, dass ihr Körper im Grunde von zwei Gehirnen kontrolliert wird, weil sie lernen, sich miteinander zu koordinieren, und weil ihre Entscheidungen so abgestimmt und konsistent sind, dass jede denkt, die Entscheidungen der anderen Hemisphäre wären ihre eigenen.

Gazzanigas Experiment beweist zwar nicht, dass ein normales Individuum mit einem funktionierenden Corpus callosum zwei bewusste Halb-Gehirne besitzt, aber es legt diese Möglichkeit nahe. Auch wenn das Corpus callosum diesen beiden Halb-Gehirnen eine reibungslose Zusammenarbeit ermöglicht, heißt das nicht notwendigerweise, dass es sich bei ihnen nicht um zwei separate „Bewusstseine" handelt. Jede dieser Hälften könnte zu der falschen Annahme gebracht werden, dass sie selbst alle Entscheidungen getroffen hat, weil diese alle denen sehr ähnlich sind, die jede tatsächlich getroffen hätte, wäre sie auf sich allein gestellt. Und in der Tat hat ja auch jede Hirnhälfte (durch die Zusammenarbeit beider Hemisphären mittels des Corpus callosum) einen großen Einfluss auf diese Entschlüsse. Und so erscheint es jedem dieser beiden Bewusstseine, als hätte es ganz alleine alles unter Kontrolle.

Wie könnte man die Hypothese, dass beide ein eigenes Bewusstsein haben, überprüfen? Man könnte sie auf neurologische Korrelate des Bewusstseins hin untersuchen, das ist genau das, was Gazzaniga tat. Seine Versuche zeigen, dass jede Hemisphäre sich wie ein unabhängiges Gehirn verhält. Konfabulation ist aber nicht allein auf Gehirnhälften beschränkt – jeder von uns tut das regelmäßig. Jede Gehirnhälfte ist etwa so intelligent wie ein Mensch. Wenn wir also dem menschlichen Gehirn ein Bewusstsein zuschreiben, dann müssen wir konsequenterweise auch sagen, dass jede Hemisphäre über ein unabhängiges Bewusstsein verfügt. Wir können die neurologischen Korrelate überprüfen und unsere eigenen Gedankenexperimente durchführen (wenn wir beispielsweise davon ausgehen, dass zwei Gehirnhälften ohne funktionierendes Corpus callosum zwei unabhängige Bewusstseine sind, dann müsste dasselbe auch für zwei Hemisphären mit einer funktionierenden Verbindung gelten). Allerdings konfrontiert uns jeder Versuch, das Bewusstsein jeder Gehirnhälfte unmittelbarer nachzuweisen, erneut mit dem Fehlen eines wissenschaftlichen Tests für Bewusstsein. Aber wenn wir akzeptieren, dass jede Hemisphäre des Gehirns über ihr eigenes Bewusstsein verfügt, räumen wir dann ein, dass die sogenannte unbewusste Aktivität des Neokortex (die den größten Teil seiner Aktivität ausmacht) ebenfalls ein unabhängiges Bewusstsein hat? Oder hat sie möglicherweise sogar mehr als eines? In der Tat bezeichnet Marvin Minsky das Gehirn auch als eine „society of mind".[13]

Bei einem anderen Split-Brain-Experiment zeigten die Forscher das Wort „Glocke" der rechten und das Wort „Musik" der linken Gehirnhälfte. Der Patient wurde gefragt, welches Wort er sähe. Das von der linken Hemisphäre kontrollierte Sprachzentrum ließ ihn „Musik" sagen. Daraufhin wurde der Versuchsperson eine Reihe weiterer Bilder gezeigt mit der Bitte, auf das Bild zu zeigen, das am besten zu dem eben gezeigten Wort passe. Der von der rechten Gehirnhälfte kontrollierte Arm zeigte auf die Glocke. Als man ihn fragte, warum er auf die Glocke gezeigt habe, antwortete sein von der linken Hirnhälfte kontrolliertes Sprachzentrum: „Naja, Musik, das letzte Mal, als ich Musik hörte, war, als ich hier draußen die Glocken läuten hörte." Er brachte diese Erklärung vor, obwohl in der Auswahl andere Bilder waren, die eine viel engere Beziehung zu Musik hatten.

Auch hierbei handelt es sich wieder um eine Konfabulation. Die linke Hirnhälfte erklärt den Sachverhalt, als handle es sich um ihre eigene Entscheidung; eine Entscheidung, die sie nie machte und nie ausführte. Das tut sie nicht, um einen Freund (also die andere Hemisphäre) zu decken, sondern sie glaubt wirklich, dass die Entscheidung ihre eigene war.

Diese Reaktionen und Entscheidungen kann man auch bei emotionalen Erwiderungen beobachten. So wurde ein Teenager mit einem Split-Brain gefragt: „Wer ist Deine liebste..." – so dass beide Hirnhälften es hören konnten. Dann wurde nur der rechten Hirnhälfte durch das linke Ohr das Wort „Freundin" eingegeben. Gazzaniga berichtet, dass die Versuchsperson errötete und verlegen war, eine typische Reaktion, wenn man einen Teenager nach seiner Freundin fragt. Aber das Sprachzentrum der linken Hemisphäre hatte kein Wort gehört und erbat eine Klarstellung: „Meine liebste... was?" Als die Versuchsperson gebeten wurde, die Frage schriftlich zu beantworten, schrieb die von der rechten Hirnhälfte kontrollierte linke Hand den Namen der Freundin auf.

Gazzanigas Tests sind keine Gedankenexperimente, sondern wirkliche Experimente hinsichtlich des Geistes. Und während sie eine interessante Perspektive auf die Frage nach dem Bewusstsein eröffnen, sagen sie noch erheblich mehr über die Frage des freien Willens aus. In jedem dieser Fälle glaubt eine Gehirnhälfte, sie habe eine Entscheidung gefällt, die sie in Wirklichkeit nie traf. In welchem Grad trifft das auch auf die Entscheidungen zu, die wir jeden Tag treffen?

Nehmen wir den Fall einer zehnjährigen Epilepsiepatientin. Der Neurochirurg Itzhak Fried führte an ihr eine Hirnoperation durch, während sie wach war – was möglich ist, da es im Gehirn keine Schmerzrezeptoren gibt.[14] Immer wenn er eine bestimmte Stelle ihres Neokortex stimulierte, lachte sie. Zuerst dachte das Operationsteam, sie würden eine Art Lachreflex auslösen, aber sie bemerkten rasch, dass sie das Humorzentrum stimulierten. Offensichtlich hatten sie einen Punkt in ihrem Neokortex gefunden – und anscheinend gibt es davon mehr als nur einen – der Humor verarbeitet. Sie lachte nicht nur einfach so, sie empfand die Situation als lustig, obwohl sich nichts an ihrer Situation verändert hatte, außer dass eben diese Stelle ihres Neokortex stimuliert wurde. Als man sie nach dem Grund für ihre Heiterkeit fragte, antwortete sie allerdings nicht „Oh, aus keinem bestimmten Grund" oder „Sie haben gerade mein Gehirn stimuliert", sondern sie erfand sogleich einen Grund, indem sie auf etwas im Raum zeigte und zu erklären versuchte, warum sie es komisch fand: „Ihr seid so lustig, wenn ihr hier rumsteht" war ein typischer Kommentar.

Wir sind offensichtlich sehr darauf bedacht, unsere Handlungen zu erklären und zu rationalisieren, selbst wenn wir die Entscheidung dazu nicht selbst getroffen haben. Es stellt sich daher die Frage, wie verantwortlich wir wirklich für unsere Entscheidungen sind. Der Physiologieprofessor Benjamin Libet (1916–2007) führte dazu mehrere Versuche an der University of California in Davis durch. Die Teilnehmer saßen vor einem Timer und EEG-Elektroden waren an ihrer Kopfhaut befestigt. Er stellte ihnen einfache Aufgaben, beispielsweise einen Knopf zu drücken oder einen Finger zu bewegen. Die Teilnehmer wurden gebeten, sich die Zeit auf dem Timer zu merken, zu der sie „zum ersten Mal den Wunsch oder Drang zu handeln verspürten". Die Tests wiesen eine Fehlermarge von nur 50 Millisekunden bei diesen Einschätzungen der Versuchspersonen nach. Außerdem maßen sie eine durchschnittliche Zeitspanne von 200 Millisekunden zwischen dem von den Versuchspersonen vermeldeten Wunsch nach einer Handlung und der wirklichen Handlung.[15]

Die Wissenschaftler untersuchten zudem die EEG-Signale, die von den Gehirnen der Versuchspersonen ausgingen. Die Gehirnaktivität, die in die Initiierung einer Handlung durch den motorischen Kortex (der für die Durchführung der Handlung zuständig ist) involviert ist, fand tatsächlich im Durchschnitt ca. 500 Millisekunden vor der Durchführung der Handlung statt. Das bedeutet, dass der motorische Kortex die Durchführung der Handlung bereits etwa eine Drittelsekunde, ehe die Versuchsperson realisierte, dass sie eine Entscheidung getroffen hat, vorbereitete.

Die Bedeutung dieses Experiments wurde heiß debattiert. Libets eigene Schlussfolgerung war, dass unsere Wahrnehmung des Entscheidungsfindungsprozesses eine Illusion zu sein scheint, dass „das Bewusstsein nicht eingeweiht ist". Der Philosoph Daniel Dennett kommentierte dies mit den Worten, dass „die Handlung ursprünglich in einem Teil des Gehirns ausgelöst wird, dann zu den Muskeln gesendet wird, unterwegs eine Pause macht, um Ihnen, dem bewussten Entscheider, zu sagen was da eigentlich passiert (aber dabei, wie alle guten Beamten, Ihnen als dem unbeholfenen Präsidenten die Illusion lässt, alles gesteuert zu haben)."[16] Zugleich stellte Dennett aber die im Experiment aufgezeichneten Zeiten infrage, indem er zu bedenken gab, dass die Versuchspersonen möglicherweise nicht gleich realisieren, wann sie die Entscheidung zu einer Handlung bemerken. Man könnte sich fragen: Wenn die Versuchsperson nicht weiß, wann sie bemerkt hat, eine Entscheidung getroffen zu haben – wer weiß es dann? Trotzdem ist das ein gutes Argument. Denn wie bereits diskutiert, ist es alles andere als klar, wessen wir uns wirklich bewusst sind.

Der indischstämmige amerikanische Neurowissenschaftler Vilayanur Subramanian „Rama" Ramachandran (geboren 1951) hat eine etwas andere Erklärung für die Situation. Wenn wir berücksichtigen, dass es in unserem Neokortex ca. 30 Milliarden Neuronen gibt, dann ist dort immer eine Menge los, und nur wenig davon dringt in unser Bewusstsein vor. Gewichtige und weniger wichtige Entscheidungen werden ununterbrochen vom Neokortex verarbeitet, und gewisse Handlungsvorschläge werden unserem aufmerkenden Bewusstsein unterbreitet. Statt von einem freien Willen zu reden, sollte man, schlägt Ramachandran vor, von einem „freien Ablehnen" sprechen, d. h. der menschlichen Möglichkeit, Vorschläge aus den unbewussten Teilen unseres Neokortex abzulehnen.

Im Grunde ist das einem Feldzug sehr ähnlich. Armeeoffiziere bereiten eine Empfehlung für den Präsidenten vor, und noch bevor sie die Zustimmung des Präsidenten erhalten, treffen sie Vorbereitungen, diese Entscheidung auszuführen. Zu einem bestimmten Zeitpunkt wird der nahegelegte Beschluss dem Präsidenten vorgelegt, der ihm zustimmt, woraufhin der Rest der Mission ausgeführt wird. Da das „Gehirn", das in dieser Analogie dargestellt wird, sowohl die unbewussten Vorgänge im Neokortex (also die Beamten unter dem Präsidenten) und bewusste Prozesse (die Handlung des Präsidenten) umfasst, würden sich neuronale Aktivität und tatsächliche Handlungen bereits erkennen lassen, bevor eine offizielle Entscheidung gefallen ist. Wir können bei jeder Situation darüber diskutieren, wie viel Spielraum die Beamten und Berater dem Präsidenten wirklich gegeben haben, um eine Empfehlung anzunehmen oder abzulehnen, und natürlich haben amerikanische Präsidenten beides bereits getan. Aber wir sollten nicht davon überrascht sein, dass die geistige Aktivität, sogar im motorischen Kortex, beginnt, bevor wir realisieren, dass es überhaupt eine Entscheidung gibt, die gefällt werden muss.

Libets Versuche unterstreichen, dass ein großer Teil der Gehirnaktivitäten, die unseren Entscheidungen vorangehen, unbewusst ist. Wir haben bereits festgestellt, dass das meiste, was im Neokortex passiert, unbewusst vonstatten geht. Es sollte daher nicht überraschen, dass unsere Handlungen und Entscheidungen sowohl aus unbewusster und bewusster Aktivität stammen. Ist diese Unterscheidung wichtig? Wenn unsere Entscheidungen auf unbewusste und bewusste Prozesse zurückzuführen sind, ist es von Bedeutung, die bewussten von den unbewussten Aspekten der Entscheidung zu trennen? Ist es nicht so, dass beide Aspekte unser Gehirn ausmachen? Sind wir letztlich etwa dafür verantwortlich, was in unserem Gehirn vor sich geht? „Ja, ich habe das Opfer erschossen, aber ich bin unschuldig, weil ich nicht aufmerksam war“ dürfte eine wenig überzeugende Verteidigung sein. Selbst wenn es einen eng gefassten legalen Bereich gibt, demgemäß eine Person nicht für ihre Entscheidungen verantwortlich gemacht wird, so werden wir für gewöhnlich doch für alle unsere Entscheidungen haftbar gemacht.

Die Beobachtungen und Experimente, auf die ich mich bisher bezogen habe, sind Gedankenexperimente zur Frage des freien Willens, ein Thema, das, wie auch die Frage des Bewusstseins, seit Platon diskutiert wird. Der Ausdruck „freier Wille“ selbst stammt aus dem 13. Jahrhundert. Aber was genau bedeutet er?

Im Merriam Webster-Dictionary wird der Ausdruck definiert als „Freiheit des Menschen, Entscheidungen zu treffen, die nicht durch vorausgehende Ursachen oder eine göttliche Intervention determiniert werden“. Sie sehen selbst, wie hoffnungslos zirkulär diese Definition ist: „Freier Wille ist Freiheit...“ Wenn wir den Gedanken beiseite lassen, dass eine göttliche Intervention dem freien Willen widerspricht, dann gibt es nur ein sinnvolles Element in dieser Definition, die Idee, dass eine Entscheidung nicht „durch vorausgehende Ursachen determiniert“ sein darf. Ich werde darauf gleich noch einmal zurückkommen.

Die *Stanford Encyclopedia of Philosophy* bestimmt den freien Willen als „Fähigkeit rational Handelnder, eine Handlungsweise aus verschiedenen Alternativen auszuwählen“. Dieser Definition gemäß hat schon ein einfacher Computer einen freien Willen. Diese Begriffsbestimmung ist folglich noch weniger geeignet als die vorherige.

Die englische Wikipedia bietet eine etwas bessere Umschreibung an: Freier Wille ist hier „die Fähigkeit eines Handelnden, frei von bestimmten Einschränkungen eine Wahl zu treffen. [...] Die wichtigste Einschränkung ist dabei [...] der Determinismus." Auch hier wird der zirkuläre Begriff „frei" für die Bestimmung des freien Willens verwendet. Aber sie benennt zumindest, was als prinzipieller Feind des freien Willens betrachtet wird: der *Determinismus*. In dieser Hinsicht weist sie in die gleiche Richtung wie die Definition des Merriam Webster-Dictionary, wenn es dort heißt, die Entscheidung dürfe „nicht durch vorrausgehende Ursachen determiniert" werden.

Was also meinen wir mit Determinismus? Wenn ich „2+2" in einen Taschenrechner eingebe und der daraufhin „4" anzeigt – kann ich behaupten, es sei ein Akt seines freien Willens, dass der Taschenrechner nun „4" anzeigt? Niemand würde dies als Demonstration eines freien Willens akzeptieren, da die „Entscheidung" durch interne Mechanismen des Taschenrechners und den Input bedingt ist. Auch wenn ich eine kompliziertere Eingabe vornehme, kommen wir, was den freien Willen des Rechners angeht, zu dem gleichen Schluss.

Gilt das auch für Watson, wenn er eine *Jeopardy!*-Frage beantwortet? Obgleich seine Überlegungen sehr viel komplexer sind als die eines Taschenrechners, würden nur wenige Beobachter – wenn überhaupt – seinen Entscheidungen einen freien Willen zuschreiben. Es gibt zwar keinen Menschen, der genau weiß wie alle seine Programme arbeiten, aber wir können eine Gruppe von Menschen finden, die gemeinsam alle seine Methoden beschreiben können. Viel wesentlicher ist allerdings, dass seine Ergebnisse bestimmt werden von 1) all seinen Programmen zu dem Zeitpunkt, zu dem die Frage gestellt wird, 2) der Frage selbst, 3) dem Zustand seiner internen Parameter, die auf seine Entscheidungen Einfluss nehmen, 4) seinem Billiarden-Byte großem Wissensspeicher, der ganze Enzyklopädien enthält. Von diesen vier Informationskategorien wird Watsons Output determiniert. Wir könnten nun vermuten, dass die gleiche Frage immer die gleiche Antwort ergeben müsste. Watson ist allerdings so programmiert, dass er aus seinen Erfahrungen lernt, spätere Antworten könnten also abweichen. Das widerspricht dieser Analyse allerdings nicht, sondern zeigt bloß eine Veränderung in Punkt 3, an den Parametern, die Watsons Entscheidungen bestimmen, an.

Worin genau unterscheidet sich nun ein Mensch von Watson, so dass wir im Ergebnis dem Menschen einen freien Willen zuschreiben, aber nicht dem Computerprogramm? Es gibt da verschiedene Faktoren. Auch wenn Watson ein besserer *Jeopardy!*-Spieler ist als die meisten, wenn nicht sogar alle Menschen, ist er trotz allem nicht annähernd so komplex wie ein menschlicher Neokortex. Watson besitzt eine Menge Wissen und er wendet hierarchische Methoden an. Aber die Komplexität seines hierarchischen Denkens ist noch immer deutlich geringer als bei einem Menschen. Betrifft der Unterschied also lediglich den Komplexitätsgrad des hierarchischen Denkens? Man kann dem Argument folgen, dass dies der Kern der Sache ist. Im Rahmen der Diskussion über das Bewusstsein hielt ich fest, dass es mein Glaubenssatz ist, dass ein Computer, der den Turing-Test besteht, als bewusst anzusehen ist. Die besten Chatbots sind heute dazu noch nicht in der Lage (obwohl sie ständig besser werden). Ich bin hinsichtlich des Bewusstseins zu dem Ergebnis gekommen, dass dieses von der Leistung einer Entität abhängig ist. Möglicherweise gilt dasselbe für meine Zuschreibung eines freien Willens.

Tatsächlich ist die Frage nach dem Bewusstsein einer der philosophischen Unterschiede zwischen menschlichen Gehirnen und zeitgenössischen Softwareprogrammen. Wir halten menschliche Gehirne für bewusst, schreiben die gleiche Fähigkeit aber Softwareprogrammen – *noch* – nicht zu. Ist dies der entscheidende Faktor, wenn wir nach einem freien Willen fragen?

Ein einfaches Gedankenexperiment stärkt das Argument, dass Bewusstsein in der Tat ein wesentlicher Bestandteil des freien Willens darstellt. Stellen wir uns die Situation vor, in der eine Person eine Handlung ausführt, ohne zu wissen, dass sie das tut – die Handlung wird vollkommen von der unbewussten Aktivität in ihrem Gehirn gesteuert. Würden wir dies als ein Beispiel freien Willens ansehen? Die meisten Menschen würden das verneinen. Hätte die Handlung Leid verursacht, so würde die Person sich wohl dafür zu verantworten haben. Wir würden dann aber nach bewussten Handlungen der Person suchen, etwa dass sie zu viel trank oder sich nicht in einer Weise ausbildete, die sie bewusst über ihre Entscheidungen nachdenken ließ, bevor sie diese ausführte.

Nach Meinung mancher widerlegt das Libet-Experiment die Existenz eines freien Willens, weil es zeigt, was für ein großer Teil unserer Entscheidungsprozesse unbewusst stattfindet. Da ein weitreichender Konsens unter Philosophen besteht, dass zum freien Willen auch bewusste Entscheidungsprozesse gehören, scheinen sie eine Voraussetzung für freien Willen zu sein. Für viele ist das Bewusstsein jedoch nur eine notwendige, aber keine hinreichende Bedingung. Wenn unsere Entscheidungen, ob bewusst oder nicht, bereits bevor wir sie fällen vorherbestimmt sind – wie können wir dann behaupten, dass unsere Entscheidungen frei sind? Diese Position, die die Auffassung vertritt, dass freier Wille und Determinismus nicht miteinander kompatibel sind, wird als Inkompatibilismus bezeichnet. So argumentiert beispielsweise der amerikanische

Philosoph Carl Ginet (geboren 1932), dass, wenn die Ereignisse der Vergangenheit, Gegenwart oder Zukunft vorherbestimmt seien, wir uns so verstehen müssten, als ob wir keine Kontrolle über sie oder ihre Konsequenzen hätten. Was wir für unsere Entscheidungen und Handlungen halten, wäre dann einfach ein Teil dieser vorherbestimmten Sequenz. Für Ginet reicht dieses Argument aus, um die Annahme eines freien Willens zu verwerfen.

Nicht jeder hält jedoch Determinismus für unvereinbar mit dem Konzept des freien Willens. Die Kompatibilisten behaupten stattdessen, dass man frei ist zu entscheiden, was man will, auch wenn die Entscheidung selbst möglicherweise vorherbestimmt ist. Daniel Dennett vertritt beispielsweise die Position, dass die Zukunft zwar von der gegenwärtigen Lage determiniert sein könnte, die Welt aber in Wirklichkeit so komplex ist, dass wir unter keinen Umständen wissen können, was die Zukunft bringen wird. Wir können erkennen, was er als „Erwartungen" bezeichnet, und tatsächlich können wir Handlungen ausführen, die konträr zu diesen Erwartungen stehen. Wir sollten bedenken, in welchem Verhältnis unsere Handlungen und Entscheidungen zu diesen Erwartungen stehen – und nicht zu einer theoretisch vorherbestimmten Zukunft, die wir in Wirklichkeit nicht kennen können. Das sei, so Dennett, hinreichend für einen freien Willen.

Auch Gazzaniga vertritt eine kompatibilistische Position: „Wir sind persönlich verantwortliche Handelnde und werden für unsere Handlungen verantwortlich gemacht, auch wenn wir in einer determinierten Welt leben."[17] Ein Zyniker könnte das so interpretieren: Du hast zwar keine Kontrolle über deine Taten, aber wir geben dir trotzdem die Schuld.

Einige Denker lehnen die Idee des freien Willens als Illusion ab. Der schottische Philosoph David Hume (1711–1776) hielt ihn für eine rein „sprachliche" Angelegenheit, eingegeben durch einen „falschen Eindruck oder eine scheinbare Erfahrung."[18] Der deutsche Philosoph Arthur Schopenhauer (1788–1860) schrieb: „daß Jeder sich a priori für ganz frei, auch in seinen einzelnen Handlungen, hält und meint, er könne jeden Augenblick einen andern Lebenswandel anfangen [...] Allein a posteriori, durch die Erfahrung, findet er zu seinem Erstaunen, daß er nicht frei ist, sondern der Nothwendigkeit unterworfen, daß er aller Vorsätze und Reflexionen ungeachtet, sein Thun nicht ändert, und vom Anfang seines Lebens bis zum Ende denselben von ihm selbst mißbilligten Charakter durchführen und gleichsam die übernommene Rolle bis zu Ende spielen muß."[19]

Ich möchte hier noch weitere Punkte hinzufügen. Das Konzept des freien Willens – und der Verantwortung, die einen eng verbundenen Begriff darstellt – ist nützlich, wenn nicht unabdingbar, um eine soziale Ordnung zu erhalten, unabhängig davon, ob es nun tatsächlich einen freien Willen gibt oder nicht. So wie das Bewusstsein unbestreitbar als Mem existiert, existiert auch der freie Wille. Während alle Versuche, seine Existenz zu beweisen oder ihn zu definieren, unentrinnbar zirkulär bleiben mögen, ist doch nicht von der Hand zu weisen, dass beinahe jeder an diese Idee glaubt. Ein beträchtlicher Anteil unseres hochstufigen Neokortex ist der Vorstellung gewidmet, dass wir freie Entscheidungen treffen und für unsere Handlungen verantwortlich sind. Ob es nun in einem streng philosophischen Sinne wahr oder auch nur möglich ist – die Gesellschaft wäre deutlich schlechter dran, wenn wir solche Überzeugungen nicht hätten.

Außerdem ist die Welt nicht unbedingt determiniert. Ich habe bereits zwei Perspektiven auf die Quantenmechanik vorgestellt, die sich hinsichtlich des Verhältnisses zwischen Beobachter und quantenmechanischen Feldern unterscheiden. Eine verbreitete Interpretation der beobachterbasierten Perspektive gibt auch dem Bewusstsein Raum: Die Partikel lösen sich erst aus ihrer quantenmechanischen Uneindeutigkeit, wenn sie von einem bewussten Beobachter untersucht werden. Und auch eine weitere Entzweiung in der Philosophie der quantenmechanischen Vorkommnisse ist für unsere Diskussion des freien Willens von Interesse. Es dreht sich um die Frage, ob diese Quantenereignisse determiniert oder zufällig sind.

Die verbreitetste Interpretation eines Quantenereignisses besagt, dass die Position eines Partikels dann bestimmt wird, wenn die Wellenfunktion, die ein Partikel darstellt, „kollabiert". Liegt eine Vielzahl solcher Ereignisse vor, gebe es eine vorhersagbare Verteilung (weshalb auch die Wellenfunktion als Wahrscheinlichkeitsverteilung gilt), während das Messergebnis nach Kollaps der Wellenfunktion eines individuellen Partikels zufällig ist. Die entgegengesetzte Interpretation ist deterministisch: sie geht davon aus, dass es eine versteckte Variable gibt, die wir für sich genommen nicht feststellen können, deren Wert aber die Position des Partikels bestimmt. Der Wert oder Schwingungszustand der versteckten Variable zu dem Zeitpunkt des Zusammenbruchs der Wellenfunktion bestimmt die Position des Partikels. Die meisten Quantenphysiker scheinen die Idee einer zufälligen Auflösung im Rahmen des Wahrscheinlichkeitsfeldes zu bevorzugen, aber die Gleichungen der Quantenmechanik lassen die Existenz einer solchen verborgenen Variable zu.

Jedenfalls ist es möglich, dass die Welt doch nicht determiniert ist. Folgen wir der Welleninterpretation der Quantenmechanik, die mit Wahrscheinlichkeiten arbeitet, gibt es auf der untersten Ebene der Realität eine beständige Quelle der Unsicherheit. Allerdings löst diese Interpretation nicht unbedingt die Bedenken der Inkompatibilisten auf. Es ist zwar richtig, dass die Welt dieser Interpretation der Quantenmechanik zufolge nicht vorherbestimmt ist, unser Konzept des freien Willens geht jedoch über die bloße Zufälligkeit von Entscheidungen und Handlungen hinaus. Die meisten Inkompatibilisten würden das Konzept des freien Willens für unvereinbar mit der Tatsache halten, dass unsere Entscheidungen im Wesentlichen unabsichtlich getroffen werden. Der freie Wille scheint zweckgerichtete Entscheidungsprozesse zu erfordern.

Dr. Wolfram schlägt einen Weg vor, dieses Dilemma zu lösen. In seinem Buch *A New Kind of Science* (2002) legt er eine umfassende Darstellung der Idee zellulärer Automaten vor und der Rolle, die sie in allen Facetten unseres Lebens spielen. Ein zellulärer Automat ist ein Mechanismus, in dem der Wert der Informationszellen als eine Funktion der benachbarten Zellen fortwährend neu berechnet wird. John von Neumann schuf eine theoretische selbstreproduzierende Maschine, die er „Universal Constructor" nannte und die womöglich der erste zelluläre Automat überhaupt war.

Dr. Wolfram veranschaulicht seine These anhand der einfachsten möglichen zellulären Automaten, einer Gruppe von Zellen auf einer eindimensionalen Linie. Zu jedem gegebenen Zeitpunkt kann jede Zelle einen von zwei Werten haben: schwarz oder weiß. Für jeden Zyklus wird der Wert einer Zelle neu berechnet. Der Wert einer Zelle des nächsten Zyklus ist eine Funktion des aktuellen Werts der Zelle und ihrer zwei Nachbarzellen. Jeder zelluläre Automat wird durch die Regel charakterisiert, die bestimmt, wie wir die Farbe einer Zelle im nächsten Zyklus berechnen.

Betrachten wir einmal das Beispiel, das Dr. Wolfram als Regel 222 bezeichnet.

Regel 222

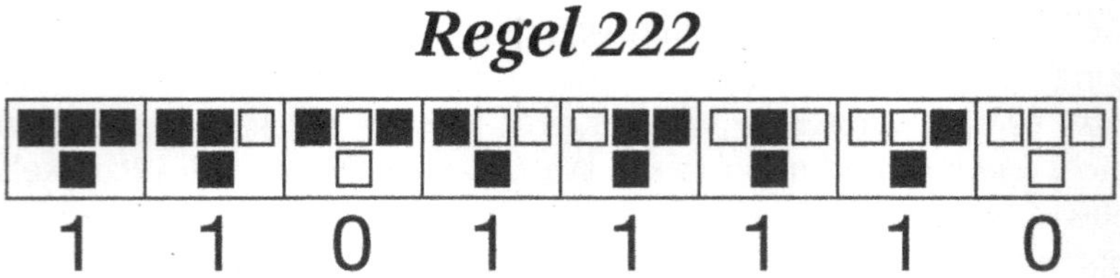

Die acht möglichen Wertkonstellationen für die neuberechnete Zelle und ihre linken und rechten Nachbarn werden in der oberen Reihe angezeigt. Der neue Wert steht in der unteren Reihe. Wenn also beispielsweise die Zelle und ihre beiden Nachbarn schwarz sind, dann wird die Zelle auch in der nächsten Generation schwarz bleiben (vgl. die Teilregel der Regel 222 ganz links). Sind die Zelle und ihr linker Nachbar weiß, während der rechte Nachbar schwarz ist, dann wird in der nächsten Generation die Farbe der Zelle zu schwarz wechseln (vgl. die Teilregel der Regel 222 in der vorletzten Spalte).

Die Welt dieses einfachen zellulären Automaten besteht aus einer einfachen Zellreihe. Wenn wir mit nur einer schwarzen Zelle in der Mitte beginnen und die Entwicklung der Zellen über mehrere Generationen in einem Schaubild (in dem jede neue Reihe abwärts eine neue Generation symbolisiert) festhalten, dann wird das Ergebnis der Regel 222 wie folgt aussehen:

Regel 222

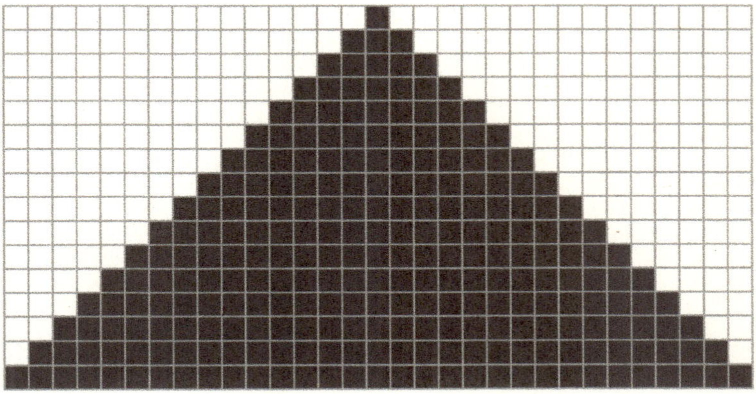

Ein Automat basiert auf einer Regel, und eine Regel bestimmt, ob eine Zelle in der nächsten Generation weiß oder schwarz sein wird, abhängig davon, welches der acht möglichen Muster in der aktuellen Generation vorliegt. Demzufolge gibt es $2^8 = 256$ mögliche Regeln. Dr. Wolfram listete alle 256 möglichen Automaten auf und wies jedem von ihnen einen Wolfram Code von 0 bis 255 zu. Interessanterweise haben diese 256 theoretischen Maschinen sehr verschiedene Eigenschaften. Die Automaten, die – wie Regel 222 – der von Wolfram als Klasse I bezeichneten Gruppe zugehören, erschaffen sehr vorhersagbare Muster. Die Frage nach dem Farbwert der mittleren Zelle nach unzähligen Anwendungen der Regel 222 wäre sehr einfach zu beantworten: schwarz.

Viel interessanter hingegen sind die Automaten der Klasse IV, wie sie von der Regel 110 illustriert werden:

Regel 110

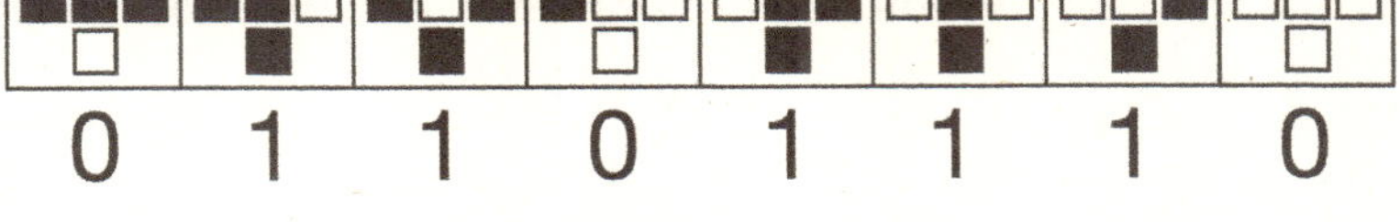

Mehrere Generationen dieses Automaten sehen folgendermaßen aus:

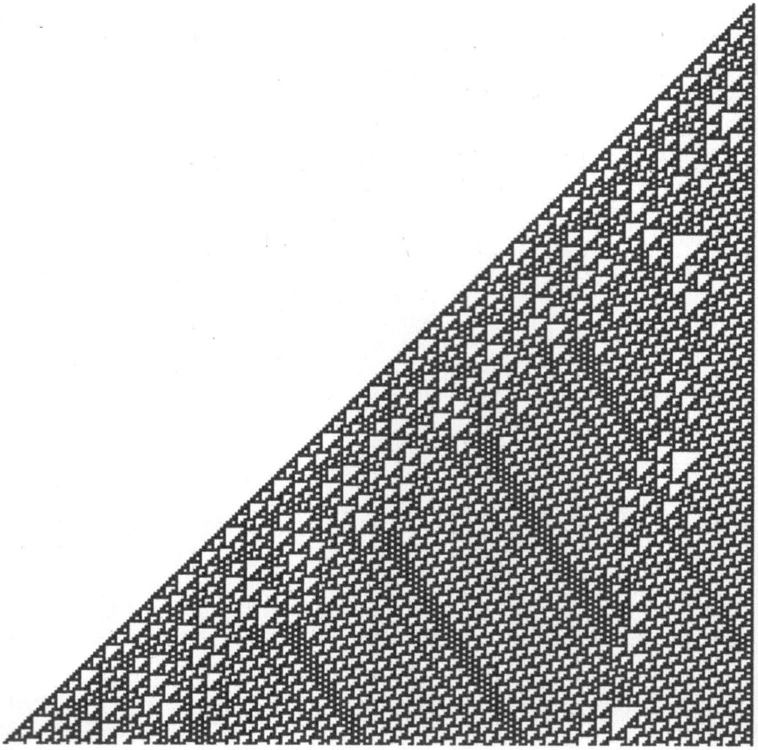

Das Interessante an der Regel 110 und an Automaten der Klasse IV insgesamt ist, dass ihre Ergebnisse völlig unvorhersagbar sind. Die Resultate bestehen die härtesten Tests auf reine Zufälligkeit, die die Mathematik kennt, und trotzdem ist ihr Ergebnis nicht einfach nur ein Rauschen. Es gibt Muster, die sich wiederholen – aber sie wiederholen sich auf eine seltsame und unvorhersagbare Weise. Würde ich nach dem Farbwert einer bestimmten Zelle nach zahllosen Durchläufen fragen, so gäbe es keinen anderen Weg, die Farbe zu bestimmen, als die Maschine wirklich durch entsprechend viele Generationen durchlaufen zu lassen. Die Lösung ist zwar eindeutig bestimmt, weil es sich um eine einfache deterministische Maschine handelt, aber trotzdem ist das Ergebnis vollkommen unvorhersagbar, wenn man die Maschine nicht laufen lässt.

Dr. Wolframs Grundthese ist, dass die Welt ein großer zellulärer Klasse IV-Automat ist. Sein Buch trägt den Titel *A New Kind of Science*, weil seine Theorie den meisten wissenschaftlichen Gesetzen widerspricht. Wenn ein Satellit die Erde umrundet, können wir vorhersagen, wo er sich in fünf Jahren befinden wird, ohne dass wir dafür einen simulierten Prozess komplett durchlaufen müssen. Es genügt, die jeweiligen Gesetze der Schwerkraft anzuwenden und zu ermitteln, wo der Satellit an weit in der Zukunft liegenden Zeitpunkten sein wird. Der künftige Zustand eines Automaten der Klasse IV lässt sich jedoch nicht vorhersagen, ohne jeden einzelnen Schritt auf diesem Weg zu simulieren. Wenn Dr. Wolfram Recht hat und das Universum ein gigantischer zellulärer Automat ist, dann gäbe es keinen Computer, der groß genug wäre – da jeder Computer auch nur ein Teil dieses Universums wäre –, um solch eine Simulation durchzuführen. Deshalb ist es vollkommen unmöglich, etwas über den zukünftigen Zustand des Universums zu sagen, selbst wenn dieses determiniert ist.

Obwohl also unsere Entscheidungen vorherbestimmt sein mögen (weil unsere Körper und Gehirne Teil eines deterministischen Universums sind), sind sie doch grundsätzlich unvorhersagbar, weil wir in einem Automaten der Klasse IV leben (und Teil von ihm sind). Wir können die Zukunft eines Automaten der Klasse IV nicht vorhersagen, sondern nur die Zukunft sich ereignen lassen. Für Dr. Wolfram genügt dies, um die Möglichkeit eines freien Willens zu erlauben.

Wir müssen aber gar nicht erst auf das Universum schauen, um auf zukünftige Ereignisse zu stoßen, die determiniert und dennoch unvorhersagbar sind. Keiner der Wissenschaftler, die an Watson gearbeitet haben, kann vorhersagen, was dieser tun wird, weil sein Programm viel zu komplex und vielseitig ist und seine Leistung auf einem Wissen basiert, das viel zu umfangreich ist, als dass irgendein Mensch es beherrschen könnte. Wenn wir glauben, dass Menschen einen freien Willen aufweisen, dann folgt daraus, dass wir auch künftigen Generationen von Watson oder ähnlichen Maschinen einen freien Willen zugestehen müssen.

Mein persönlicher Glaube ist, dass Menschen einen freien Willen haben; und während ich mich so verhalte als sei dies der Fall, komme ich in Bedrängnis, wenn es gilt, unter meinen eigenen Entscheidungen Beispiele dafür zu finden. Nehmen wir meine Entscheidung, dieses Buch zu schreiben – die habe ich nie getroffen. Stattdessen nahm mir die Idee zu diesem Buch diese Entscheidung aus der Hand. Überhaupt merke ich, dass ich ein Gefangener der Ideen bin, die sich in meinen Neokortex einschleichen und die Leitung übernehmen. Wie ist das mit der Entscheidung zu heiraten, die ich (in Zusammenarbeit mit einer anderen Person) vor 36 Jahren traf? Damals folgte ich dem üblichen Programm, sich von einem hübschen Mädchen angezogen zu fühlen und um es zu werben. Ich verliebte mich. Wo ist da der freie Wille?

Aber was ist mit den kleinen Entscheidungen, die ich jeden Tag treffe? Zum Beispiel die bestimmten Worte, die ich wähle, um dieses Buch zu schreiben? Ich beginne mit einem leeren virtuellen Blatt Papier. Niemand sagt mir, was ich tun soll. Es gibt keinen Verleger, der mir über die Schulter schaut. Meine Entscheidungen liegen *gänzlich* bei mir. Ich bin frei – *vollkommen frei* – zu schreiben, *was auch immer* ich...

Ähm, *grok*...

Grok? Ok, ich hab's geschafft. Ich habe endlich meinen freien Willen benutzt. Eigentlich wollte ich ja das Wort „will" schreiben, aber ich habe mich frei dazu entschlossen, stattdessen etwas völlig Unerwartetes zu schreiben. Dies ist vielleicht das erste Mal, dass ich erfolgreich meinen freien Willen ausgeübt habe.

Oder doch nicht.

Es ist ziemlich offensichtlich, dass das hier keine Vorführung eines freien Willens war, sondern der Versuch, den Punkt zu illustrieren (und dabei vielleicht einen schlechten Scherz zu machen).

Auch wenn ich Descartes Überzeugung teile, dass ich ein Bewusstsein besitze, bin ich mir beim freien Willen gar nicht so sicher. Es ist schwierig, sich Schopenhauers Schluss zu entziehen: „Du kannst thun, was du willst: aber du kannst, in jedem gegebenen Augenblicke deines Lebens, nur Ein Bestimmtes *wollen* und schlechterdings nichts anderes, als dieses Eine."[20] Trotzdem werde ich weiter so tun, als hätte ich einen freien Willen, und werde weiter daran glauben – so lange ich nicht gezwungen bin, zu begründen warum.

Identität

Ein Philosoph hatte einmal folgenden Traum:

Zuerst erschien Aristoteles, und der Philosoph fragte ihn: Können Sie mir eine Zusammenfassung Ihrer ganzen Philosophie in fünfzehn Minuten geben? Zu seiner Überraschung gab ihm Aristoteles ein hervorragendes Resümee, bei dem es ihm gelang, eine unglaubliche Menge an Material in nur fünfzehn Minuten unterzubringen. Dann aber erhob der Philosoph einen Einwand, auf den Aristoteles keine Antwort wusste. Verwirrt verschwand er.

Dann erschien Platon. Alles wiederholte sich, und auch der Einwand des Philosophen war der gleiche, den er zuvor Aristoteles gegenüber erhoben hatte. Auch Platon wusste darauf nichts zu sagen und verschwand.

Nun erschienen ihm alle berühmten Philosophen der Geistesgeschichte, einer nach dem anderen, und der Philosoph konnte sie alle mit der gleichen Einrede widerlegen.

Nachdem der letzte der großen Philosophen verschwunden war, sagte sich unser Philosoph: „Ich weiß, dass ich schlafe und das alles nur träume. Aber dennoch ich habe eine universelle Widerlegung für alle philosophischen Systeme gefunden! Wenn ich morgen aufwache, werde ich sie sicher wieder vergessen haben, und der Welt wird deswegen wirklich etwas fehlen." Mit eisernem Willen zwang sich der Philosoph zum Aufstehen, eilte an seinen Schreibtisch und notierte seinen Einwand. Dann sprang er zurück ins

> Bett und schlief mit einem Seufzer der Erleichterung ein.
>
> Als er am nächsten Morgen erwachte, stand er auf, um zu lesen, was er aufgeschrieben hatte. Dort stand: „Das ist, was *du* sagst!"
>
> RAYMOND SMULLYAN, ZITIERT VON DAVID CHALMERS[21]

Was mich noch viel mehr beschäftigt als die Frage, ob ich ein eigenes Bewusstsein habe oder nicht bzw. ob ich einen freien Willen ausübe, ist folgendes: Warum sind mir die Entscheidungen und Erfahrungen dieser einen bestimmten Person bewusst, die Bücher schreibt, gerne wandert und mit dem Fahrrad fährt, Nahrungsergänzungsmittel nimmt und so weiter. Eine oberflächliche Antwort wäre: „Das ist halt, wer Du bist."

Das ist allerdings kaum weniger tautologisch als meine bisherigen Antworten zu Bewusstsein und freiem Willen. Allerdings habe ich tatsächlich eine bessere Antwort dafür, warum mein Bewusstsein mit dieser bestimmten Person in Beziehung steht: Es ist so, weil es die Person ist, zu der ich mich gemacht habe.

Eine geläufige Sentenz lautet: „Du bist, was Du isst." Noch richtiger wäre es zu sagen: „Du bist, was Du denkst." Wir haben bereits darüber gesprochen, dass alle hierarchischen Strukturen im Neokortex, die meine Persönlichkeit, Fähigkeiten und mein Wissen bestimmen, Resultate meiner eigenen Gedanken und Erfahrungen sind. Die Leute, die ich für meinen Umgang, und die Ideen und Projekte, die ich für meine Arbeit und mein Engagement auswähle, sind die wichtigsten Determinanten, die mich zu dem machen, was ich bin. Deshalb reflektiert auch das, was ich esse, die Entscheidungen, die durch meinen Neokortex getroffen worden sind. Akzeptieren wir für den Moment die positive Seite des Dualismus des freien Willens, dann sind es meine eigenen Entscheidungen, deren Ergebnis ich bin.

Egal wie wir zu dem geworden sind, was wir sind: jeder von uns möchte, dass unsere Identität fortbesteht. Ohne Überlebenswillen wären Sie nicht hier und würden dieses Buch lesen. Jedes Lebewesen hat dieses Ziel – es ist der hauptsächlich bestimmende Faktor der Evolution. Die Frage nach der Identität ist vielleicht noch schwerer zu beantworten als die nach Bewusstsein oder freiem Willen, aber sie ist wohl die wichtigere. Wir müssen schließlich wissen, was wir sind, wenn wir unsere Existenz bewahren wollen.

Wenden wir uns folgendem Gedankenexperiment zu: Sie leben in einer Zukunft mit fortgeschritteneren Technologien, als heute zur Verfügung stehen. Während Sie schlafen, wird Ihr Gehirn von einer bestimmten Gruppe gescannt und jedes auffällige Detail gespeichert. Vielleicht verwenden sie dafür Scanner von der Größe von Blutkörperchen, die sich durch die Kapillaren Ihres Gehirns bewegen, oder eine andere passende nichtinvasive Methode – jedenfalls besitzt die Gruppe ab einem gewissen Zeitpunkt alle Informationen über Ihr Gehirn. Außerdem eignen sie sich alle Informationen über Ihre körperlichen Details an, die sich auf Ihren Gemütszustand auswirken können, beispielsweise über Ihr endokrinologisches System, und speichern diese ebenfalls. Sie pflanzen diese „mind file" in einen nichtbiologischen Körper ein, der genauso aussieht und sich genauso bewegt wie Sie und auch die erforderliche Raffinesse und Geschmeidigkeit aufweist, um mit Ihnen verwechselt zu werden. Am Morgen werden Sie über diesen Transfer informiert und beobachten (vielleicht unentdeckt) diesen Klon Ihres Gehirns – nennen wir ihn Sie2. Sie2 spricht über sein/ihr Leben, als wäre er/sie Sie selbst und erzählt, wie er/sie gerade an diesem Morgen festgestellt hätte, dass er/sie einen erheblich robusteren neuen 2.0-Körper erhalten habe. Dann ruft er/sie aus: „Ja, ich mag diesen neuen Körper!"

Die erste Frage, die sich nun stellt ist: Hat Sie2 ein Bewusstsein? Es scheint jedenfalls so. Er/sie besteht den Test, den ich zuvor erwähnte: er/sie besitzt alle subtilen Kennzeichen, die eine fühlende Person mit Bewusstsein auszeichnen. Wenn Sie ein Bewusstsein haben, dann hat auch Sie2 eines.

Wenn Sie also, äh, verschwinden sollten, würde es niemand bemerken. Sie2 würde umherwandeln und vortäuschen, Sie zu sein. All Ihre Freunde und Verwandten wären mit der Situation zufrieden und würden sich möglicherweise sogar freuen, dass Sie nun über einen strapazierfähigeren Körper und ein besseres geistiges Substrat verfügen als zuvor. Vielleicht wären einige Ihrer philosophischeren Freunde etwas besorgt, aber im Großen und Ganzen wäre jeder zufrieden, sogar Sie selbst – oder zumindest die Person, die so überzeugend behauptet, Sie zu sein.

Wir brauchen also Ihren alten Körper und Ihr altes Gehirn nicht mehr, oder? Einverstanden, dass wir all das entsorgen?

Vermutlich wären Sie damit nicht einverstanden. Ich habe darauf hingewiesen, dass der Scan nichtinvasiv war – es gibt Sie also noch und Sie sind noch immer bei Bewusstsein. Darüber hinaus fühlen Sie sich immer noch mit sich selbst, und nicht mit Sie2 identisch, auch wenn Sie2 sich als Fortsetzung von Ihnen versteht. Möglicherweise weiß Sie2 nicht einmal, dass Sie existieren oder dass es Sie jemals gab. Auch Sie wüssten nichts von Sie2, hätten wir Ihnen nichts davon gesagt.

Die Schlussfolgerung? Sie2 hat ein Bewusstsein, ist aber eine andere Person als Sie. Sie2 hat eine andere Identität. Zwar ist er/sie Ihnen extrem ähnlich, viel ähnlicher als ein bloß genetischer Klon, da er/sie auch all Ihre kortikalen Muster und Vernetzungen teilt. Oder sollte ich besser sagen, dass er/sie all diese Muster in dem Moment mit Ihnen teilte, in dem er/sie geschaffen wurde. An diesem Punkt begannen Sie beide, getrennte Wege zu gehen – zumindest auf neokortikaler Ebene. Es gibt Sie noch. Sie machen nicht die gleichen Erfahrungen wie Sie2. Ergebnis: Sie2 ist nicht Sie.

So weit, so gut. Nun ein anderes Gedankenexperiment, eines, das meiner Meinung nach die Zukunft realistischer widerspiegelt. An Ihnen wird eine Maßnahme durchgeführt, in deren Verlauf ein kleiner Teil Ihres Gehirns durch eine nichtbiologische Einheit ersetzt wird. Sie sind überzeugt, dass es sicher ist, und es gibt Berichte über eine Vielzahl an Vorteilen.

Das ist gar nicht so weit hergeholt; schon heute ist das eine Routineoperation für Menschen mit Behinderungen im neurologischen Bereich oder bei der Sinneswahrnehmung. Beispiele wären Nervenimplantate für Parkinsonkranke oder Ohrimplantate für Hörgeschädigte. In diesen Fällen wird ein computerbetriebenes Gerät in den Körper eingepflanzt, zwar außerhalb des Gehirns, aber dennoch mit dem Gehirn verbunden (oder, bei Ohrimplantaten, mit dem Hörnerv). Es fällt dabei meiner Meinung nach vom philosophischen Standpunkt her nicht ins Gewicht, dass der eigentliche Computer nicht ins Gehirn eingebaut ist: Prinzipiell erweitern wir das Gehirn und ersetzen diejenigen seiner Funktionen, die nicht mehr richtig arbeiten, mit einem Computer. In den 2030er Jahren – wenn solche intelligente Geräte die Größe von Blutzellen haben werden (und bedenken Sie, dass weiße Blutzellen genug Verstand haben, um Pathogene zu erkennen und zu bekämpfen) – werden wir diese ohne Operation nichtinvasiv zuführen können.

Kehren wir zu unserem Zukunftsszenario zurück: Der Eingriff wird vollzogen, und wie Ihnen versprochen, funktioniert alles hervorragend, einige Ihrer Fähigkeiten haben sich verbessert (Sie könnten zum Beispiel ein besseres Gedächtnis haben). Sind Sie dann noch immer Sie? Ihre Freunde denken es, Sie denken es. Es gibt kein gutes Argument, warum Sie nun eine andere Person sein sollten. Natürlich wurde der Eingriff vorgenommen, um etwas zu verändern, aber Sie sind noch immer Sie selbst. Ihre Identität hat sich nicht geändert. Das Bewusstsein eines anderen hat Ihren Körper nicht plötzlich übernommen.

Von diesen Ergebnissen ermutigt, lassen Sie nun einen anderen Eingriff, diesmal in einer anderen Hirnregion, vornehmen. Auch hier ist das Ergebnis das gleiche: Sie stellen eine Verbesserung in Ihren Fähigkeiten fest, aber Sie sind noch immer Sie selbst.

Es sollte deutlich sein, worauf ich hinaus will: Sie fahren mit solchen Eingriffen fort, Ihr Vertrauen in den Vorgang steigt, und irgendwann haben Sie jeden Teil Ihres Gehirns verändert. Bei jedem Eingriff wurde sorgfältig darauf geachtet, all Ihre neokortikalen Muster und Verbindungen zu erhalten, so dass Sie nichts von Ihrer

Persönlichkeit, Ihren Fähigkeiten oder Ihrer Erinnerung verloren haben. Es gab nie ein Sie und ein Sie2 – es gab immer nur Sie. Niemand, nicht einmal Sie selbst, bemerkte je, dass Sie zu existieren aufhören. Bitte sehr, da sind Sie.

Unsere Schlussfolgerung: Sie existieren immer noch. Es gibt kein Dilemma. Alles ist gut.

Nur dies nicht: Sie sind, nach dem schrittweisen Ersetzungsprozess, vollkommen identisch geworden mit Sie2 aus dem vorigen Gedankenexperiment (das ich als „scan-and-instantiate"-Szenario bezeichne). Sie haben nach dem graduellen Ersetzungsszenario alle neokortikalen Muster und Verbindungen, die Sie ursprünglich hatten, wenn auch in einem nichtbiologischen Substrat. Das trifft auch auf Sie2 aus dem „scan-and-instantiate"-Szenario zu. Sie haben nach der schrittweisen Ersetzung einige zusätzliche Fähigkeiten und sind robuster als zuvor – aber das trifft auch auf Sie2 aus dem ersten Szenario zu.

Wir waren allerdings zu dem Ergebnis gekommen, dass Sie2 *nicht* Sie ist. Und wenn Sie nach dem graduellen Ersetzungsprozess vollkommen identisch mit Sie2 geworden sind, dann folgt daraus, dass Sie nach einer schrittweisen Ersetzung ebenfalls nicht mehr Sie selbst sind.

Das widerspricht allerdings unserer früheren Schlussfolgerung. Der graduelle Austauschprozess besteht aus einer Vielzahl an Schritten. Jeder dieser Schritte schien Ihre Identität zu bewahren – genauso, wie wir heute davon ausgehen, dass die Identität eines Parkinsonpatienten durch ein Nervenimplantat unverändert bleibt.[22]

Es ist diese Art von philosophischem Dilemma, das viele Menschen zu der Überzeugung veranlasst, dass es solche Ersetzungs-Szenarien niemals geben wird (obwohl sie schon längst durchgeführt werden). Man sollte aber auch bedenken, dass wir während unseres ganzen Lebens einen ganz natürlichen Ersetzungsprozess durchlaufen. Die meisten unserer Körperzellen erneuern sich fortwährend. (Allein während Sie den letzten Satz lasen, war das bei etwa 100 Millionen Ihrer Zellen der Fall.) Die Zellen der Innenwand des Dünndarms werden ebenso wie die Schutzwand des Magens nach einer Woche ersetzt. Weiße Blutkörperchen leben je nach Art ein paar Tage oder einige Monate. Blutplättchen schaffen neun Tage.

Neuronen bleiben bestehen, aber ihre Organellen und die Moleküle, aus denen sie aufgebaut sind, werden innerhalb von einem Monat ersetzt.[23] Die Halbwertszeit eines neuronalen Mikrotubulus beträgt zehn Minuten; die Actinfasern der Dendriten existieren etwa vierzig Sekunden; die Proteine, die die Synapsen mit Energie versorgen, werden jede Stunde ersetzt; dagegen sind die NMDA-Rezeptoren in den Synapsen mit fünf Tagen schon vergleichsweise langlebig.

Es ist nur eine Frage von Monaten, bis wir vollkommen ersetzt werden – und das ist mit dem Szenario eines graduellen Austauschs, wie ich ihn beschrieben habe, durchaus vergleichbar. Sind Sie dieselbe Person wie vor einigen Monaten? Da gibt es sicher einige Unterschiede. Vielleicht haben Sie einige Dinge gelernt; trotzdem gehen Sie davon aus, dass Ihre Identität fortbesteht, dass Sie nicht unausgesetzt zerstört und neugeschaffen werden.

Denken wir uns einen Fluss wie den, der in der Nähe meines Büros fließt. Wenn ich aus dem Fenster auf das schaue, was gemeinhin als Charles River bezeichnet wird, ist es derselbe Fluss, den ich gestern gesehen habe? Lassen Sie uns zunächst überlegen, was ein Fluss eigentlich ist. Das Wörterbuch sagt uns: „ein großer, natürlicher Strom fließenden Wassers." Nach dieser Definition ist der Fluss, auf den ich gerade schaue, ein ganz anderer als der, den ich gestern gesehen habe. Jedes einzelne seiner Wassermoleküle hat sich ausgetauscht, ein Prozess, der sehr schnell stattfindet. Der griechische Philosoph Diogenes Laertius schrieb im 3. Jahrhundert, man könne „nicht zweimal in den selben Fluss steigen."

Aber das entspricht nicht unserem normalen Verständnis von Flüssen. Menschen schätzen sie als ein Symbol für Kontinuität und Stabilität. In lebensweltlicher Einstellung ist der Charles River von gestern und der von heute derselbe Fluss. Mit unserem Leben verhält es sich sehr ähnlich. Wir sind nicht der Stoff, aus dem unsere Körper und Gehirne bestehen. Ihre Partikel fließen durch uns genauso wie Wassermoleküle durch einen Fluss. Wir sind ein Muster, das sich langsam ändert, aber im ganzen Kontinuität und Stabilität besitzt, auch wenn der Stoff, aus dem dieses Muster besteht, ständig wechselt.

Die schrittweise Einführung nichtbiologischer Elemente in unsere Körper und Gehirne wäre nur ein weiteres Beispiel für den kontinuierlichen Austausch der Teile, die uns ausmachen. Unsere Identität wird sich dadurch nicht mehr verändern, als es bereits durch die natürliche Ersetzung unserer biologischen Zellen der Fall ist. Bereits heute haben wir einen großen Teil unserer historischen, intellektuellen, sozialen und persönlichen Erinnerungen auf technische Geräte und in die Cloud ausgelagert. Die Geräte, die wir für den Zugang zu diesen Erinnerungen nutzen, befinden sich derzeit noch nicht in unseren Körpern und Gehirnen, doch werden sie, weil sie kleiner und kleiner werden (und wir verringern ihre Größe in jedem Jahrzehnt um den Faktor hundert), irgendwann ihren Weg dorthin finden. Auf jeden Fall wird es sehr nützlich sein, sie in unsere Körper zu integrieren – so können wir sie nämlich nicht verlieren. Es wird allerdings vollkommen in Ordnung sein, wenn einige Leute diese mikroskopisch kleinen Geräte nicht in ihrem Körper haben wollen, weil es auch noch andere Zugangsmöglichkeiten zur allgegenwärtigen Cloud-Intelligenz geben wird.

Aber lassen Sie uns auf das zuvor erwähnte Dilemma zurückkommen: Nach einer Periode gradueller Ersetzung sind Sie mit Sie2 aus dem „scan-and-instantiate"-Szenario identisch. Wir hatten aber gesagt, dass Sie2 aus diesem Szenario nicht die gleiche Identität hat wie Sie. Was bedeutet das nun für uns?

Es bedeutet, dass nichtbiologische Systeme eine Fähigkeit haben, die biologische Systeme bisher nicht kennen: die Möglichkeit, kopiert, gesichert und wiederhergestellt zu werden. Das ist ein großer Gewinn. Mit unseren Geräten machen wir das routinemäßig. Wenn wir ein neues Smartphone bekommen, kopieren wir unsere alten Daten, so dass es ungefähr dieselbe Persönlichkeit, Fähigkeiten und Erinnerungen hat, die auch das alte Smartphone besaß. Vielleicht besitzt es auch einige neue Fähigkeiten, aber wir verfügen noch immer über die Inhalte des alten Smartphones. Auch ein Programm wie Watson wird auf ähnliche Weise gesichert. Wenn seine Hardware morgen zerstört werden würde, so ließe sich Watson mit der Sicherheitskopie in der Cloud ganz einfach wiederherstellen.

Das ist eine Fähigkeit der nichtbiologischen Welt, die in der biologischen Welt nicht vorkommt. Es ist ein Vorteil, keine Einschränkung, und das ist der Grund, warum wir so begierig sind, unsere Erinnerungen in die Cloud hochzuladen. Wir werden uns definitiv in diese Richtung bewegen, wenn nichtbiologische Systeme mehr und mehr von den Fähigkeiten unserer biologischen Gehirne erwerben.

Meine Auflösung für das Dilemma ist diese: Es ist einfach nicht wahr, dass Sie2 nicht Sie ist – Sie2 *ist* Sie. Es ist einfach nur so, dass es jetzt zwei von Ihnen gibt. Das ist nicht schlimm – wenn Sie sich selbst für eine gute Sache halten, dann sind zwei von Ihnen doch umso besser.

Ich glaube, wir werden den Weg eines schrittweisen Ersetzungs- und Augmentationsszenarios weitergehen, bis am Ende das meiste unseres Denkens Teil der Cloud geworden ist. Ich glaube, dass unsere Identität durch die Kontinuität des Informationsmusters, das uns ausmacht, erhalten bleibt. Kontinuität erlaubt stetigen Wandel, und wenn ich auch heute etwas anders bin, als ich noch gestern war, so habe ich doch dieselbe Identität. Die Kontinuität des Musters, das meine Identität konstituiert, ist jedenfalls nicht vom Substrat abhängig. Biologische Substrate sind ganz wunderbar und haben uns weit gebracht. Aber wir werden aus guten Gründen ein besseres und dauerhafteres Substrat erschaffen.

KAPITEL 10

Das Gesetz vom steigenden Ertragszuwachs angewandt auf das Gehirn

Und obwohl der Mensch in gewissen Hinsichten das höhere Lebewesen bleiben sollte, steht das nicht im Einklang mit dem Vorgehen der Evolution, die Tieren in einzelnen Punkten eine Überlegenheit gestattet, die im Ganzen längst übertroffen wurden? Lässt sie nicht die Ameise und die Biene bei der Gestaltung ihrer Gemeinschaften und sozialen Ordnungen den Menschen übertreffen, den Vogel beim Flug durch die Lüfte, den Fisch beim Schwimmen, das Pferd in Kraft und Geschwindigkeit und den Hund in Selbstaufopferung?

SAMUEL BUTLER, 1871

Es war einmal eine Zeit, als der Erde allem Anschein nach jedes tierische und pflanzliche Leben fehlte und zu der sie nach der Ansicht unserer größten Philosophen einfach nur ein heißer, runder Ball war, dessen Kruste allmählich abkühlte. Wenn ein menschliches Wesen bereits existiert hätte, als die Erde noch in diesem Zustand war, und sie wie eine andere Welt, die ihn persönlich überhaupt nicht betrifft, hätte betrachten können, zugleich aber keinerlei Wissen der wissenschaftlichen Physik gehabt hätte, wäre es ihm nicht vollkommen unmöglich erschienen, dass sich aus dieser scheinbaren Schlacke vor seinen Augen Lebewesen entwickeln würden, die so etwas wie ein Bewusstsein besäßen? Würde er nicht abgestritten haben, dass darin auch nur das geringste Potential für Bewusstsein existieren könne? Und doch entwickelte sich das Bewusstsein im Lauf der Zeit. Ist es dann nicht auch möglich, dass sich selbst jetzt noch neue Formen des Bewusstseins entwickeln, auch wenn wir gegenwärtig keine Anzeichen hiervon entdecken können?

SAMUEL BUTLER, 1871

Wenn wir über die vielfältigen Stufen des Lebens und Bewusstseins nachdenken, die sich bis heute schon entwickelt haben, dann wäre es voreilig zu sagen, dass sich keine anderen Pfade für Bewusstsein ergeben können und tierisches Leben das Maß aller Dinge ist. Es gab eine Zeit, in der Feuer das Maß aller Dinge war, und eine andere, in der waren es Wasser oder Steine.

SAMUEL BUTLER, 1871

Dass Maschinen heute nur sehr wenig Bewusstsein haben, bietet keine Sicherheit gegen die Entwicklung eines mechanischen Bewusstseins. Eine Molluske besitzt kaum Bewusstsein. Man bedenke die außerordentlichen

Fortschritte, die die Maschinen in den letzten Jahrhunderten gemacht haben, und vergleiche dies mit dem langsamen Fortschritt im Tier- und Pflanzenreich! Im Vergleich mit der Vergangenheit entsprechen die komplexeren Maschinen gewissermaßen nicht so sehr den Schöpfungen von gestern, als denen von vor fünf Minuten. Nehmen Sie um des Arguments willen an, dass bewusstes Sein seit 20 Millionen Jahren existiert: Dann schauen Sie sich die großen Fortschritte an, die die Maschinen in den letzten tausend Jahren gemacht haben! Wird die Erde nicht noch weitere 20 Millionen Jahre existieren? Und wenn ja, was kann dann alles aus den Maschinen werden?

SAMUEL BUTLER, 1871

Meine Kernthese – das Gesetz vom steigenden Ertragszuwachs (LOAR) – ist, dass die grundlegenden Entwicklungsschritte der Informationstechnologie einen voraussagbaren und exponentiellen Verlauf aufweisen. Sie widerlegt damit die Alltagsweisheit, die besagt, dass es unmöglich sei, die Zukunft vorherzusagen. Es gibt noch immer sehr viele Dinge – welches Projekt, welche Firma und welcher technische Standard sich auf dem Markt durchsetzen oder wann es Frieden im Nahen Osten geben wird – von denen wir keine Kenntnis haben können. Aber die zugrundeliegenden Verhältnisse von Preis und Leistung oder von Informationskapazität haben sich trotz allem als bemerkenswert prognostizierbar herausgestellt. Überraschenderweise bleiben diese Trends von äußeren Bedingungen wie Krieg oder Frieden bzw. Wohlstand oder Rezession unbeeinflusst.

Ein Hauptgrund für die Evolution, ein Gehirn zu entwickeln, war es, die Zukunft vorherzusagen. Als vor Tausenden von Jahren eine unserer Vorfahrinnen durch die Savanne zog, mag sie festgestellt haben, dass ein Tier sich ihrer Route näherte. Sie mag vorhergesehen haben, dass sich ihre Pfade kreuzen würden, wenn sie ihre Richtung beibehielt. Diese Erkenntnis brachte sie dazu, die Richtung zu ändern, und ihre Voraussicht stellte sich als wichtig für das Überleben heraus.

Solche eingebauten Zukunftsvorhersagen sind jedoch linear und nicht exponentiell, eine Eigenschaft, die sich aus der linearen Organisation des Neokortex ableitet. Erinnern wir uns: der Neokortex macht unausgesetzt Vorhersagen: welchen Buchstaben, welches Wort wir als nächstes lesen, wen wir sehen werden, wenn wir um eine Ecke gehen usw. Der Neokortex hat für jedes Muster lineare Schrittsequenzen aufgebaut, was bedeutet, dass exponentielles Denken für uns nicht naturgegeben ist. Auch das Kleinhirn verwendet lineare Vorhersagen. Wenn wir einen fliegenden Ball fangen, dann macht es eine lineare Voraussage darüber, wo der Ball in unserem Sichtfeld sein wird und wo unsere Hand sein sollte, um ihn aufzufangen.

Es gibt, worauf ich schon hingewiesen habe, einen dramatischen Unterschied zwischen linearer und exponentieller Progression (vierzig Schritte im Linearsystem ergibt vierzig, aber in einer Exponentialfunktion wird daraus schnell eine Billion). Daher wirken meine Voraussagen, die sich auf das Gesetz vom steigenden Ertragszuwachs stützen, für so viele Beobachter zunächst überraschend. Wir müssen erst üben, exponentiell zu denken. Aber wenn es um die Informationstechnologie geht, dann ist das der richtige Weg.

Das klassische Beispiel für das Gesetz vom steigenden Ertragszuwachs ist das vollkommen reibungslose, doppelt exponentielle Wachstum im Preis-Leistungs-Verhältnis von Computern, das über 110 Jahre, während zweier Weltkriege, der Weltwirtschaftskrise, des Kalten Kriegs, des Zusammenbruchs der Sowjetunion und der Wiedererstarkung Chinas, der aktuellen Finanzkrise und aller wichtigen Ereignisse des späten 19., des 20. und des frühen 21. Jahrhunderts völlig stabil geblieben ist. Manche bezeichnen das als „Mooresches Gesetz", aber das ist ein falsches Verständnis des Phänomens. Das Mooresche Gesetz – welches besagt, dass sich alle zwei Jahre die Komponenten integrierter Schaltkreise verdoppeln lassen und diese auch noch schneller laufen, weil sie kleiner sind – ist nur eines unter vielen Paradigmen. In Wahrheit ist es das fünfte, und nicht das erste, das exponentielles Wachstum auf das Preis-Leistungs-Verhältnis von Computern bezieht.

Der exponentielle Anstieg der Rechenleistung von Computern begann bereits 1890, Jahrzehnte, bevor Gordon Moore auch nur geboren war, mit der Volkszählung der Vereinigten Staaten, der ersten, die unter Verwendung des ersten Paradigmas der elektromechanischen Kalkulation vollständig automatisiert wurde. In *Menschheit 2.0* habe ich dies anhand eines Grafen für die Jahre bis 2002 dargelegt, den ich hier bis für das 2009 aktualisiert habe (siehe die Grafik „Exponentielles Wachstum der Rechnertechnik für die letzten 110 Jahre" auf Seite 251). Trotz der jüngsten wirtschaftlichen Rezession setzt sich diese gleichmäßig vorhersagbare Kurve fort.

Datenverarbeitung ist das wichtigste Beispiel für das Gesetz vom steigenden Ertragszuwachs. In diesem Falle können wir es mit einer großen Datenmenge belegen. Außerdem ist Datenverarbeitung in allen Bereichen anzutreffen und spielt eine wichtige Rolle bei der Revolutionierung all dessen, was uns wichtig ist. Aber es ist nicht das einzige Beispiel. Sobald eine Technologie zu einer Informationstechnologie wird, steht sie unter dem Gesetz vom steigenden Ertragszuwachs.

Das bedeutendste aktuelle Beispiel aus dem Bereich der Technologie und Industrie, welches diesen Transformationsprozess durchlaufen wird, ist die Biomedizin. Der Fortschritt in der Medizin basierte ursprünglich auf zufälligen Entdeckungen, wuchs in früherer

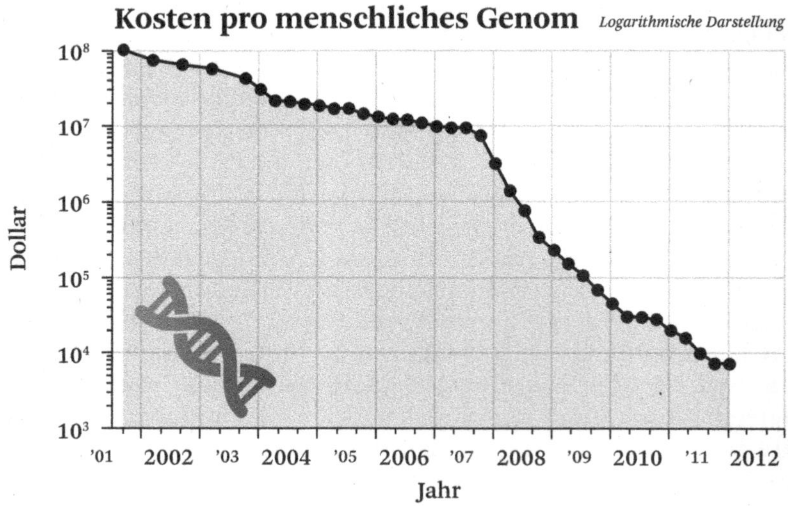

Kosten der Sequenzierung eines menschlichen Genoms.[1]

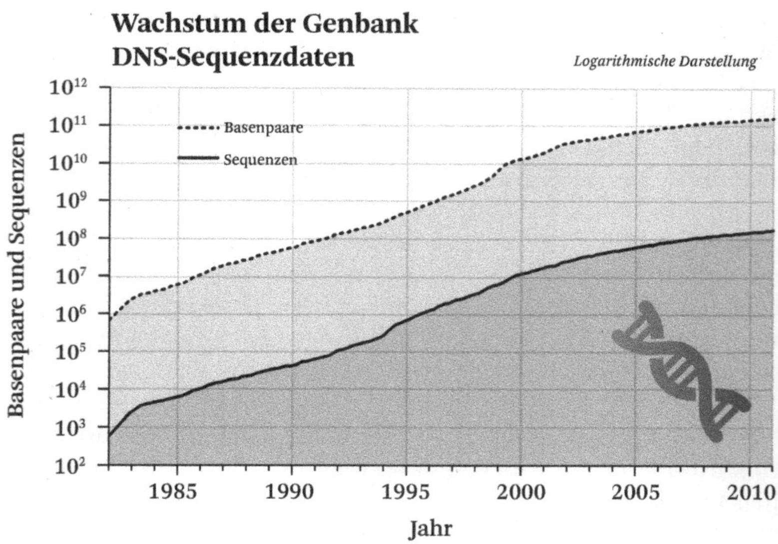

Menge der sequenzierten genetischen Daten pro Jahr weltweit.[2]

Zeit also linear, und nicht exponentiell. Schon dies hat viel Gutes bewirkt: die Lebenserwartung stieg von 23 Jahren vor ein paar tausend Jahren auf immerhin 37 Jahre vor etwa 200 Jahren und liegt heute bei knapp achtzig Jahren. Mit der Erfassung der Lebenssoftware, dem Genom, wurden Medizin und Humanbiologie zu einer Informationstechnologie. Das Human Genome Project war bereits vollkommen exponentiell: Seitdem das Projekt 1990 gestartet wurde, verdoppelte sich die Menge der genetischen Daten jährlich, während sich die Kosten für jedes Basenpaar jährlich halbierten.[3] (Alle Grafiken in diesem Kapitel wurden seit der Veröffentlichung von *Menschheit 2.0* aktualisiert.)

Heute haben wir die Fähigkeit, biomedizinische Eingriffe an Computern zu entwerfen und sie in biologischen Simulationen zu testen, wobei sich Ausmaß und Präzision ebenfalls jedes Jahr verdoppeln. Wir können auch unsere eigene, überholte Software updaten: Es lassen sich durch die Beeinflussung der RNA Gene abschalten, mit neuen Formen der Gentherapie können wir Gene einfügen, und das nicht nur bei Neugeborenen, sondern bei ausgewachsenen Individuen. Der Fortschritt in der Gentechnik wirkt sich auch auf das Reverse Engineering des Gehirns aus, da es ein wichtiger Aspekt dieses Projektes ist, ein Verständnis davon zu gewinnen, wie Gene Gehirnfunktionen steuern, wie etwa bei der Schaffung neuer Verbindungen, die neugewonnene kortikale Fähigkeiten widerspiegeln. Es gibt in der Entwicklung von der Erbgutentschlüsselung bis hin zur Synthetisierung künstlicher Gene viele andere Beispiele für diese Vereinigung von Biologie und Informationstechnologie.

Eine weitere Informationstechnologie, die ein gleichmäßiges exponentielles Wachstum durchlaufen hat, ist unsere Fähigkeit, miteinander zu kommunizieren und enorme Speicher menschlichen Wissens zu übermitteln. Es gibt viele Methoden zur Messung dieser Entwicklung. Coopers Gesetz, nach dem sich die totale Bit-Kapazität drahtloser Kommunikation in einem bestimmten Frequenzspektrum alle 30 Monate verdoppelt, hat sich als wahr erwiesen für die Zeit, als Guglielmo Marconi erstmals Morsezeichen über einen drahtlosen Telegrafen übermittelte, bis zu heutigen 4G-Kommunikationstechnologien.[4] Coopers Gesetz gemäß hat sich die Informationsmenge, die über ein gegebenes Frequenzspektrum übertragen werden kann, in einem Zeitraum von mehr als einem Jahrhundert alle zweieinhalb Jahre verdoppelt. Ein anderes Beispiel ist die Menge an Bits pro Sekunde, die übers Internet gesendet werden kann. Sie verdoppelt sich alle $1^{1/4}$ Jahre.[5]

Der Grund, aus dem ich mich für die Prognose bestimmter Aspekte der Wissenschaft zu interessieren begann, ist, dass ich vor über dreißig Jahren begriff, dass der Schlüssel zum Erfolg als Erfinder (ein Beruf, den ich mit fünf Jahren ergriff), nichts anderes ist als

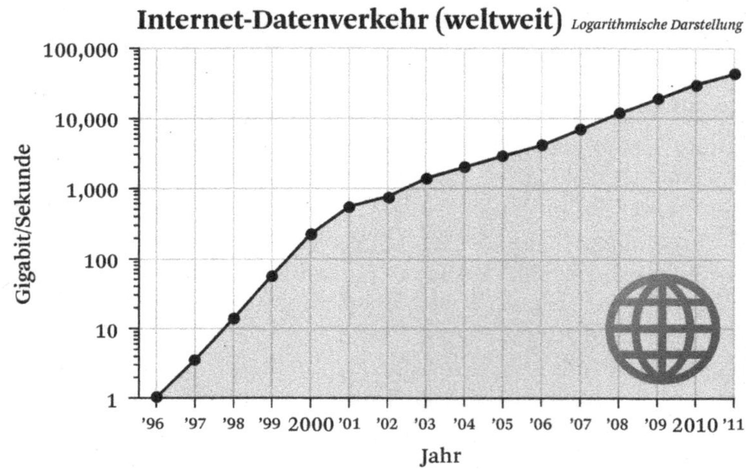

Die internationale Bandbreite, die für das Internet weltweit abgestellt ist.[6]

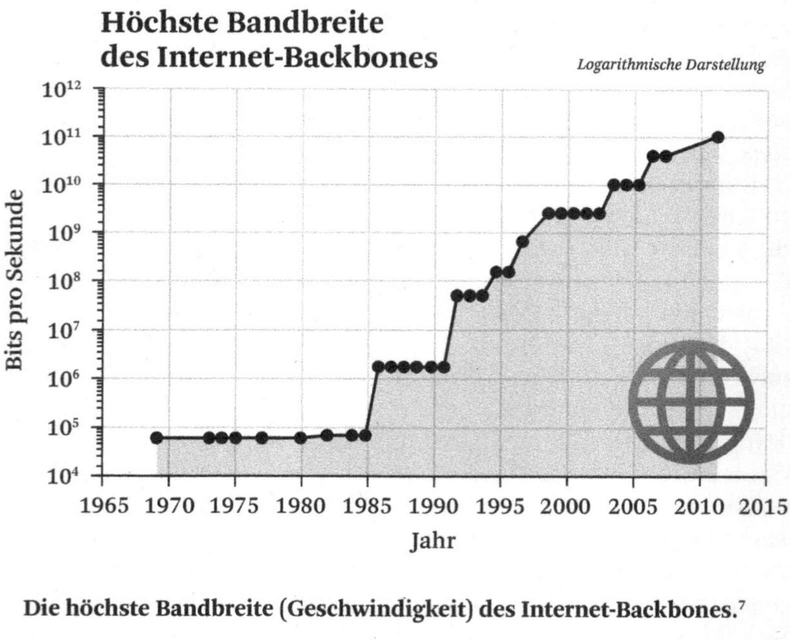

Die höchste Bandbreite (Geschwindigkeit) des Internet-Backbones.[7]

Timing. Die meisten Erfindungen und Erfinder scheitern nicht, weil ihre Produkte nicht funktionieren; sie scheitern, weil deren Timing nicht stimmt. Entweder erscheinen sie bevor alle notwendigen Faktoren verfügbar sind oder sie kommen zu spät und haben die richtige Gelegenheit verpasst.

Als Ingenieur habe ich vor 30 Jahren damit begonnen, Daten zur technologischen Entwicklung auf verschiedenen Gebieten zu sammeln. Als ich mit dieser Arbeit begann, erwartete ich nicht, dass sich aus ihr ein klares Bild ergeben würde. Aber ich erhoffte mir eine gewisse Anleitung und die Möglichkeit, begründete Schätzungen zu machen. Mein Ziel war – und ist es noch immer –, meine eigenen technologischen Vorhaben so zu planen, dass sie bei ihrer Fertigstellung für die zu diesem Zeitpunkt existierende Welt geeignet sein werden; eine Welt, von der ich wusste, dass sie sehr verschieden von der sein würde, in der ich mit meinem jeweiligen Projekt begann.

Man stelle sich nur einmal vor, wie sehr und wie rasch sich die Welt in jüngster Zeit verändert hat. Es ist nur wenige Jahre her, dass die Menschen soziale Netzwerke (Facebook etwa wurde erst 2004 gegründet und hatte Ende März 2012 901 Millionen monatlich aktive Nutzer)[8], Wikis, Blogs oder Tweets überhaupt nicht benutzten. In den 1990er Jahren machten die meisten Menschen keinen Gebrauch von Suchmaschinen oder Handys. Man stelle sich heute eine Welt ohne sie vor. Das erschiene uns mittlerweile wie längst vergangene Geschichte – und ist doch noch gar nicht so lange her. Und die Welt wird sich in naher Zukunft noch viel dramatischer verändern.

Im Verlauf meiner Nachforschungen machte ich eine überraschende Entdeckung: Sobald es sich bei einer Technologie um eine Informationstechnologie handelt, folgen die grundlegenden Einheiten des Preis-Leistungs-Verhältnisses oder der Kapazität (pro Zeit- oder Kosteneinheit oder auch Einheit einer anderen Ressource) außerordentlich präzisen Exponentialkurven.

Diese Kurven überholen selbst die spezifischen Paradigmen, auf denen sie beruhen (wie das Mooresche Gesetz). Sobald ein Paradigma an Schwung verliert (zum Beispiel, als Ingenieure in den 1950er Jahren Größe und Kosten von Vakuumröhren nicht weiter reduzieren konnten), entsteht ein Forschungsdruck, das nächste Paradigma zu schaffen – und eine neue S-Kurve des Fortschritts beginnt.

Der exponentielle Anteil dieser nächsten S-Kurve des neuen Paradigmas führt dann die exponentielle Entwicklung der Informationstechnologie fort. So wurde die auf Vakuumröhren basierende Datenverarbeitung der 1950er Jahre in den 1960ern von Transistoren abgelöst, an deren Stelle wiederum integrierte Schaltkreise und schließlich das Mooresche Gesetz traten. Moores Gesetz wiederum wird die Bahn frei machen für dreidimensionale Datenverarbeitung, von der es bereits erste Beispiele gibt. Der Grund, warum Informationstechnologien es immer wieder schaffen, die Beschränkungen bestimmter Paradigmen zu überschreiten, ist, dass die erforderlichen Ressourcen für die Berechnung oder Speicherung oder auch Übertragung eines Bits an Information verschwindend gering sind.

Man könnte sich fragen, ob es unabhängig vom Paradigma grundsätzliche Beschränkungen unserer Fähigkeit zur Datenverarbeitung und Datenübertragung gibt. Die Antwort lautet: Ja – ausgehend von unserem derzeitigen Verständnis von der Physik der Datenverarbeitung. Diese Grenzen engen uns allerdings nicht sonderlich ein. Letztlich können wir unsere Intelligenz durch molekulare Datenverarbeitung billionenfach erweitern – eine Grenze, die wir vermutlich gegen Ende dieses Jahrhunderts erreicht haben werden.

Dabei ist es wichtig, darauf hinzuweisen, dass nicht jedes exponentielle Phänomen als Beispiel für das Gesetz vom steigenden Ertragszuwachs taugt. Manche missdeuten das Gesetz, indem sie exponentielle Trends heranziehen, die nichts mit Informationstechnologie zu tun haben: Sie weisen etwa darauf hin, dass Herrenrasierer heute statt einer Klinge vier Klingen besitzen, und fragen, wo der Rasierer mit acht Klingen bleibt. Rasierer sind (derzeit) aber keine Informationstechnologie.

Mit *Menschheit 2.0* legte ich eine theoretische Untersuchung, einschließlich einer mathematischen Behandlung (im Appendix des Buches), der Frage vor, warum das LOAR so bemerkenswert vorhersagbar ist. Im Wesentlichen nutzen wir immer die neuste Technologie, um die nächste zu erschaffen. Technologien entwickeln sich aus sich selbst heraus in exponentieller Weise; ein Phänomen, das sich dann besonders gut messen lässt, wenn Informationstechnologien dabei eine Rolle spielen. 1990 nutzten wir Computer und andere zeitgemäße Werkzeuge, um den Computer von 1991 hervorzubringen, 2012 nutzten wir aktuelle Informationsinstrumente, um die Maschinen der Jahre 2013 und 2014 zu bauen. Allgemeiner gesagt: eine solche Beschleunigung und solches exponentielles Wachstum trifft auf jeden Prozess zu, bei dem sich Informationsmuster entwickeln. So beobachten wir ein beschleunigtes Voranschreiten der biologischen Evolution, sowie eine ganz ähnliche (wenn auch viel schnellere) Beschleunigung der technologischen Evolution, die selbst ein Auswuchs der biologischen Evolution darstellt.

Ich kann gegenwärtig eine mehr als ein Vierteljahrhundert währende Erfolgsbilanz für meine Vorhersagen verzeichnen, die sich auf das Gesetz vom steigenden Ertragszuwachs stützen, angefangen mit denen, die ich in *The Age of Intelligent Machines* vorlegte, das ich Mitte der 1980er Jahre schrieb. Zu den Beispielen an zutreffenden Vorhersagen aus diesem Buch zählen: die Entstehung eines riesigen, weltweiten Kommunikationsnetzes gegen Mitte bis Ende der 1990er Jahre, das Menschen aus allen Ecken der Welt miteinander und mit dem gesamten Menschheitswissen verknüpft; eine von diesem dezentralisierten Netzwerk ausgelöste große Demokratisierungswelle, die den Zusammenbruch der Sowjetunion bewirkt; die Niederlage des Schachweltmeisters gegen eine Maschine um das Jahr 1998 und vieles mehr.

Ich habe das Gesetz vom steigenden Ertragszuwachs, in seiner Anwendung auf Datenverarbeitung, ausführlich in *The Age of Spiritual Machines* beschrieben und legte Daten aus einem ganzen Jahrhundert vor, die das doppelt exponentielle Wachstum des Preis-Leistungs-Verhältnisses bei Computern bis einschließlich 1998 belegen. Diese Daten habe ich nun bis zum Jahr 2009 aktualisiert (siehe unten).

Vor kurzem schrieb ich einen 146-seitigen Bericht über die Vorhersagen, die ich in meinen Büchern *The Age of Intelligent Machines*, *The Age of Spiritual Machines* und *Menschheit 2.0* gemacht habe. (Sie können den Essay lesen, wenn Sie dem Link in dieser Endnote folgen).[9] *The Age of Spiritual Machines* umfasste Hunderte von Vorhersagen für bestimmte Dekaden (2009, 2019, 2029 und 2099). Von den 147 Vorhersagen, die ich in diesem Buch, das ich in den 1990er Jahren schrieb, für 2009 machte, stellten sich zum Ende des Jahres 2009 115 (also 78 %) als völlig richtig heraus. Besonders meine Aussagen zur grundlegenden Entwicklung der Kapazität und des Preis-Leistungs-Verhältnisses der Informationstechnologien stellten sich als

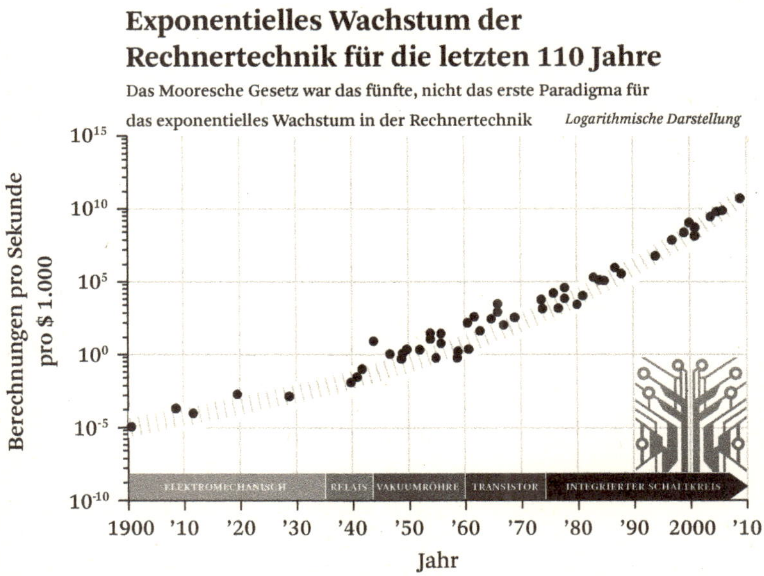

Berechnungen pro Sekunde pro (konstante) tausend Dollar verschiedener Computergeräte.[10]

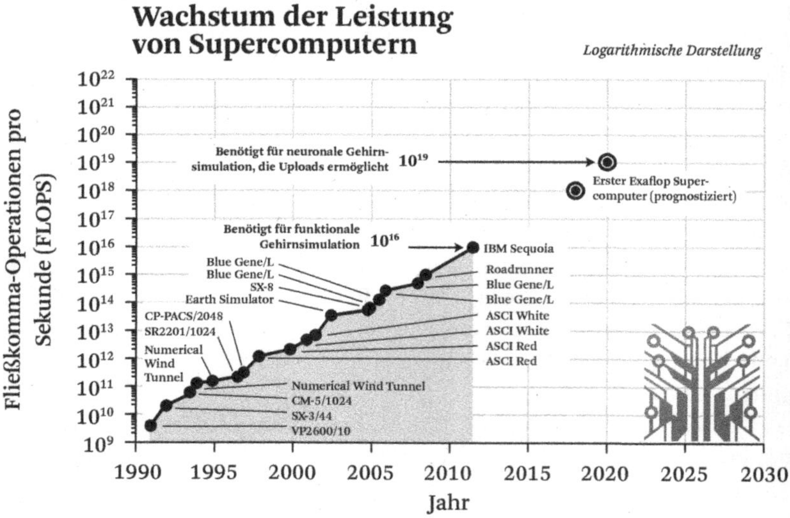

FLOPS verschiedener Supercomputer.[11]

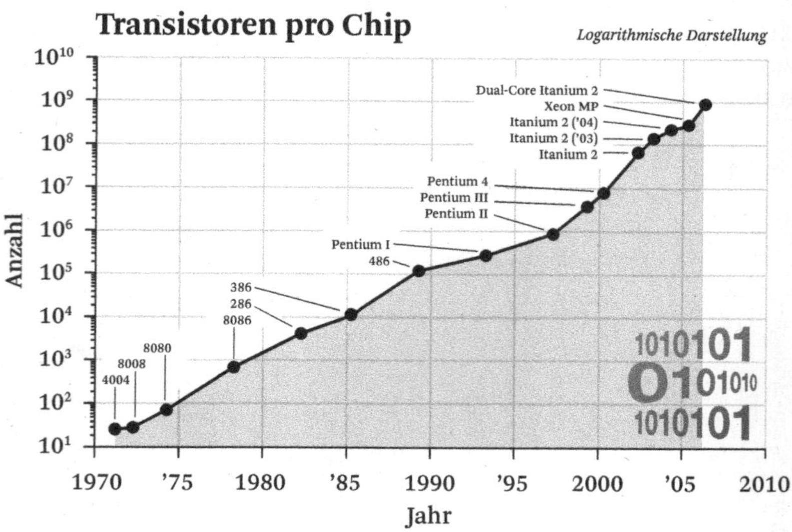

Transistoren pro Chip verschiedener Intel-Prozessoren.[12]

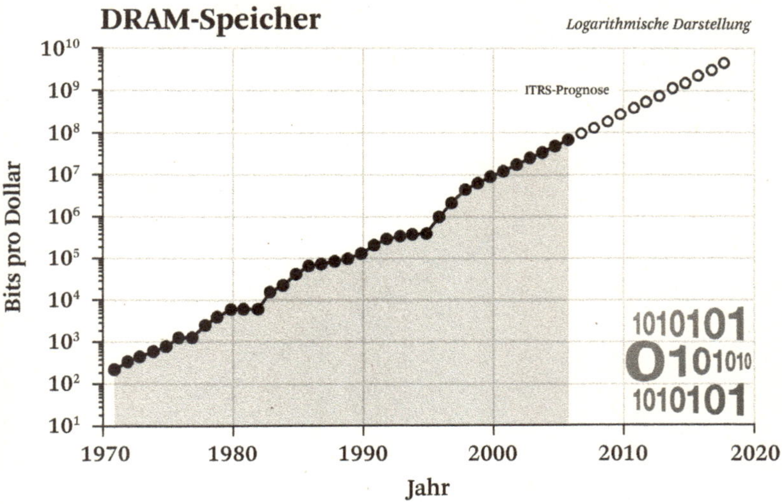

Bits pro Dollar für DRAM-Speicherchips.[13]

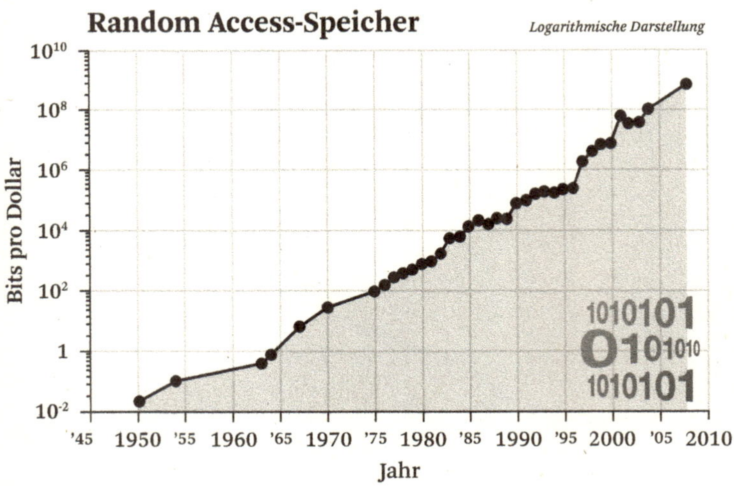

Bits pro Dollar für RAM-Chips.[14]

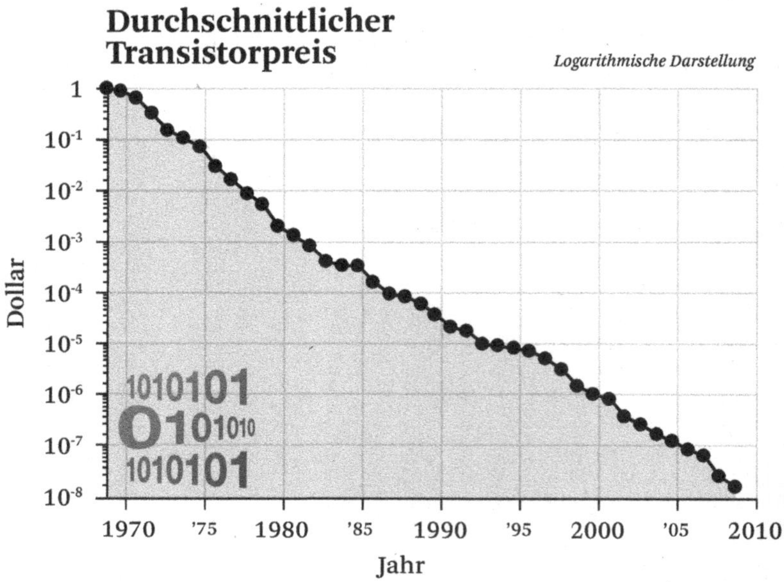

Durchschnittlicher Transistorpreis in Dollar.[15]

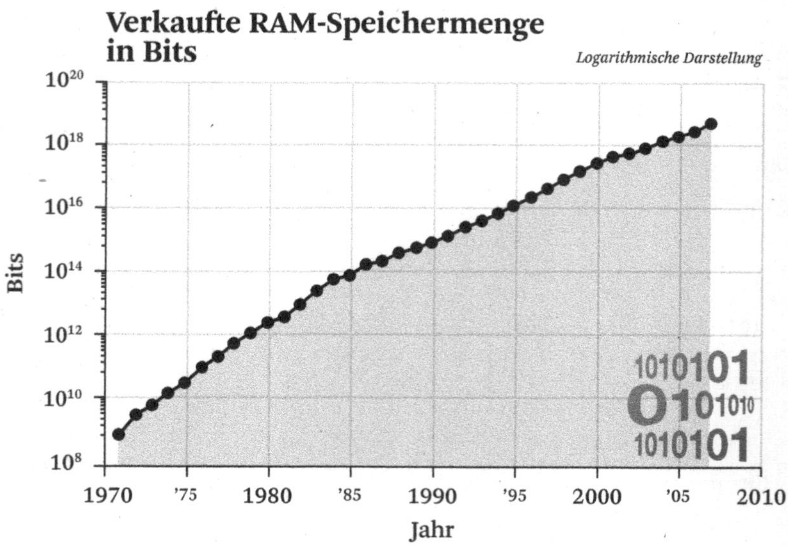

Gesamtmenge an jährlich verkauftem RAM-Speicher in Bits.[16]

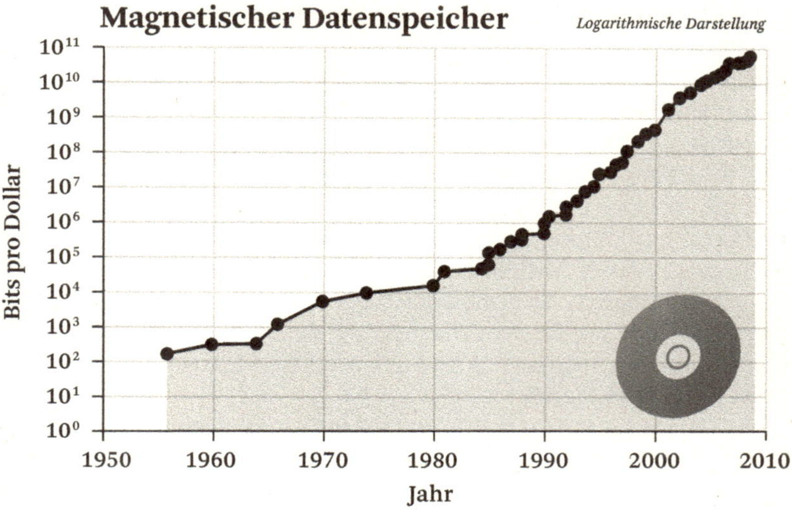

Bits pro Dollar (in konstanten Dollar aus dem Jahr 2000) an magnetischem Datenspeicher.[17]

außerordentlich zutreffend heraus. 12 weitere (8 %) sind „im Wesentlichen zutreffend". Insgesamt sind also 127 Vorhersagen (86 %) zutreffend oder im Wesentlichen zutreffend. (Da die Vorhersagen für ein bestimmtes Jahrzehnt gemacht wurden, wurden Voraussagen für das Jahr 2009 mit „im Wesentlichen zutreffend" bewertet, wenn sie sich 2010 oder 2011 erfüllten.) 17 andere (12 %) waren immerhin teilweise korrekt und 3 (2 %) stellten sich als falsch heraus.

Selbst die falschen Aussagen waren nicht völlig falsch. So beurteilte ich meine Vorhersage, dass wir selbstfahrende Autos haben würden, als fasch, obwohl Google solche Autos bereits einsetzte und im Oktober 2010 vier fahrerlose elektrische Vans erfolgreich eine 13.000 Kilometer lange Testfahrt von Italien nach China zurücklegten.[18] Nach Aussagen von Experten wird diese Technologie zum Ende dieses Jahrzehnts für den gewöhnlichen Konsumenten erhältlich sein.

Das exponentielle Wachstum bei Computer- und Kommunikationstechnologien trägt zum Vorhaben bei, die Methoden des menschlichen Gehirnes zu verstehen und nachzuahmen. Dieses Vorhaben besteht aber nicht in einem einzigen, organisierten Projekt, sondern eher in der Summe einer Vielzahl von Einzelprojekten. Darunter fällt etwa die detaillierte Modellierung von Gehirnkomponenten – von einzelnen Neuronen bis hin zum gesamten Neokortex –, das Mapping des „Konnektoms" (der Neuralverbindungen im Gehirn), die Simulation von Hirnregionen und vieles mehr. All diese Projekte haben sich exponentiell entwickelt. Ein Großteil der

Befunde ist erst kürzlich zugänglich geworden – zum Beispiel die in Kapitel 4 vorgestellte Studie von Wedeen aus dem Jahr 2012, die die äußerst geordneten und „einfachen" (um die Forscher zu zitieren) gitterförmigen Verbindungsmuster im Neokortex nachwies. Die Forscher dieser Studie erkennen an, dass ihre Erkenntnisse (und ihre Bilder) nur durch eine neue, hochauflösende Bildgebungstechnologie möglich waren.

Hirnscantechnologien verbessern sich sowohl in räumlicher als auch in zeitlicher Auflösung mit exponentieller Geschwindigkeit. Die verschiedenen Scanmethoden reichen dabei von vollständig nichtinvasiven Methoden, die bei Menschen angewendet werden können, bis zu invasiveren und gar zerstörenden Methoden in der Anwendung bei Tieren.

MRT (Magnetresonanztomographie) ist ein nichtinvasives Bildgebungsverfahren mit einer vergleichsweise hohen zeitlichen Auflösung, das sich kontinuierlich exponentiell verbessert hat, so dass die räumliche Auflösung mittlerweile beinahe 100 Mikrometer (ein Millionstel eines Meters) beträgt.

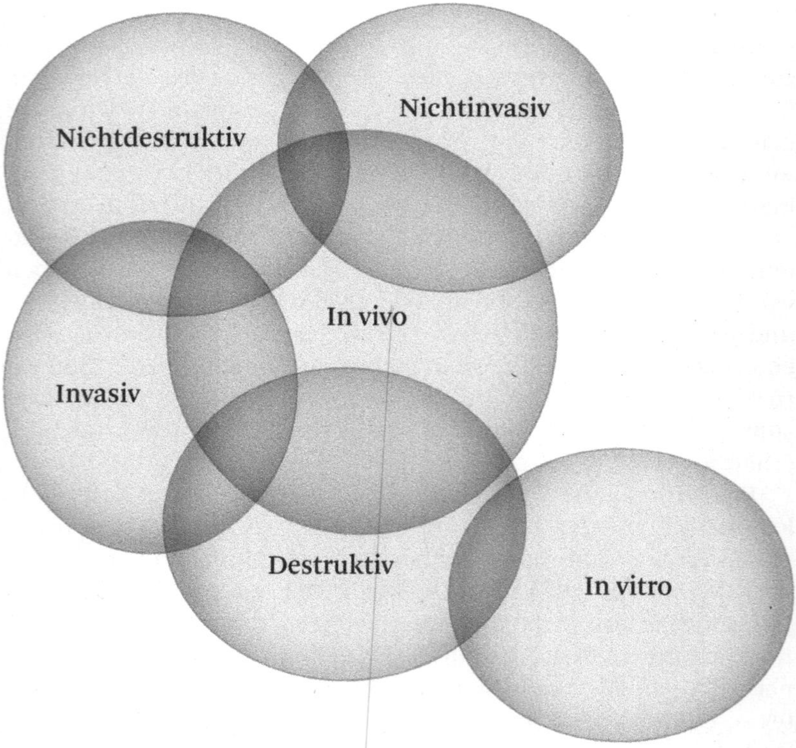

Venn-Diagramm für Bildgebungsverfahren des Gehirns.[19]

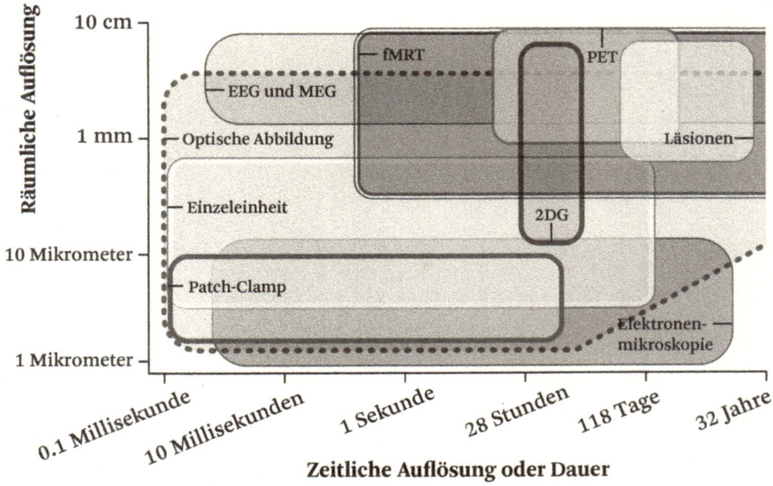

Bildgebungsverfahren für das Gehirns.[20]

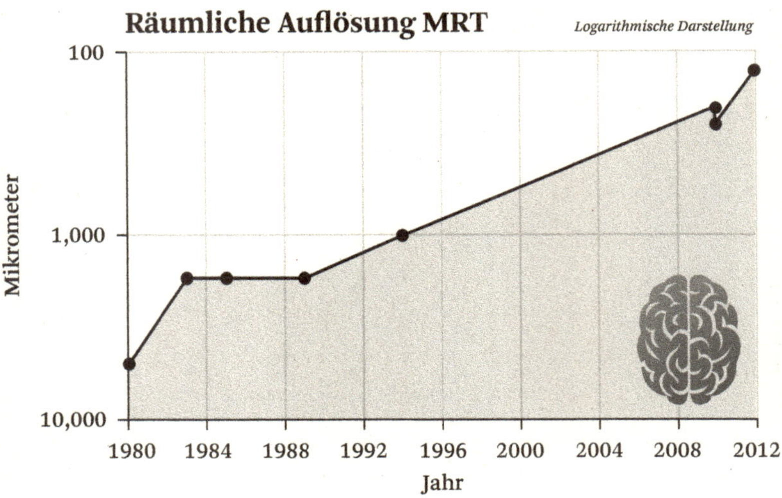

Räumliche Auflösung des MRT in Mikrometern.[21]

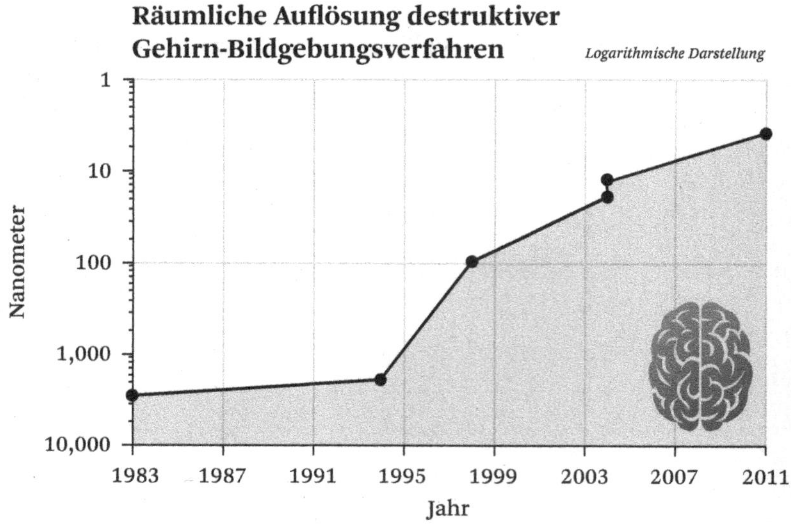

Räumliche Auflösung destruktiver Bildgebungsverfahren.[22]

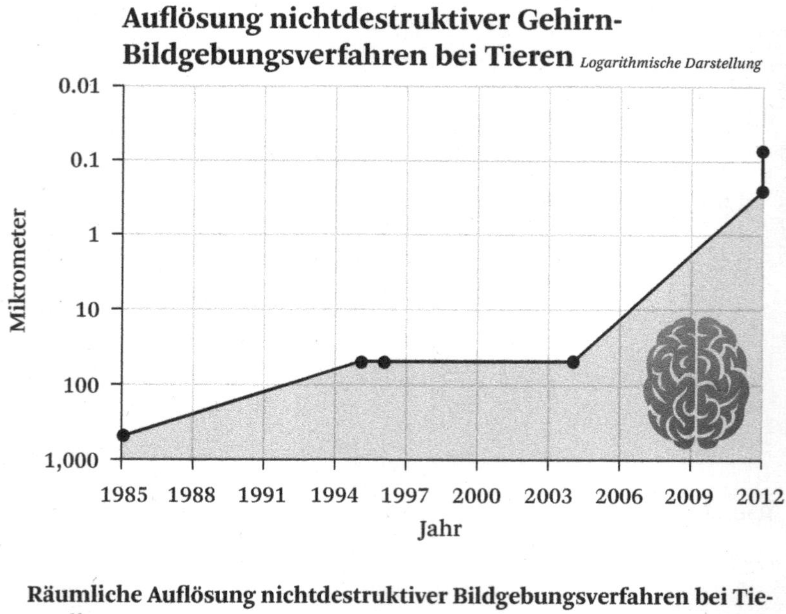

Räumliche Auflösung nichtdestruktiver Bildgebungsverfahren bei Tieren.[23]

Zerstörende Bildgebungsverfahren, die verwendet werden, um das Konnektom (eine Karte aller interneuronalen Verbindungen) in Tiergehirnen festzuhalten, haben sich gleichermaßen mit exponentieller Geschwindigkeit verbessert. Im Moment liegt die maximale Auflösung bei 4 Nanometern, was ausreicht, um einzelne Verbindungen sehen zu können.

Technologien aus dem Bereich der künstlichen Intelligenz, wie Systeme, die natürliche Sprache verstehen können, werden nicht unbedingt geschaffen, um theoretische Prinzipien der Hirnfunktion herauszuarbeiten, sondern dienen einer Maximierung der Effektivität. Vor diesem Hintergrund ist es bemerkenswert, dass Techniken, die sich durchgesetzt haben, mit den von mir in diesem Buch entworfenen Prinzipien in Einklang stehen: den selbstorganisierenden, hierarchischen Erkennern invarianter, selbstassoziierender Muster mit Redundanz und auf- wie absteigenden Vorhersagen. Wie Watson gezeigt hat, folgen auch diese Systeme einem exponentiellen Wachstum.

Ein vorrangiger Grund, das Gehirn zu verstehen, ist, unser Arsenal an Techniken zur Schaffung intelligenter Systeme zu vergrößern. Auch wenn viele KI-Forscher dies nicht ausreichend zu schätzen wissen, sind sie bereits jetzt zutiefst von unserem Wissen über die prinzipielle Funktionsweise des Gehirns beeinflusst. Das Verständnis des Gehirns erlaubt uns auch, verschiedene Fehlfunktionen im Gehirn zu beheben. Und selbstverständlich ist ein weiteres Hauptziel des Projekts des Reverse Engineering des Gehirns dieses: zu verstehen, wer wir sind.

KAPITEL 11

Entgegnungen

> Wenn sich eine Maschine als vom Menschen ununterscheidbar erweist, sollten wir ihr auch den gleichen Respekt wie einem Menschen entgegenbringen. Wir sollten akzeptieren, dass sie Geist besitzt.
>
> STEVAN HARNAD

Die wichtigste Quelle von Einwänden gegen das von mir formulierte Gesetz vom steigenden Ertragszuwachs und seine Anwendung auf die Erweiterung menschlicher Intelligenz speist sich aus der linearen Natur menschlicher Intuition. Wie bereits beschrieben, bearbeitet jeder einzelne der mehreren hundert Millionen Mustererkenner im Neokortex Informationen sequentiell. Eine der Folgen dieser Struktur ist, dass wir auch lineare Erwartungen für die Zukunft haben. Und so wenden meine Kritiker ihre lineare Intuition auf Informationsphänomene an, die vollkommen exponentiell sind.

Ich bezeichne Kritik dieser Art als „Entgegnungen aus Ungläubigkeit", da uns exponentielle Prognosen aufgrund unserer Voreingenommenheit für lineare Entwürfe unglaubwürdig erscheinen. Diese Einwände nehmen vielfältige Formen an. Paul Allen (geboren 1953), Mitgründer von Microsoft, hat gemeinsam mit seinem Kollegen Mark Greaves vor einiger Zeit einige dieser Zweifel in einem Artikel formuliert, der unter dem Titel „The Singularity Isn't Near" in der *Technology Review* veröffentlicht wurde.[1] Auch wenn sich meine Erwiderung hier direkt gegen Allens spezifische Kritik wendet, so betrifft sie doch eine ganze Reihe von typischen Einwänden gegen meine Argumentationen, insbesondere hinsichtlich des Gehirns. Auch wenn Allen sich im Titel seines Aufsatzes auf mein Buch *Menschheit 2.0* (Originaltitel: *The Singularity Is Near*) bezieht, stammt die einzige Stelle, die er von mir zitiert, aus einem Essay, den ich im Jahr 2001 geschrieben habe („The Law of Accelerating Returns"). Überdies antwortet sein Artikel weder auf die Argumente, die ich in meinem Buch vorbringe, noch nimmt er sie überhaupt zur Kenntnis. Leider trifft das auf ziemlich viele Kritiker meiner Arbeit zu.

Als 1999 *The Age of Spiritual Machines* erschien, das 2001 durch den genannten Aufsatz weiter vertieft wurde, schlug mir jede Menge Kritik von folgender Art entgegen: *Moores Gesetz wird an seine Grenzen stoßen; auch wenn sich die Fähigkeiten der Hardware exponentiell entwickeln, so wird doch die Entwicklung der Software nicht Schritt halten; das Gehirn ist viel zu kompliziert; es gibt Fähigkeiten im Gehirn, die in Software nicht nachgebildet werden können;* und viele weitere. Einer der Gründe, aus denen ich *Menschheit 2.0* schrieb, war es, auf diese Kritik zu antworten.

Ich will nicht sagen, dass die Argumente aus *Menschheit 2.0* Allen und meine anderen Kritiker hätten vollkommen überzeugen müssen. Aber wenigstens hätten er und die anderen auf das antworten können, was ich geschrieben habe. Allen wendet ein, dass „das Gesetz vom steigenden Ertragszuwachs [...] kein physikalisches Gesetz sei." Ich möchte darauf hinweisen, dass die meisten wissenschaftlichen Gesetze keine physikalischen Gesetze sind, sondern sich aus den emergenten Eigenschaften einer Vielzahl von Ereignissen auf einer niedrigeren Ebene ergeben. Ein klassisches Beispiel hierfür sind die Gesetze der Thermodynamik. Wenn man die ihnen zugrundeliegende Mathematik betrachtet, sieht man, dass diese jedes Partikel so bestimmt, dass es sich nach dem Zufallsprinzip bewegt. Wir können also per definitionem nicht vorhersagen, wo sich ein Partikel in Zukunft befinden wird. Dennoch sind die Grundeigenschaften des Gases mit den *Gesetzen* der Thermodynamik mit einem hohen Grad an Genauigkeit prognostizierbar. Mit dem Gesetz vom steigenden Ertragszuwachs verhält es sich genauso: Die einzelnen technologischen Projekte und die Faktoren, die in sie eingehen, sind nicht vorhersehbar; aber die allgemeine Entwicklung, gemessen am Preis-Leistungs-Verhältnis und der Leistungsfähigkeit, folgt einer bemerkenswert vorhersagbaren Bahn.

Wenn sich nur wenige Forscher mit Computertechnologie beschäftigen würden, wäre ihre Entwicklung tatsächlich unvorhersagbar. Doch in Wirklichkeit ist sie das Resultat eines hinreichend dynamischen Systems konkurrierender Projekte. Deshalb folgt die Entwicklung ihres Preis-Leistungs-Verhältnisses, der Kosten von Berechnungen pro Sekunde pro Dollar, einer sehr gleichmäßigen exponentiellen Kurve, die sich – wie im letzten Kapitel beschrieben – bis zur amerikanischen Volkszählung von 1890 zurückverfolgen lässt. Die theoretische Basis für das Gesetz von steigenden Ertragszuwachs habe ich ausführlich in *Menschheit 2.0* dargelegt, am überzeugendsten wird es jedoch durch das empirische Material belegt, das ich und andere zusammengetragen haben.

Allen schreibt, dass „diese ‚Gesetze' zutreffen, bis sie es nicht mehr tun". Leider verwechselt er hierbei die Paradigmen mit der fortlaufenden Kurve eines grundlegenden Bereichs der Informationstechnologie. Würde wir beispielsweise den Trend in der Schaffung immer kleinerer Vakuumröhren untersuchen – das Musterbeispiel in den 1950er Jahren für die Verbesserung von Rechenleistung –, dann ist es wahr, dass das Gesetz galt, bis es das nicht mehr tat. Aber als deutlich wurde, dass sich dieses Paradigma erschöpft hatte, wuchs der Forschungsdruck, und eine neue Technologie wurde entwickelt. Die Transistortechnologie setzte den zugrundeliegenden exponentiellen Trend beim Preis-Leistungs-Verhältnis der Rechentechnik fort, führte zum fünften Paradigma (Moores Gesetz) und der fortgesetzten Komprimierung der Bestandteile von integrierten Schaltkreisen. Es ist oft vorhergesagt worden, dass Moores Gesetz an seine Grenzen stoßen wird. Die „International Technology Roadmap for Semiconductors" der Halbleiterindustrie erwartet für die frühen 2020er Jahre Geräte in der Größenordnung von sieben Nanometern.[2] Dann werden die Schlüsselkomponenten die Größe von 35 Kohlenstoffatomen haben und es dürfte schwierig werden, sie darüber hinaus noch weiter zu verkleinern. Intel und andere Chiphersteller machen jedoch bereits die ersten Schritte in Richtung eines sechsten Paradigmas, dreidimensionale Rechentechnik, womit sie das exponentielle Wachstum im Preis-Leistungs-Verhältnis fortsetzen werden. Intel rechnet damit, dass dreidimensionale Chips schon bald Mainstream-Produkte sein werden – dreidimensionale Transistoren und 3-D-Speicherchips gibt es bereits. Dieses sechste Paradigma wird das Gesetz vom steigenden Ertragszuwachs in Bezug auf das Preis-Leistungs-Verhältnis bei Computern bis weit ins neue Jahrhundert am Laufen halten, bis zu einem Punkt, an dem ein Computer für tausend Dollar Billionen Mal leistungsfähiger sein wird als das menschliche Gehirn.[3] (Wenigstens scheinen Allen und ich uns einig zu sein, was für ein Niveau an Datenverarbeitung nötig sein wird, um ein menschliches Gehirn funktionsgerecht simulieren zu können.)[4]

Allen bringt dann das übliche Argument, dass sich Software nicht in der gleichen exponentiellen Weise wie Hardware entwickelt. In *Menschheit 2.0* setze ich mich ausführlich mit diesem Punkt auseinander und führe verschiedene Methoden an, um Komplexität und Leistungsfähigkeit bei Software zu messen, die ein ähnliches exponentielles Wachstum auch in diesem Bereich nachweisen.[5] Eine neue Studie („Report to the President and Congress, Designing a Digital Future: Federally Funded Research and Development in Networking and Information Technology" des President's Council of Advisors on Science and Technology) konstatiert:

> Noch bemerkenswerter – zumeist aber noch weniger verstanden – ist die Tatsache, dass in vielen Bereichen *Leistungssteigerungen durch Algorithmusverbesserungen selbst die beeindruckenden Zuge-*

winne durch die angewachsene Prozessorgeschwindigkeit weit übertroffen haben. Die Algorithmen, die wir heute in der Spracherkennung, der Übersetzung natürlicher Sprache, zum Schachspielen oder zur Planung logistischer Aufgaben nutzen, haben sich in den letzten zehn Jahren bemerkenswert entwickelt [...] Um nur ein Beispiel zu nennen, das auf der Arbeit des Berliner Präsidenten des Konrad-Zuse-Zentrums für Informationstechnik beruht: Grötschel, ein Optimierungsexperte, hat beobachtet, dass die Lösung eines Benchmark-Produktionsplanungsmodells mittels linearer Programmierung im Jahr 1988, bei Verwendung der damaligen Computer und linearer Algorithmen, 82 Jahre in Anspruch genommen hätte. 2003, nur fünfzehn Jahre später, konnte das gleiche Modell in etwa einer Minute berechnet werden, eine Verbesserung um einen Faktor von ca. 43 Millionen. Davon ging ungefähr ein Faktor von 1.000 auf das Konto von gestiegener Prozessorgeschwindigkeit, ein Faktor von 43.000 hingegen ließ sich auf verbesserte Algorithmen zurückführen! Grötschel verweist außerdem auf eine Verbesserung der Algorithmen beim „Mixed Integer Linear Programming" um den Faktor 30.000 im Zeitraum von 1991 bis 2008. Das Design und die Analyse von Algorithmen sind, wie die Untersuchung der damit verbundenen rechenbezogenen Komplexität von Problemen, elementare Teilbereiche der Computerwissenschaft.

Ich weise darauf hin, dass es sich bei der von Grötschel erwähnten linearen Programmierung, die von einem verbesserten Leistungsfaktor von 43 Millionen zu 1 profitierte, um die mathematische Technik handelt, die für die optimale Ressourcenzuweisung bei hierarchischen Speichersystemen wie den zuvor vorgestellten HHMMs verwendet wird. In *Menschheit 2.0* erwähne ich noch viele ähnliche Beispiele.[6]

Mit Blick auf die künstliche Intelligenz ist Allen schnell mit der Zurückweisung von IBMs Watson bei der Hand – eine Meinung, die er mit vielen anderen Kritikern teilt. Viele dieser Nörgler wissen von Watson kaum mehr, als dass es sich um eine Software handelt, die auf einem Rechner läuft (wenn auch auf einem Simultanrechner mit 720 Prozessorkernen). Allen schreibt, dass Systeme wie Watson „fragil bleiben. Die Grenzen ihrer Leistungsfähigkeit sind durch die anlagebedingten Annahmen und die definierenden Algorithmen strikt gezogen. Sie können nicht generalisieren, und außerhalb ihrer speziellen Bereiche geben sie oft sinnlose Antworten."

Nun könnten wir bei Menschen eine ähnliche Beobachtung machen. Außerdem umfasst Watsons „spezieller Bereich" die *gesamte* Wikipedia und viele weitere Wissensdatenbanken, was man nicht gerade einen beschränkten Fokus nennen kann. Watson setzt sich mit einem enormen Teil des menschlichen Wissens auseinander und wird mit subtilen Formen der Sprache wie Wortspielen, Gleichnissen und Metaphern aus nahezu allen Bereichen fertig. Er ist nicht perfekt, aber das sind Menschen auch nicht. Und er war gut genug, um die besten menschlichen Spieler bei *Jeopardy!* zu besiegen.

Allens Einwand, dass Watson von den Wissenschaftlern selbst programmiert und jede Verknüpfung mit begrenztem Wissen aus spezifischen Bereichen versehen wurde, ist schlicht unwahr. Auch wenn einige Bereiche von Watsons Datenmaterial direkt programmiert wurden, erwarb sich Watson den überwiegenden Teil seines Wissens selbst, indem er Dokumente in natürlicher Sprache – wie Wikipedia – las. Das ist sein Hauptmerkmal, zusammen mit seiner Fähigkeit, die verschachtelte Sprache von *Jeopardy!*-Fragen (Antworten auf der Suche nach der dazugehörigen Frage) zu verstehen.

Wie bereits erwähnt, richtet sich ein Großteil der Kritik an Watson darauf, dass er seine Lösungen über statistische Wahrscheinlichkeiten und nicht über „wirkliches" Verstehen findet. Viele Leser verstehen das so, dass Watson nur Statistiken zu Wortfolgen sammelt. Der Ausdruck „statistische Information" bezieht sich im Falle Watsons auf die Verteilung von Koeffizienten und symbolischen Verbindungen selbstorganisierender Systeme wie HHMMs. Ebenso gut könnte man die Verteilung in der Konzentration der Neurotransmitter und ihre redundanten Verknüpfungsmuster im menschlichen Kortex als „statistische Informationen" zurückweisen. Tatsächlich gehen wir mit Ambiguitäten so ziemlich auf die gleiche Weise um wie Watson – nämlich indem wir die Wahrscheinlichkeiten verschiedener Interpretation einer Redewendung abschätzen.

Allen führt aus, dass „jede Struktur [unseres Gehirns] von Millionen Jahren Evolution genau auf die Durchführung einer speziellen Aufgabe abgestimmt wurde, was auch immer das sein mag. Das ist nicht mit einem Computer vergleichbar, der aus Milliarden identischer Transistoren in geordneten Speicherbereichen besteht, die von einer CPU und ein paar anderen Elementen kontrolliert werden. Im Gehirn ist jede einzelne Struktur und jeder neurale Schaltkreis individuell von der Evolution und von Umweltfaktoren weiterentwickelt worden."

Die Behauptung, jede Struktur und jeder neuronale Schaltkreis im Gehirn sei einzigartig und individuell entworfen, ist unrichtig, denn das würde ja bedeuten, dass ein Entwurf des Gehirns hunderte Billionen Byte an Informationen benötigen würde. Die strukturelle Anlage des Gehirns ist allerdings, wie auch die Anlage des übrigen Körpers, im Genom festgelegt – und der Aufbau des Gehirns allein kann nicht mehr Design-Informationen umfassen als der Rest des Genoms. Epigenetische Informationen (wie die Peptide, die die Genexpression kontrollieren) fügen der im Genom enthaltenen Informationsmenge nichts Nennenswertes hinzu. Erfahrung und Lernvermögen hingegen erweitern die Informationsmenge des Gehirns beträchtlich, aber das trifft auch auf Systeme wie Watson zu. In *Menschheit 2.0* weise ich nach, dass der Umfang der Designinformationen des Genoms nach verlustloser Kompression (durch umfangreiche Redundanzen im Genom ermöglicht) um die 50 Millionen Byte beträgt, wovon etwa die Hälfte (also ca. 25 Millionen Byte) das Gehirn betreffen.[7] Das ist nicht wenig, aber es ist ein Komplexitätsgrad, mit dem wir zurechtkommen können und der geringer ist als der vieler Softwaresysteme in der modernen Welt. Hinzu kommt, dass sich ein Großteil dieser 25 Millionen Byte genetischer Designinformation auf die biologischen Erfordernisse der Neuronen bezieht, nicht auf ihre informationsverarbeitenden Algorithmen.

Wie kommen wir nun von lediglich ein paar Dutzend Millionen Byte Designinformation auf die Größenordnung von 100 oder gar 1.000 Billionen Verbindungen im Gehirn? Die Antwort ist offensichtlich: durch massive Redundanzen. Dharmendra Modha, Manager für Cognitive Computing bei IBM Research, schreibt, dass „Neuroanatomen kein hoffnungslos verworrenes, nach dem Zufallsprinzip verknüpftes Netzwerk vorgefunden haben, vollkommen idiosynkratisch für jedes Gehirn. Stattdessen trafen sie in einem individuellen Gehirn auf eine überwiegend repetitive Struktur und auf eine umfassende Homologie über die Spezies hinweg [...] Die erstaunliche natürliche Fähigkeit zur Rekonfiguration lässt hoffen, dass die Kernalgorithmen neuronaler Berechnungen von spezifischen sensorischen oder motorischen Modalitäten unabhängig sind und ein Großteil der beobachteten Variabilität kortikaler Strukturen nur die Verfeinerung eines kanonischen Schaltkreises darstellt. In der Tat ist es dieser Schaltkreis, den wir durch Reverse Engineering nachbauen wollen."[8]

Allen vertritt, ausgehend von seiner Auffassung, dass jede der annähernd 100 bis 1.000 Billionen Verbindungen im menschlichen Gehirn ihre Existenz einem expliziten Entwurf verdankt, die These einer inhärenten „Komplexitätsbremse, die den Fortschritt beim Verstehen des menschlichen Gehirns und bei der Nachbildung seiner Fähigkeiten notwendig begrenzt". Mit seiner „Komplexitätsbremse" sieht er jedoch den Wald vor lauter Bäumen nicht. Wenn man die Bauchspeicheldrüse verstehen, entwickeln, simulieren und nachbauen möchte, muss man nicht jede einzelne Organelle in jeder Zelle der Pankreasinseln nachbauen oder simulieren. Es wäre stattdessen ausreichend, eine einzige Zelle der Pankreasinseln zu verstehen, ihre grundlegende Funktionalität in Bezug auf die Insulinkontrolle zu abstrahieren und dies auf eine große Gruppe ähnlicher Zellen zu übertragen. Dieser Algorithmus bezüglich der Inselzellen ist weitgehend bekannt. Künstliche Pankreata, die auf diesem Funktionsmodell aufbauen, werden derzeit getestet. Auch wenn das Gehirn sicherlich über eine höhere Komplexität und mehr Abweichungen verfügt als die hochgradig repetitiven Inselzellen des Pankreas, gibt es doch eine massive Wiederholung von Funktionen, wie ich in diesem Buch mehrfach dargelegt habe.

Kritiker wie Allen geben auch einem, wie ich es nenne, „wissenschaftlichen Pessimismus“ Ausdruck. Forscher, die an der nächsten Generation einer Technologie oder der Schaffung eines neuen Forschungsgebiets arbeiten, haben ausnahmslos mit sehr unmittelbaren Herausforderungen zu kämpfen. Und wenn ihnen jemand sagt, wie ihre Technologie in zehn Generationen aussehen wird, werden sie rasch teilnahmslos. Einer der Pioniere bei integrierten Schaltkreisen erinnerte sich mir zuliebe vor einiger Zeit an die vor dreißig Jahren bestehenden Schwierigkeiten, von zehn Mikrometer (10.000 Nanometer) großen Komponenten zu Komponenten von einer Größe von fünf Mikrometern (5.000 Nanometer) zu gelangen. Die Wissenschaft war vorsichtig optimistisch, dieses Ziel zu erreichen, aber als ihnen Leute erzählten, dass wir eines Tages über Schaltkreise verfügen würden, deren Komponenten eine Größe von unter einem Mikrometer (1.000 Nanometer) haben, glaubten die meisten, dies sei viel zu verrückt, um darüber nachzudenken – sie waren einfach zu sehr auf ihr eigenes Ziel fixiert. Einwände wurden wegen der Fragilität von Schaltkreisen auf einem solchen Präzisionsniveau, thermaler Effekte usw. vorgebracht. Gegenwärtig beginnt Intel mit der Verwendung von Chips mit einer Gate-Länge von 22 Nanometern.

Beim Human Genom Project konnten wir genau den gleichen Pessimismus erleben. Nach der Hälfte der fünfzehnjährigen Projektdauer war nur ein Prozent des Genoms gesammelt, und die Kritiker begannen damit, grundsätzliche Grenzen dafür aufzustellen, wie rasch sich das Genom sequenzieren lasse, ohne die empfindlichen genetischen Strukturen zu zerstören. Doch dank des exponentiellen Wachstums in Kapazität und Preis-Leistungs-Verhältnis konnte das Projekt sieben Jahre später erfolgreich beendet werden. Das Projekt zum Reverse Engineering des menschlichen Gehirns macht ähnliche Fortschritte. Beispielsweise konnten wir erst kürzlich mit nichtinvasiven Scantechniken in einen Grenzbereich vordringen, in dem wir einzelnen interneuronalen Verbindungen bei der Entstehung und beim Feuern in Echtzeit zusehen können. Viele der Beweise, die ich in diesem Buch vorgelegt habe, hingen von solchen Entwicklungen ab und sind erst seit kurzem zugänglich.

Allen sieht in meinem Vorschlag zum Reverse Engineering des menschlichen Gehirns den simplen Versuch, das Gehirn zu scannen um sein Feingefüge zu verstehen und es dann gleichsam „bottom up“ zu simulieren, ohne seine Informationsverarbeitungsmethoden zu verstehen. Das entspricht nicht meiner Idee. Wir müssen ein detailliertes Wissen davon gewinnen, wie individuelle Neuronentypen arbeiten, und dann Informationen darüber sammeln, wie funktionale Module miteinander vernetzt sind. Die funktionalen Methoden, die sich aus dieser Art der Analyse ableiten lassen, können dann die Entwicklung intelligenter Systeme anleiten. Im Grunde suchen wir biologisch inspirierte Methoden, die uns ermöglichen, im Bereich künstlicher Intelligenz schneller voranzukommen (ein Bereich, der sich bisher weitgehend ohne Erkenntnisse darüber, wie das Gehirn ähnliche Funktionen durchführt, entwickelte). Aus meinen eigenen Erfahrungen mit der Spracherkennung kann ich sagen, dass unsere Arbeit große Fortschritte machte, sobald wir verstanden, wie das Gehirn auditorische Informationen aufbereitet und umwandelt.

Die extrem redundanten Strukturen des Gehirns differenzieren sich über Lernprozesse und Erfahrung. Und auch der aktuelle Stand der Technik gibt Systemen mit künstlicher Intelligenz die Möglichkeit, aus ihren Erfahrungen zu lernen. Die selbstfahrenden Autos von Google können gleichermaßen aus ihren Fahrerlebnissen und aus den Daten, die von anderen Google-Autos kommen, die von menschlichen Fahrern gefahren werden, lernen. Watson erwarb den Großteil seines Wissens durch eigene Lesearbeit. Dabei ist die Feststellung interessant, dass die Methoden, die heute von künstlicher Intelligenz angewendet werden, sich so entwickelt haben, dass sie den Mechanismen im Neokortex mathematisch sehr ähnlich sind.

Ein anderer Einwand, der häufig gegen die Machbarkeit von „starker künstlicher Intelligenz" (also künstlicher Intelligenz auf menschlichem Niveau oder höher) erhoben wird, ist der, dass das menschliche Gehirn umfassend auf analoger Datenverarbeitung aufbaut, während digitale Methoden an sich nicht imstande sind Wertgradationen, wie sie analoge Darstellungen verkörpern können, wiederzugeben. Natürlich stimmt es, dass ein Bit entweder an oder aus ist, aber Worte, die aus vielen Bits zusammengesetzt werden, geben sehr wohl viele verschiedene Gradationen wider und können das bis zu jedem gewünschten Präzisionsgrad tun. Das passiert natürlich die ganze Zeit in digitalen Computern. Wie es aussieht, macht die Genauigkeit analoger Informationen, wie wir sie im Gehirn finden (beispielsweise die Synapsenstärke), lediglich eines von 256 möglichen Level aus, die sich durch acht Bit ausdrücken lassen.

Im 9. Kapitel erwähnte ich den Einwand von Roger Penrose und Stuart Hameroff, der sich auf Mikrotubuli und Quanten-Computing bezieht. Wie Sie sich erinnern, behaupten sie, dass die Mikrotubuli in den Neuronen wie Quantencomputer arbeiten, und da dies mit Computern nicht möglich sei, sei das menschliche Gehirn grundlegend verschieden und aller Wahrscheinlichkeit nach besser. Wie bereits erklärt, gibt es jedoch keine Hinweise darauf, dass neuronale Mikrotubuli Quanten-Computing betreiben. In Wirklichkeit sind Menschen sehr wenig für die Lösung von Aufgaben geeignet, bei denen Quantencomputer hervorstechen würden (wie die Faktorisierung von großen Zahlen). Und wenn es doch so wäre, dann gäbe es nichts, was die Verwendung dieser Technik in unseren Computern verhindern könnte.

John Searle ist für das Gedankenexperiment berühmt, welches er „das Chinesische Zimmer" nennt. In *Menschheit 2.0* setze ich mich damit detailliert auseinander.[9] Kurz gefasst besteht es aus einem Menschen, dem in schriftlicher Form Fragen auf Chinesisch gestellt werden, die er beantwortet. Dafür benutzt er ein aufwändiges Regelwerk. Searle behauptet, dass dieser Mensch nicht wirklich Chinesisch versteht und sich dieser Sprache nicht „bewusst" ist (da er weder die Fragen noch die Antworten versteht), und das trotz seiner scheinbaren Fähigkeit, Fragen auf Chinesisch zu beantworten. Searle vergleicht dies mit einem Computer und kommt zu dem Schluss, dass ein Computer, der Fragen auf Chinesisch beantworten könnte (der im Grunde genommen einen chinesischen Turing-Test besteht), genauso wie der Mann im Zimmer kein wirkliches Verständnis der Sprache hätte und kein Bewusstsein für das, was er da eigentlich tut.

Nun gibt es eine ganze Reihe von philosophischen Taschenspielertricks in Searles Argumentation. Zum einen ist der Mensch im Zimmer allenfalls mit dem Hauptprozessor eines Computers, der CPU, zu vergleichen. Man könnte tatsächlich vertreten, dass eine CPU kein wirkliches Verständnis ihrer Tätigkeit besitzt, aber die CPU ist nur ein Teil einer ganzen Struktur. In Searles Chinesischem Zimmer ist der Mann *mit* dem Handbuch jedoch das gesamte System. Dieses System hat ein Verständnis der chinesischen Sprache, anderenfalls wäre es ja nicht in der Lage, überzeugend Fragen auf Chinesisch zu beantworten – was eine Verletzung der Voraussetzungen von Searles Gedankenexperiment wäre.

Die Attraktivität von Searles Argument rührt daher, dass es heute schwierig ist, auf wirkliches Verständnis oder ein Bewusstsein in Computerprogrammen zu schließen. Eine Schwachstelle des Arguments ist aber, dass man genau die gleiche Argumentation auf das menschliche Gehirn selbst anwenden könnte. Jeder Mustererkenner im Neokortex, jedes Neuron und jede neuronale Komponente folgt einem Algorithmus. (Letztlich sind es ja molekulare Mechanismen, die Naturgesetzen unterliegen.) Wenn wir zu dem Schluss kommen, dass die Anwendung eines Algorithmus mit einem wirklichen Verständnis und mit Bewusstsein nichts zu tun hat, dann können wir diese auch dem menschlichen Gehirn nicht zuschreiben. Man kann also John Searles Chinesisches Zimmer nehmen und für seine Redensart von der „Manipulation von Symbolen" einfach „Manipulation interneuronaler Verbindungen und Synapsenstärken" einsetzen, und schon hat man ein überzeugendes Argument dafür, dass menschliche Gehirne keinerlei Sache wirklich verstehen können.

Ein weiterer Einwand betrifft das Wesen der Natur, das für viele eine neue heilige Kuh darstellt. Michael Denton (geboren 1943), ein Biologe aus Neuseeland, sieht grundsätzliche Unterschiede zwischen den Prinzipien des Aufbaus einer Maschine und denen, die in der Biologie herrschen. Denton schreibt, dass natürliche Entitäten „selbstorganisierend [...] selbstreferentiell [...] selbstreplizierend [...] reziprok [...] selbstentwickelnd und [...] holistisch" seien.[10] Er behauptet, dass sich solche biologischen Formen nur durch biologische Prozesse schaffen lassen und diese Formen damit „unveränderliche [...] undurchdringliche und [...] fundamentale" Realitäten der Existenz darstellen, weswegen sie einer vollkommen anderen philosophischen Kategorie angehören als Maschinen.

Wir wissen, dass sich auch Maschinen nach den gleichen Prinzipien konstruieren lassen. Das Erlernen der spezifischen Designparadigmen der intelligentesten Entität der Natur – des menschlichen Gehirns – ist exakt das Ziel des Projektes zum Reverse Engineering des Gehirns. Es ist außerdem nicht richtig, dass biologische Systeme völlig „holistisch" sind, wie Denton behauptet, noch müssen Maschinen völlig modular angelegt sein. Es gibt klare Hierarchien von Funktionalitätseinheiten in biologischen Systemen – ganz besonders im Gehirn – und Systeme aus dem Bereich der künstlichen Intelligenz verwenden vergleichbare Methoden.

Mir scheint, die meisten Kritiker werden erst dann zufrieden gestellt sein, wenn Maschinen regelmäßig den Turing-Test bestehen; aber sogar dieses Kriterium wird nicht eindeutig genug sein. Zweifellos wird es Kontroversen zu der Frage geben, ob vorgenommene Turing-Tests auch gültig sind. Sehr wahrscheinlich werde auch ich zu den Kritikern gehören, die solche Behauptungen zunächst zurückweisen werden. Doch zu dem Zeitpunkt, an dem die Auseinandersetzungen, ob ein Computer zu Recht den Turing-Test bestanden hat oder nicht, endlich abflauen, werden Computer menschliche Intelligenz ohne „Enhancement" schon längst übertroffen haben.

Meine Betonung liegt hier auf der Formulierung „ohne Enhancement". Denn die Erweiterung menschlicher Intelligenz ist der tiefere Grund, warum wir diese „mind children", wie Hans Moravec sie nennt, überhaupt schaffen.[11] Die Kombination von Mustererkennung auf menschlichem Niveau mit der Computern eigenen Geschwindigkeit und Präzision wird uns unglaubliche Fähigkeiten verschaffen. Und es handelt sich dabei nicht um eine Invasion intelligenter Maschinen vom Mars – wir schaffen diese Werkzeuge, um uns selbst intelligenter zu machen. Ich bin überzeugt, dass die meisten mir zustimmen werden, wenn ich darin die Einzigartigkeit der menschlichen Spezies erblicke: Wir schaffen diese Werkzeuge, um unseren Wirkungsbereich zu erweitern.

Epilog

> Die Aussichten sind ziemlich trübe, meine Herren: Das Weltklima verändert sich, die Säugetiere überrennen uns, und wir alle haben ein Gehirn von der Größe einer Walnuss.
>
> DINOSAURIERGESPRÄCH, AUS: GARY LARSON, *THE FAR SIDE*

Intelligenz lässt sich als die Fähigkeit definieren, Probleme mit begrenzten Ressourcen zu lösen, wobei der Zeit eine Schlüsselrolle zukommt. Deshalb ist die Fähigkeit, ein Problem – etwa Nahrung zu finden oder Fressfeinde zu vermeiden – in kürzerer Zeit zu lösen, ein Zeichen für größere Intelligenz. Intelligenz hat sich entwickelt, weil sie dem Überleben dienlich war – eine Tatsache, die zwar offensichtlich scheint, der aber dennoch nicht jeder zustimmt. So, wie unsere Spezies von ihr Gebrauch machte, hat sie uns nicht nur die Macht verschafft, den Planeten zu beherrschen, sondern auch unsere Lebensqualität fortwährend zu verbessern. Auch dieser letzte Punkt leuchtet anscheinend nicht jedem ein, wenn wir an die verbreitete Wahrnehmung denken, dass sich die Lebensumstände heutzutage immer weiter verschlechtern. Eine Gallup-Umfrage vom 4. Mai 2011 ergab beispielsweise, dass nur „44 % der Amerikaner glauben, dass die heutigen Jugendlichen ein besseres Leben haben werden als ihre Eltern."[1]

Wenn wir uns aber die allgemeinen Trends anschauen, dann hat sich nicht nur die Lebenserwartung im letzten Jahrtausend vervierfacht (und in den letzten zweihundert Jahren mehr als verdoppelt)[2], sondern auch das BIP (in realen Dollars) hat sich pro Kopf von ein paar Hundert um 1800 auf mehrere Tausend Dollar heute erhöht. In den Industriestaaten ist dieser Trend noch deutlicher.[3] Während vor hundert Jahren nur eine Handvoll Demokratien existierten, ist diese Staatsform heute zur Norm geworden. Um diese Fortschritte in eine historische Perspektive einzuordnen, sollte man nur einmal in Thomas Hobbes' *Leviathan* von 1651 hineinschauen, in dem er das „menschliche Leben" als „einsam, armselig, scheußlich, tierisch und kurz" beschreibt. Eine moderne Einschätzung hingegen finden wir in dem Buch *Abundance* (2012) [dt. *Überfluss*] des Gründers der X-Prize-Stiftung (und gemeinsam mit mir Mitbegründer der

Singularity University) Peter Diamandis und des Wissenschaftsautors Steven Kotler, das belegt, wie außerordentlich sich unser heutiges Leben in allen Dimensionen permanent verbessert hat. Auch Steven Pinkers neues Buch *The Better Angels of Our Nature: Why Violence Has Declined* (2011) [dt. *Gewalt: eine neue Geschichte der Menschheit*] beschreibt gründlich die kontinuierliche Ausbreitung friedlichen Umgangs zwischen Menschen und Völkern. Die amerikanische Anwältin, Unternehmerin und Autorin Martine Rothblatt (geboren 1954) dokumentiert die kontinuierliche Ausweitung der Bürgerrechte, indem sie etwa darauf hinweist, wie in wenigen Dekaden die gleichgeschlechtliche Ehe, die zunächst nirgendwo auf der Welt juristisch anerkannt war, in einer rasch anwachsenden Zahl von Rechtssystemen akzeptiert worden ist.[4]

Der Glaube vieler, das Leben werde immer schlechter, hat seinen Grund vor allem in der stetigen Verbesserung unseres Wissens über die Probleme dieser Welt. Wenn heute irgendwo auf dem Planeten eine bewaffnete Auseinandersetzung stattfindet, dann erleben wir sie beinahe so, als wären wir vor Ort. Im Zweiten Weltkrieg hingegen konnten Zehntausende Soldaten in einer Schlacht fallen, und falls die Öffentlichkeit überhaupt etwas davon zu sehen bekam, dann allenfalls in einer unscharfen Wochenschau in einem Kino einige Wochen später. Während des Ersten Weltkrieges konnte lediglich eine kleine Elite etwas über den Fortgang des Krieges in der Zeitung lesen (ohne Bilder). Und im 19. Jahrhundert gab es für kaum einen Menschen irgendeinen Zugang zu zeitnahen Nachrichten.

Die Fortschritte, die wir als Art dank unserer Intelligenz gemacht haben, spiegeln sich in der Evolution unseres Wissens wider, die unsere Technologie und Kultur einschließt. Unsere Technologien werden zunehmend zu Informationstechnologien, und als solche entwickeln sie sich in exponentieller Weise fort. Durch diese Technologien können wir heute die großen Herausforderungen der Menschheit angehen: die Bewahrung einer intakten Umwelt, die Versorgung einer steigenden Bevölkerung (mit Energie, Nahrung und Wasser), die Überwindung von Krankheiten, die erhebliche Verlängerung menschlichen Lebens und die Abschaffung der Armut. Nur wenn wir mit Hilfe dieser intelligenten Technologien unsere Grenzen überschreiten, werden wir mit der Größenordnung von Komplexität umgehen können, die es braucht, um sich diesen Herausforderungen zu stellen.

Diese Technologien sind nicht die Vorhut einer Invasion intelligenter Maschinen, die mit uns konkurrieren und uns schließlich ersetzen werden. Seit dem Tag, als Menschen zum ersten Mal einen Stock aufhoben, um einen Ast zu erreichen, haben wir unsere Werkzeuge benutzt, um unseren Wirkungsbereich auszuweiten, sowohl physisch wie psychisch. Dass wir heute ein Gerät aus unserer Tasche ziehen können und mit einigen Tasteneingaben den Großteil menschlichen Wissens zur Verfügung haben, hebt uns auf eine Ebene, die für die meisten Menschen noch vor wenigen Jahrzehnten unvorstellbar gewesen wäre. Das „Mobiltelefon" (die Anführungszeichen deshalb, weil es viel mehr als nur ein Telefon ist) ist eine Million Mal billiger und zugleich tausendmal leistungsfähiger als der Rechner, den sich alle Studenten und Professoren am MIT teilten, als ich dort BA-Student war. Das ist ein Anstieg des Preis-Leistungs-Verhältnisses um mehrere Milliarden allein in den letzten vierzig Jahren – eine Steigerung, die sich in den nächsten 25 Jahren wiederholen wird. Dann wird das, was einst ein ganzes Gebäude einnahm und heute in unsere Hosentasche passt, in einer Blutzelle Platz finden.

Auf diese Weise werden wir mit der intelligenten Technologie, die wir schaffen, verschmelzen. Intelligente Nanobots in unserem Blutkreislauf werden unsere biologischen Körper auf zellulärer und molekularer Ebene gesund erhalten. Sie werden auf nichtinvasivem Wege durch Kapillare in unser Gehirn gelangen, mit unseren biologischen Neuronen interagieren und so direkt unsere Intelligenz erweitern. Das klingt futuristischer als es ist: Bereits heute gibt es Geräte von der Größe eines Blutkörperchens, die Diabetes vom Typ I bei Tieren heilen können oder Krebszellen erkennen und zerstören. Nach dem Gesetz vom steigenden Ertragszuwachs werden diese Technologien in dreißig Jahren eine Milliarde Mal leistungsfähiger sein, als sie es heute sind.

Schon heute betrachte ich die technischen Geräte, die ich nutze, und die Cloud als Rechenressource, mit der diese virtuell verknüpft sind, als Erweiterung meiner selbst; und ich fühle mich geradezu unvollständig, wenn ich von diesen „Gehirnerweiterungen" abgeschnitten bin. Das ist der Grund, warum der eintägige Streik von Google, Wikipedia und Tausender anderer Webseiten gegen SOPA (Stop Online Piracy Act) am 18. Januar 2012 so bemerkenswert gewesen ist: Es fühlte sich für mich so an, als wäre ein Teil meines Gehirns in den Streik getreten (und das, obwohl ich und andere Wege fanden, um dennoch die Online-Ressourcen zu nutzen). Es war zudem eine eindrucksvolle Demonstration der politischen Macht dieser Webseiten, da das Gesetz – das ursprünglich schon als fast beschlossen galt – umgehend verhindert wurde. Aber vor allem zeigte uns dieser Streik, wie weitgehend wir bereits einen Teil unseres Denkens in die Cloud ausgelagert haben. Sie ist bereits ein Teil von dem geworden, was wir sind. Sobald es ganz alltäglich sein wird, nichtbiologische Intelligenz in unsere Gehirne zu integrieren, wird deren Kapazität – ebenso wie die der Cloud, mit der sie verknüpft sein wird – exponentiell weiterwachsen.

Die Intelligenz, die wir durch das Reverse Engineering des Gehirns erschaffen, wird einen Zugang zu ihrem eigenen Quellcode haben und sich in immer schnelleren Zyklen iterativen Designs rapide fortentwickeln. Obwohl, wie wir gesehen haben, das menschliche Gehirn eine bemerkenswerte Plastizität aufweist, besitzt es sowohl eine relativ festgeschriebene Architektur, die sich nicht grundlegend verändern lässt, als auch eine beschränkte Kapazität. Wir können seine 300 Millionen Mustererkenner beispielsweise nicht auf 400 Millionen erhöhen, solange wir nicht zu nichtbiologischen Mitteln greifen. Und wenn wir das erst einmal können, dann gibt es keinen Grund, bei einem bestimmten Punkt stehenzubleiben. Wir können dann eine Milliarde Mustererkenner schaffen oder auch eine Billion.

Aus quantitativen Verbesserungen folgt qualitativer Fortschritt. Der bedeutendste evolutionäre Fortschritt des *Homo sapiens* war quantitativ: die Entwicklung einer großen Stirn, um einen größeren Neokortex unterzubringen. Die größere Kapazität des Neokortex gab der neuen Spezies die Möglichkeit, Gedanken auf einer höheren konzeptionellen Ebene zu erzeugen und mit ihnen umzugehen, was letztlich zur Entwicklung aller Kunst und Wissenschaft geführt hat. Wenn wir uns mit mehr nichtbiologischem Neokortex ausstatten, werden wir Abstraktionsebenen von immer höherer Qualität zu erwarten haben.

Ein britischer Kollege Alan Turings, der Mathematiker Irvin J. Good, schrieb 1965: „Die erste hyperintelligente Maschine wird die letzte Erfindung sein, die die Menschheit jemals wird machen müssen." Er bestimmte eine solche Maschine als eine, die „die intelligenten Handlungen eines jeden Menschen" übertreffen könne, „egal wie klug er ist", und folgerte: „da die Konstruktion von Maschinen eine dieser intelligenten Handlungen ist, könnte eine hyperintelligente Maschine noch bessere Maschinen entwickeln; es gäbe dann ohne Frage eine wahre ‚Explosion der Intelligenz'".

Die letzte Erfindung, die die biologische Evolution machen musste – der Neokortex – führt unweigerlich zu der letzten Erfindung, die die Menschheit machen muss: wahrhaft intelligente Maschinen. Und die Konstruktion einer solchen Maschine ist Inspiration für den Entwurf weiterer. Die biologische Evolution setzt sich fort, aber die technologische Evolution entwickelt sich Millionen Mal schneller als jene. Gemäß dem Gesetz vom steigenden Ertragszuwachs werden wir bis zum Ende des Jahrhunderts die Rechentechnik bis an die Grenze dessen bringen, was in Anwendung der physikalischen Gesetze überhaupt möglich ist.[5] Die auf diese Weise organisierte Materie und Energie nennen wir „Computronium". Eine dem menschlichen Gehirn vergleichbare Masse an Computronium ist weit leistungsfähiger als jenes. Es wird aber viel mehr sein als pure Rechentechnik. Es wird mit intelligenten Algorithmen versehen sein, die alles menschlich-maschinelle Wissen umfassen. Im Laufe der Zeit werden wir den größten Teil an Masse und Energie, der in unserem kleinen Winkel der Galaxie dafür geeignet ist, in Computronium verwandelt haben. Dann werden wir, um das Gesetz vom steigenden Ertragszuwachs am Laufen zu halten, in den Rest der Galaxie und des Universums expandieren müssen.

Sollte die Lichtgeschwindigkeit tatsächlich eine unüberwindbare Grenze bleiben, wird die Kolonisierung des Universums eine lange Zeit in Anspruch nehmen. Denn schon das Sternsystem, das der Erde am nächsten ist, liegt vier Lichtjahre von uns entfernt. Aber sollte es eine Möglichkeit geben diese Grenze zu umgehen, und mag sie noch so raffiniert sein, dann werden unsere Intelligenz und unsere Technologie mächtig genug sein, sie auszuschöpfen. Das ist ein Grund, weshalb die jüngsten Andeutungen, dass Myonen sich auf der 730 Kilometer langen Strecke des CERN-Teilchenbeschleunigers von der Grenze zwischen der Schweiz und Frankreich bis zum Labor von Gran Sasso in Mittelitalien schneller als das Licht fortzubewegen schienen, eine so bedeutende Nachricht gewesen ist. Nun scheint sich zwar diese konkrete Beobachtung als falscher Alarm herausgestellt zu haben, aber es gibt andere Möglichkeiten, diese Grenze zu überwinden. Und wir werden uns noch nicht einmal schneller als das Licht bewegen müssen, wenn wir Abkürzungen zu scheinbar weit entfernten Orten durch räumliche Dimensionen finden, die nicht den drei uns vertrauten Dimensionen entsprechen. Die Frage, ob es uns gelingt, die Lichtgeschwindigkeit zu überwinden, oder ob wir einen anderen Weg finden, diese Barriere zu umgehen, wird die strategische Schlüsselfrage der Mensch-Maschine-Zivilisation zu Beginn des 22. Jahrhunderts sein.

Kosmologen streiten noch, ob die Welt in einem Feuer (dem sogenannten „big crunch“ als Kontrast zum „big bang“, dem Urknall) oder im Eis (durch den Tod der Sterne, wenn diese in ewiger Expansion zerstäuben) untergehen wird. Aber diese Szenarien unterschlagen die Macht der Intelligenz – als ob ihr Auftauchen nichts weiter sei als ein unterhaltsamer Nebeneffekt der großen himmlischen Mechanik, die unser Universum beherrscht. Wie lange werden wir brauchen, um unsere Intelligenz in nichtbiologischer Form im Universum zu verbreiten? Wenn wir die Lichtgeschwindigkeit überwinden können – zugegebenermaßen ein recht gewichtiges „wenn“ –, indem wir zum Beispiel Wurmlöcher durch den Raum nutzen (was im Einklang mit unserem Verständnis der Physik steht), könnte dies in wenigen Jahrhunderten gelingen. Ansonsten mag es viel länger dauern. Aber wie dem auch sei: Das Universum zu erwecken und – indem wir es mit unserer menschlichen Intelligenz in ihrer nichtbiologischen Form durchdringen – über sein Schicksal zu entscheiden, das ist unsere Bestimmung.

Endnoten

Anmerkung der Übersetzer: Die Literaturnachweise in den Endnoten beziehen sich auf die englischsprachigen Originalstellen, falls keine anderweitige deutsche Übersetzung benutzt wurde. Die Zitate im Fließtext sind, wenn nicht anders angegeben, von den Übersetzern ins Deutsche übertragen worden.

Einleitung

1. Hier ein Satz aus Gabriel García Marquez' *Hundert Jahre Einsamkeit*:

   Aureliano Segundo wurde sich der Litanei erst am darauffolgenden Tag nach dem Frühstück bewußt, als er sich von einem Summen betäubt fühlte, das flüssiger und lauter war als das Geräusch des Regens: Es war Fernanda, die durchs ganze Haus zog und klagte, man habe sie nur zu einer Königin erzogen, damit sie als Dienerin in einem Irrenhaus ende mit einem Haderlump, Götzendiener und Wüstling als Mann, der sich mit offenem Mund hinlege und erwarte, daß Himmelsbrot ihm in den Mund regne, während sie sich die Nieren ausrenke in dem Bemühen, ein mit Stecknadeln zusammengebasteltes Heim aufrechtzuerhalten, in dem es so vieles zu tun, so vieles zu ertragen und verbessern gab, von der Gottesfrüh an bis zur Stunde des Schlafengehens, daß sie ins Bett fiel, die Augen voller Glasstaub, und trotzdem sagte kein Mensch zu ihr guten Morgen, Fernanda, wie hast du geschlafen, Fernanda, kein Mensch fragte sie, wenn auch nur aus Höflichkeit, warum sie so blaß sei, warum sie mit violetten Augenrändern aufwache, obwohl sie natürlich dergleichen nicht vom Rest einer Familie erwarten könne, die sie schließlich und endlich immer nur als Störung empfunden habe, als Herdlappen, als an die Wand gepinselten Zieraffen, und die tagaus, tagein in den Ecken über sie tuschle und sie eine Frömmlerin nenne, sie eine Pharisäerin schimpfe, ein Luder schimpfe, wobei sogar Amaranta, Gotte gebe ihr ewige Ruhe, laut verkündet habe, sie gehöre zu denen, die den Mastdarm mit der Karwoche verwechseln, gelobt sei Gott, was für Worte, und sie, sie habe dem Willen des Heiligen Vaters zuliebe alles mit Entsagung ertragen, doch dann habe sie es nicht länger ausgehalten, als der Schurke von José Arcadio Segundo behauptete, das Verderben der Familie komme nur daher, daß sie ihre Türen einer Zierpuppe geöffnet habe, man stelle sich vor, einer angeberischen Zierpuppe, Gott behüte, einer Zierpuppe, die ein Kind des bösen Speichels sei und vom gleichen Kaliber der Lackaffen, welche die Regierung herschicke, um Arbeiter umzubringen, man höre sich das an, und er meinte damit keine andere als sie, das Patenkind des Herzogs von Alba, eine Dame von so edler Herkunft, daß den Frauen der Präsidenten die Leber schwoll, eine Uradlige wie sie, die das Recht hatte, mit elf altspanischen Zunamen zu unterschreiben, und die die einzige Sterbliche in diesem Dorf von Bankerten war, die sich durch ein Gedeck mit sechszehn verschiedenen Bestecken nicht aus dem Konzept bringen ließ, damit der Ehebrecher von ihrem Ehemann halbtot vor Lachen sagen konnte, so viele Löffel und Gabeln, so viele Messer und Löffelchen seien nichts für Christen, sondern für Tausendfüßler, und die die einzige war, die mit verbundenen Augen sagen konnte, wann man den Weißwein serviert und von welcher Seite und in welches Glas, und wann man den Rotwein serviert und von welcher Seite und in welches Glas, und nicht wie das Bauerntrampel von einer Amaranta, sie ruhe sanft, die glaubte, Weißwein werde tags serviert und Rotwein abends, und sie, die einzige an der ganzen Küste, die sich rühmen durfte, sich nur in goldene Nachttöpfe erleichtert zu haben, damit der Oberst Aureliano Buendía, er ruhe sanft, mit seiner bösen Freimaurergalle die Unverschämtheit besitze zu fragen, wo sie sich dieses Vorrecht verdient habe, ob sie vielleicht nicht etwa Scheiße kacke, sondern Lilien, man stelle sich das vor, mit diesen Worten, und damit Renata, ihre ureigene Tochter, die indiskreterweise ihre Entleerung im Schlafzimmer gesehen hatte, erwidert habe, ja, der Nachttopf bestehe aus reinem Gold und Wappenschmuck, doch da drinnen sei reine Scheiße, körperliche Scheiße, die aber schlimmer sei als die der anderen, weil es Scheiße einer Zierpuppe sei, man stelle sich vor, das von der eigenen Tochter, darum habe sie sich nie Illusion über den Rest der Familie gemacht, jedenfalls dürfe sie mit Recht etwas mehr Rücksicht von seiten ihres Gatten erwarten, schließlich sei er ihr Ehegatte vor dem Sakrament, ihr Urheber, ihr gesetzlicher Schänder, der aus freiem, erhabenem Willen die schwere Verantwortung auf sich genommen habe, sie aus ihrem Elternhaus wegzuholen, wo ihr nie etwas gefehlt oder weh getan hatte, wo sie zu ihrem eigenen Zeitvertreib Trauerwedel geflochten habe, zumal ihr Taufpate einen Brief mit seiner Unterschrift und dem Petschaft seines Siegelrings gesandt habe, nur um zu sagen, die Hände seines Patenkindes seien nicht für die Aufgaben dieser Welt gemacht, es sei denn fürs Klavichordspielen, trotzdem habe der Wahnsinnsmensch von einem Ehegatten sie aus ihrem Elternhaus gezerrt mit allen Ermahnungen und Warnungen und sie dabei in diesen Höllenbrutkessel geschleift, wo man vor Hitze nicht atmen könnte, und noch bevor sie ihr Pfingstfasten beendet hatte, sei er mit seinen Wandertruhen und seinem Bummlerakkordeon abgezogen und habe sich in krassem Ehebruch mit einer Schlampe verlustiert, bei der man sich bloß den Hintern anzusehen brauche, na schön, was gesagt ist, ist gesagt, nun ist es raus, die man bloß mit ihrem Stutenhintern wackeln zu sehen brauchte, um zu erraten, daß sie eine, daß sie eine war, ganz im Gegensatz zu ihr, die eine Dame war, sei es im Palast oder auch im Schweinestall, am Tisch oder im Bett, eine Dame von Geburt, gottesfürchtig, gehorsam Seinen Gesetzen und Seinem Ratschluß untertan, mit der man folglich nicht die Geilereien und Bocksprünge machen konnte, die er mit der anderen aufstellte, die sich natürlich zu allem hergab wie die französischen Matronen, ja noch schlimmer, wenn man's recht bedachte, weil diese wenigstens so ehrbar waren, eine rote Lampe vor ihre Türe zu hängen, dergleichen Sauereien, man stelle sich vor, das fehlte noch gerade, mit der einzigen, vielgeliebten Tochter der Doña Renata Argote und des Don Fernando del Carpio, vor allem natürlich dieses heiligen Menschen und Mannes, dieses ganz großen Christen, eines Ritters vom Orden des Heiligen Grabes, jener, die unmittelbar von Gott das Vorrecht empfangen, sich unversehrt in ihrer Gruft zu bewahren mit einer Haut seidenglatt wie ein Brautkleid und mit Augen, durchsichtig wie Smaragd.

[Übersetzung: Gabriel García Marquez: *Hundert Jahre Einsamkeit*, dt. von Curt Meyer-Clason, 12. Aufl. (München: Deutscher Taschenbuchverlag,

1991), 364–67]

2. Vgl. das Diagramm: „Wachstum der Genbank DNS-Sequenzdaten“, Kapitel 10.

3. Cheng Zhang und Jianpeng Ma: „Enhanced Sampling and Applications in Protein Folding in Explicit Solvent“, *Journal of Chemical Physics* 132, Nr. 24 (2010): 244101. Vgl. zum Folding@home-Projekt, das über fünf Millionen Computer vernetzt hat, um Proteinfaltung zu simulieren, auch http://folding.stanford.edu/English/About.

4. Für eine ausführlichere Darstellung der Argumentation siehe den Abschnitt „...für das kosmische Schicksal: Weshalb wir wahrscheinlich alleine sind im Universum“ im 6. Kapitel in Ray Kurzweil: *Menschheit 2.0* (Berlin: Lola Books, 2013).

5. James D. Watson: *Discovering the Brain* (Washington, DC: National Academies Press, 1992).

6. Sebastian Seung: *Connectome: How the Brain's Wiring Makes Us Who We Are* (New York: Houghton Mifflin Harcourt, 2012).

7. „Mandelbrot Zoom“ http://www.youtube.com/watch?v=gEw8xpb1aRA; „Fractal Zoom Mandelbrot Corner“ http://www.youtube.com/watch?v=G_GBwuYuOOs.

Kapitel 1: Gedankenexperimente über die Welt

1. Charles Darwin: *The Origin of Species* (P. F. Collier & Son, 1909), 185/95–96.

2. Darwin, *On the Origin of Species*, 751 (206.1.1-6), Peckham's Variorum-Ausgabe, Morse Peckham (Hrsg.): *The Origin of Species by Charles Darwin: A Variorum Text* (Philadelphia: University of Pennsylvania Press, 1959).

3. R. Dahm: „Discovering DNA: Friedrich Miescher and the Early Years of Nucleic Acid Research“, *Human Genetics* 122, Nr. 6 (2008): 565–81, doi:10.1007/s00439-007-0433-0; PMID 17901982.

4. Valery N. Soyfer: „The Consequences of Political Dictatorship for Russian Science“, *Nature Reviews Genetics* 2, Nr. 9 (2001): 723–29, doi:10.1038/35088598; PMID 11533721.

5. J. D. Watson und F. H. C. Crick: „A Structure for Deoxyribose Nucleic Acid“, *Nature* 171 (1953): 737–38, http://www.nature.com/nature/dna50/watsoncrick.pdf und „Double Helix: 50 Years of DNA“, *Nature* Archiv, http://www.nature.com/nature/dna50/archive.html.

6. Franklin starb 1958, der Nobelpreis für die Entdeckung der DNA wurde 1962 vergeben. Es ist strittig, ob auch ihr der Preis zugesprochen worden wäre, wäre sie 1962 noch am Leben gewesen.

7. Albert Einstein: „Zur Elektrodynamik bewegter Körper" (1905). Dieser Aufsatz begründete die spezielle Relativitätstheorie. Siehe Robert Bruce Lindsay und Henry Margenau: *Foundations of Physics* (Woodbridge, CT: Ox Bow Press, 1981), 330.

8. „Crookes radiometer," Wikipedia, http://en.wikipedia.org/ wiki/ Crookes_radiometer bzw. „Lichtmühle", Wikipedia, http://de.wikipedia.org/wiki/Lichtmühle.

9. Man beachte, dass ein Teil des Impulses der Photonen zunächst auf die Luftmoleküle im Glaskolben (da dort kein vollkommenes Vakuum herrscht) und dann von den erhitzten Luftmolekülen auf das Fähnchen übertragen wird.

10. Albert Einstein: „Ist die Trägheit eines Körpers von seinem Energieinhalt abhängig?" (1905). Dieser Aufsatz begründete Einsteins berühmte Formel $E = mc^2$.

11. „Albert Einstein's Letters to President Franklin Delano Roosevelt", http://hypertextbook.com/eworld/einstein.shtml.

Kapitel 3: Ein Modell des Neokortex: Die Mustererkennungstheorie des Geistes

1. Von manchen Tieren, die keine Säugetiere sind – Krähen, Papageien oder Kraken – wird gesagt, sie seien bis zu einem gewissen Grade fähig zu denken. Dieses Denken ist aber sehr begrenzt und reicht nie aus, Werkzeuge herzustellen, die ihre eigene evolutionäre Entwicklungsgeschichte haben. Diese Tiere mögen andere Gehirnregionen so angepasst haben, dass sie einen geringen Grad an hierarchischem Denken erlangten. Aber für das relativ unbeschränkte hierarchische Denken, wie es sich bei Menschen findet, ist ein Neokortex vonnöten.

2. Vernon B. Mountcastle: „An Organizing Principle for Cerebral Function: The Unit Model and the Distributed System" (1978), in Gerald M. Edelman und V. B. Mountcastle: *The Mindful Brain: Cortical Organization and the Group-Selective Theory of Higher Brain Function* (Cambridge, MA: MIT Press, 1982).

3. Herbert A. Simon: „The Organization of Complex Systems", in Howard H. Pattee (Hrsg.): *Hierarchy Theory: The Challenge of Complex Systems* (New York: George Braziller, Inc., 1973), http://blog.santafe.edu/wp-content/uploads/2009/03/simon1973.pdf.

4. Marc D. Hauser, Noam Chomsky und W. Tecumseh Fitch: „The Faculty of Language: What Is It, Who Has It, and How Did It Evolve?" *Science* 298 (November 2002): 1569–79, http://www.sciencemag.org/content/298/5598/1569.short.

5. Im nun folgenden Abschnitt aus dem Buch *Transcend: Nine Steps to Living Well Forever* von Ray Kurzweil und Terry Grossman (New York: Rodale, 2009) wird diese Technik des luziden Träumens detaillierter beschrieben:

> Ich habe eine Methode entwickelt, Probleme im Schlaf zu lösen. Ich habe sie für mich selbst über mehrere Jahrzehnte hinweg perfektioniert und dabei subtile Möglichkeiten kennengelernt, mit denen diese Methode wahrscheinlich noch besser funktioniert.
>
> Ich beginne, indem ich mir ein beliebiges Problem stelle, wenn ich zu Bett gehe. Es ist egal, ob es sich dabei um ein mathematisches Problem handelt oder um einen Aspekt meiner Erfindungen, eine Geschäftsstrategie oder sogar ein zwischenmenschliches Problem.
>
> Ich denke über dieses Problem ein paar Minuten nach, aber ich versuche nicht, es zu lösen. Denn das würde den kreativen Prozess der Problemlösung, der nun bevorsteht, abwürgen. Ich versuche allerdings, darüber nachzudenken: Was weiß ich darüber? Wie könnte eine Lösung aussehen? Dann gehe ich zu Bett. Dadurch wird mein Unterbewusstsein angeregt, sich mit dem Problem auseinanderzusetzen.
>
> **Terry:** Sigmund Freund hat darauf hingewiesen, dass beim Träumen viele der Zensurmechanismen im Gehirn abgeschaltet sind, so dass wir von Dingen träumen können, die sozial, kulturell oder gar sexuell tabu sind. Wir können von ganz bizarren Sachen träumen, an die wir tagsüber nicht zu denken wagen würden. Das ist zumindest ein Grund dafür, warum Träume seltsam sind.
>
> **Ray:** Es gibt auch fachliche Scheuklappen, die uns davon abhalten, kreativ zu denken – viele von ihnen rühren von unserer Fachausbildung her –, Denkblockaden, wie etwa: „Ein Problem der Signalverarbeitung lässt sich auf diese Weise nicht lösen" oder „In der Linguistik verwendet man diese Regel eigentlich nicht". Auch solche Voreingenommenheiten werden im Traumzustand gelockert, und deshalb kann ich von neuartigen Problemlösungswegen träumen, ohne von den Zwängen des Tages gehemmt zu sein.
>
> **Terry:** Es gibt noch einen weiteren Teil des Gehirns, der während unserer Träume nicht arbeitet: unsere (rationalen) Verstandeskräfte, mit denen wir überprüfen, ob eine Idee vernünftig ist. Das ist ein zusätzlicher Grund, warum seltsame oder phantastische Dinge in unseren Träumen passieren. Wenn ein Elefant durch eine Mauer geht, wundern wir uns nicht darüber, wie er das schafft. Stattdessen sagen wir zu unserem Traum-Ich: „Ok, der Elefant ist durch die Wand gegangen – keine große Sache." Und wenn ich mitten in der Nacht aufwache, dann stelle ich tatsächlich oft fest, dass ich auf seltsame und schräge Art von dem Problem geträumt habe, das ich mir selbst stellte.
>
> **Ray:** Am Morgen, im Zustand zwischen Wachen und Schlaf, erfolgt dann der nächste Schritt, der oft als luzides Träumen bezeichnet wird. In diesem Zustand befinde ich mich noch immer in der Gefühls- und Bilderwelt meiner

Träume, verfüge aber bereits über meinen Verstand. Mir ist beispielsweise klar, dass ich mich in meinem Bett befinde. Und ich könnte den sehr rationalen Gedanken formulieren, dass ich jede Menge zu tun habe und besser aufstehen sollte. Aber das wäre ein Fehler. Wann immer es mir möglich ist, bleibe ich im Bett und verweile in diesem Zustand des Klartraums, weil er der Schlüssel zu dieser kreativen Problemlösungsmethode ist. Das funktioniert natürlich nicht, wenn der Wecker klingelt.

Leser: Das klingt nach dem Besten aus beiden Welten.

Ray: Genau! Ich habe noch immer Zugang zu meinen Traumgedanken über das Problem, das ich mir am letzten Abend gestellt habe. Aber jetzt bin ich hinreichend bewusst und rational, um diese neuen, kreativen Ideen, die ich in der Nacht hatte, zu bewerten. Ich kann feststellen, welche Sinn macht. Und nach vielleicht 20 Minuten habe ich stets scharfsinnige neue Einsichten in das Problem gewonnen.

Auf diese Weise habe ich Erfindungen gemacht (und den Rest des Tages damit verbracht, einen Patentantrag zu schreiben), habe herausgefunden, wie ich das Material für ein Buch wie dieses zusammenstelle, und habe nützliche Ideen für ganz verschiedene Arten von Problemen entwickelt. Wann immer ich eine wichtige Entscheidung zu treffen habe, durchlaufe ich diesen Prozess, und bin mir danach meiner Entscheidung wahrscheinlich ziemlich sicher.

Das Geheimnis bei diesem Prozess liegt darin, seinen Geist loszulassen, nicht zu werten und sich keine Gedanken darüber zu machen, wie gut die Methode funktionieren könnte. Es ist das genaue Gegenteil von geistiger Disziplin. Denk über das Problem nach, aber dann lass dich im Schlaf von Ideen überfluten. Am Morgen dann kann man wieder auf den Verstand zurückgreifen, um die seltsamen Ideen, die in den Träumen entstanden sind, Revue passieren zu lassen. Wie ich herausgefunden habe, ist das eine unschätzbare Methode, um die natürliche Kreativität meiner Träume nutzbar zu machen.

Leser: Naja, wenn man unbedingt Workaholic sein möchte, kann man jetzt auch im Schlaf arbeiten. Ich bin mir nicht sicher, dass meine Frau davon begeistert sein wird.

Ray: Man kann es natürlich auch so sehen, dass deine Träume die Arbeit für dich erledigen.

Kapitel 4: Der biologische Neokortex

1. Steven Pinker: *How the Mind Works* (New York: Norton, 1997), 152–53.

2. D. O. Hebb: *The Organization of Behavior* (New York: John Wiley & Sons, 1949).

3. Henry Markram und Rodrigo Perrin: „Innate Neural Assemblies for Lego Memory", *Frontiers in Neural Circuits* 5, Nr. 6 (2011).

4. E-Mail-Korrespondenz mit Henry Markram vom 19. Februar 2012.

5. Van J. Wedeen et al.: „The Geometric Structure of the Brain Fiber Pathways", *Science* 335, Nr. 6076 (30. März 2012).

6. Tai Sing Lee: „Computations in the Early Visual Cortex", *Journal of Physiology – Paris* 97 (2003), 121–39.

7. Ein Publikationsverzeichnis der Arbeiten Poggios findet sich hier: http://cbcl.mit.edu/people/poggio/tpcv_short_pubs.pdf.

8. Daniel J. Felleman und David C. van Essen: „Distributed Hierarchical Processing in the Primate Cerebral Cortex", *Cerebral Cortex* 1, Nr. 1 (Jan./Feb. 1991), 1–47. Eine stringente Analyse der Bayesschen Mathematik der auf- und absteigenden Kommunikation im Neokortex bietet Tai Sing Lee in: „Hierarchical Bayesian Inference in the Visual Cortex", *Journal of the Optical Society of America* 20, Nr. 7 (Juli 2003), 1434–48.

9. Uri Hasson et al.: „A Hierarchy of Temporal Receptive Windows in Human Cortex", *Journal of Neuroscience* 28, Nr. 10 (5. März 2008), 2539–50.

10. Marina Bedny et al.: „Language Processing in the Occipital Cortex of Congenitally Blind Adults", *Proceedings of the National Academy of Sciences* 108, Nr. 11 (15. März 2011), 4429–34.

11. Daniel E. Feldman: „Synaptic Mechanisms for Plasticity in Neocortex", *Annual Review of Neuroscience* 32 (2009), 33–55.

12. Aaron C. Koralek et al.: „Corticostriatal Plasticity Is Necessary for Learning Intentional Neuroprosthetic Skills", *Nature* 483 (15. März 2012), 331–35.

13. E-Mail-Korrespondenz mit Randal Koene, Januar 2012.

14. Min Fu, Xinzhu Yu, Ju Lu und Yi Zuo: „Repetitive Motor Learning Induces Coordinated Formation of Clustered Dendritic Spines *in Vivo*", *Nature* 483 (1. März 2012), 92–95.

15. Dario Bonanomi et al.: „Ret Is a Multifunctional Coreceptor That Integrates Diffusible- and Contact-Axon Guidance Signals", *Cell* 148, Nr. 3 (Feb. 2012), 568–82.

16. Siehe Endnote 7 in Kapitel 11.

Kapitel 5: Das Althirn

1. Vernon B. Mountcastle: „The View from Within: Pathways to the Study of Perception", *Johns Hopkins Medical Journal* 136 (1975), 109–31.

2. B. Roska and F. Werblin: „Vertical Interactions Across Ten Parallel, Stacked Representations in the Mammalian Retina“, *Nature* 410, Nr. 6828 (29. März 2001), 583–87; „Eye Strips Images of All but Bare Essentials Before Sending Visual Information to Brain, UC Berkeley Research Shows“, Pressemitteilung vom 28. März 2001 der University of California/Berkeley, www.berkeley.edu/news/media/releases/2001/03/28_wers1.html.

3. Lloyd Watts: „Reverse-Engineering the Human Auditory Pathway“, in J. Liu et al. (Hrsg.): *WCCI 2012* (Berlin: Springer-Verlag, 2012), 47–59. Lloyd Watts: „Real-Time, High-Resolution Simulation of the Auditory Pathway, with Application to Cell-Phone Noise Reduction“, ISCAS (2. Juni 2010), 3821–24. Weitere Aufsätze unter http://www.lloydwatts.com/publications.html.

4. Siehe Sandra Blakeslee: „Humanity? Maybe It's All in the Wiring“, *New York Times*, 11. Dezember 2003, http://www.nytimes.com/2003/12/09/science/09BRAI.html.

5. T. E. J. Behrens et al.: „Non-Invasive Mapping of Connections between Human Thalamus and Cortex Using Diffusion Imaging“, *Nature Neuroscience* 6, Nr. 7 (Juli 2003), 750–57.

6. Timothy J. Buschman et al.: „Neural Substrates of Cognitive Capacity Limitations“, *Proceedings of the National Academy of Sciences* 108, Nr. 27 (5. Juli 2011), 11252–55, http://www.pnas.org/content/108/27/11252.long.

7. Theodore W. Berger et al.: „A Cortical Neural Prosthesis for Restoring and Enhancing Memory“, *Journal of Neural Engineering* 8, Nr. 4 (August 2011).

8. Basisfunktionen sind nichtlineare Funktionen, die linear kombiniert werden können (durch die Addition mehrerer gewichteter Basisfunktionen), um jede nichtlineare Funktion zu approximieren. A. Pouget und L. H. Snyder: „Computational Approaches to Sensorimotor Transformations“, *Nature Neuroscience* 3, Nr. 11 Supplement (November 2000), 1192–98.

9. J. R. Bloedel: „Functional Heterogeneity with Structural Homogeneity: How Does the Cerebellum Operate?“, *Behavioral and Brain Sciences* 15, Nr. 4 (1992), 666–78.

10. S. Grossberg und R. W. Paine, „A Neural Model of Cortico-Cerebellar Interactions during Attentive Imitation and Predictive Learning of Sequential Handwriting Movements“, *Neural Networks* 13, Nr. 8–9 (Oktober/November 2000), 999–1046.

11. Javier F. Medina und Michael D. Mauk: „Computer Simulation of Cerebellar Information Processing“, *Nature Neuroscience* 3 (November 2000), 1205–11.

12. James Olds: „Pleasure Centers in the Brain“, *Scientific American* (Oktober 1956), 105–16; Aryeh Routtenberg: „The Reward System of the Brain“, *Scientific American* 239 (November 1978), 154–64; K. C. Berridge and M. L. Kringelbach: „Affective Neuroscience of Pleasure: Reward in Humans and Other Animals“, *Psychopharmacology* 199 (2008), 457–80; Morten L. Kringelbach: *The Pleasure Center: Trust Your Animal Instincts* (New York: Oxford University Press, 2009); Michael R. Liebowitz: *The Chemistry of Love* (Boston: Little, Brown, 1983); W. L. Witters und P. Jones-Witters: *Human Sexuality: A Biological Perspective* (New York: Van Nostrand, 1980).

Kapitel 6: Transzendente Fähigkeiten

1. Michael Nielsen: *Reinventing Discovery: The New Era of Networked Science* (Princeton, NJ: Princeton University Press, 2012), 1–3; T. Gowers and M. Nielsen: „Massively Collaborative Mathematics“, *Nature* 461, Nr. 7266 (2009), 879–81; „A Combinatorial Approach to Density Hales-Jewett“, *Blog von T. Gowers*, http://gowers. wordpress.com/2009/02/01/a-combinatorial-approach-to-density-hales-jewett/; Michael Nielsen: „The Polymath Project: Scope of Participation“, 20. März 2009, http://michaelnielsen.org/blog/?p= 584; Julie Rehmeyer: „SIAM: Massively Collaborative Mathematics“, Society for Industrial and Applied Mathematics, 1. April 2010, http://www.siam.org/news/news.php?id=1731.

2. P. Dayan und Q. J. M. Huys: „Serotonin, Inhibition, and Negative Mood“, *PLoS Computational Biology* 4, Nr. 1 (2008), http://compbiol.plosjournals.org/perlserv/?request=get-document&doi=10.1371/journal.pcbi.0040004.

Kapitel 7: Der biologisch inspirierte digitale Neokortex

1. Gary Cziko: *Without Miracles: Universal Selection Theory and the Second Darwinian Revolution* (Cambridge, MA: MIT Press, 1955).

2. David Dalrymple ist mein Schützling seit 1999, als er acht Jahre alt war. Weitere Informationen zu ihm gibt es hier: http://esp.mit.edu/learn/teachers/davidad/bio.html und http://www.brainsciences.org/Research-Team/mr-david-dalrymple.html.

3. Jonathan Fildes: „Artificial Brain ‚10 Years Away'“, BBC News, 22. Juli 2009, http://news.bbc.co.uk/2/hi/8164060.stm. Vgl. auch das Video „Henry Markram on Simulating the Brain: The Next Decisive Years“, http://www.kurzweilai.net/henry-markram-simula-

ting-the-brain-next-decisive-years.

4. M. Mitchell Waldrop: „Computer Modelling: Brain in a Box", *Nature News*, 22. Februar 2012, http://www.nature.com/news/computer-modelling-brain-in-a-box-1.10066.

5. Jonah Lehrer: „Can a Thinking, Remembering, Decision-Making Biologically Accurate Brain Be Built from a Supercomputer?" *Seed*, http://seedmagazine.com/content/article/out_of_the_blue/.

6. Fildes: „Artificial Brain '10 Years Away'".

7. Vgl. http://www.humanconnectomeproject.org/.

8. Anders Sandberg und Nick Bostrom: *Whole Brain Emulation: A Roadmap*, Technical Report #2008-3 (2008), Future of Humanity Institute, Oxford University, www.fhi.ox.ac.uk/reports/2008-3.pdf.

9. Hier ist das algorithmische Schema für neuronale Netze. Viele Variationen sind möglich und der Entwickler muss bestimmte kritische Parameter und Methoden festlegen, die weiter unten beschrieben werden.

   Um eine Lösung mit einem neuronalen Netz zu finden, sind folgende Schritte nötig:

   - Definiere die Eingabe.
   - Definiere die Topologie des neuronalen Netzes (d. h. die Neuronenschichten und die Neuronenverbindungen).
   - Trainiere das neuronale Netz mit bekannten Problembeispielen.
   - Benutze das trainierte Netz um neue Problembeispiele zu lösen.
   - Mache dein KI-Unternehmen öffentlich.

   Diese Schritte (außer dem letzten) sind im Folgenden genauer beschrieben:

   Eingabe

   Die Eingabe für das neuronale Netz besteht in einer Reihe von Zahlen. Zum Beispiel:

   - Für visuelle Mustererkennung: ein zweidimensionaler Array von Zahlen, welche die Pixel eines Bildes darstellen.
   - Für auditorische Erkennung (z. B. Spracherkennung): ein zweidimensionaler Zahlenarray, der Klangmuster codiert. Die erste Dimension repräsentiert verschiedene Klangparameter (z. B. Frequenzkomponenten), die zweite Dimension verschiedene Zeitpunkte.
   - Für beliebige Mustererkennung: ein *n*-dimensionaler Array mit Zahlen, der das Eingabe-Muster codiert.

Topologie

Die Architektur jedes Neurons besteht in:

- Mehreren Eingängen, wobei jeder Eingang entweder mit dem Ausgang eines anderen Neurons oder einer der Eingabe-Zahlen „verbunden" ist.
- In der Regel einem einzigen Ausgang, der entweder mit dem Eingang eines anderen Neurons (normalerweise in einer höheren Schicht) oder mit dem Netzausgang verbunden ist.

Erstellen der ersten Neuronenschicht

- Erzeuge N_0 Neuronen. „Verbinde" die verschiedenen Eingänge dieser Neuronen mit „Eingabepunkten" (sprich Zahlen der Eingabe). Diese Verbindungen können zufällig oder durch einen evolutionären Algorithmus gewählt werden (siehe unten).
- Weise jeder erstellten Verbindung ein anfängliches „synaptisches Gewicht" zu. Diese Gewichte können einen einheitlichen Wert haben, zufällig gewählt werden oder auf andere Weise bestimmt werden (siehe unten).

Erstellen der übrigen Neuronenschichten

Erzeuge *M* Neuronenschichten folgendermaßen. Führe für jede Schicht_i folgende Schritte durch:

- Erzeuge N_i Neuronen. „Verbinde" die verschiedenen Eingänge dieser Neuronen mit den Ausgängen der Neuronen in Schicht_{i-1}.
- Weise jeder erstellten Verbindung ein anfängliches „synaptisches Gewicht" zu. Diese Gewichte können einen einheitlichen Wert haben, zufällig gewählt werden oder auf andere Weise bestimmt werden (siehe unten).
- Die Ausgänge der Neuronen in Schicht_M sind die Ausgänge des Netzes (Variationen siehe unten).

Der Erkennungsvorgang

Funktion der einzelnen Neuronen

In einem Erkennungsversuch verhalten sich die Neuronen folgendermaßen:

- Die gewichteten Eingabewerte des Neurons werden berechnet, das heißt, der Wert an jedem Eingang (also der Ausgangswert eines anderen Neurons oder eine Zahl aus dem Eingabearray) wird mit dem jeweiligen synaptischen Gewicht multipliziert.
- Diese gewichteten Eingabewerte werden aufsummiert.
- Ist diese Summe größer als die Feuerschwelle des Neurons, so feuert das Neuron, das heißt, seine Ausgabe ist 1. Andernfalls ist die Ausgabe 0. (Variationen siehe unten.)

Ablauf eines Erkennungsvorgangs

Führe für jede Schicht, von Schicht_0 bis Schicht_M, folgende Schritte aus:

Für jedes Neuron der Schicht:

- Addiere die gewichteten Eingaben (gewichtete Eingabe = Ausgabe des anderen Neurons [oder Netzeingabe], mit der das Neuron verbunden ist, multipliziert mit dem synaptischen Gewicht dieser Verbindung).
- Ist diese Summe größer als die Feuerschwelle des Neurons, so setze die Ausgabe des Neurons auf 1, andernfalls auf 0.

Training des Neuronalen Netzes

- Führe wiederholte Erkennungsversuche mit Problembeispielen aus.
- Passe nach jedem Versuch die synaptischen Gewichte aller Neuronenverbindungen an, sodass das Ergebnis für das jeweilige Beispiel verbessert wird (unten mehr dazu).
- Fahre mit diesem Training fort, bis die Erfolgsrate des Netzes nicht mehr besser wird (d. h. eine Asymptote erreicht wird).

Wichtige Entscheidungen bei der Konzeption

In dem obenstehenden einfachen Schema muss der Entwickler zunächst folgende Parameter wählen:

- Bedeutung der Eingabezahlen.
- Anzahl an Neuronenschichten.
- Anzahl an Neuronen pro Schicht. (Die Anzahl kann zwischen den Schichten variieren.)
- Anzahl an Eingängen pro Neuron. Die Anzahl an Eingängen (d. h. an Neuronenverbindungen) kann von Neuron zu Neuron und von Schicht zu Schicht variieren.
- Die „Verdrahtung" (d. h., die Verbindungen). Dies ist ein entscheidender Parameter – es gibt verschiedene Möglichkeiten ihn festzulegen:

  i. Zufällige Verknüpfungen wählen.
  ii. Die optimalen Verbindungen durch einen evolutionären Algorithmus bestimmen.
  iii. Nach eigenem Ermessen wählen.

- Die anfänglichen Synapsengewichte. Es gibt mehrere Möglichkeiten sie festzulegen:

  i. Alle Gewichte auf einen einheitlichen Wert setzen.
  ii. Zufällige Werte zuweisen.
  iii. Die optimalen Anfangswerte durch einen evolutionären Algorithmus bestimmen.
  iv. Nach eigenem Ermessen wählen.

- Die Feuerschwellen der Neuronen.
- Den Netzausgang. Dieser kann bestehen in:

  i. Den Ausgängen der Neuronen der Schicht_M.
  ii. Dem Ausgang eines einzelnen Neurons, dessen Eingänge die Ausgänge die Neuronen der Schicht_M sind.
  iii. Einer Funktion (z. B. Summe) auf den Ausgaben der Neuronen der Schicht_M.
  iv. Einer anderen Funktion auf den Ausgaben von Neuronen verschiedener Schichten.

- Wie die synaptischen Gewichte des Netzes während des Trainings anzupassen sind. Dies ist ein wichtiger Aspekt, dem sich viele Forschungen und Diskussionen widmen. Es gibt eine Reihe von Möglichkeiten:

  i. Erhöhe oder senke jedes Gewicht nach jedem Erkennungsversuch um einen festen (meist kleinen) Betrag, sodass die Netzausgabe dadurch näher an der korrekten Lösung ist. Dies kann erreicht werden, indem man beide Möglichkeiten ausprobiert. Das kostet jedoch Zeit, weshalb andere Methoden entwickelt wurden, um lokal zu entscheiden, ob ein synaptisches Gewicht erhöht oder gesenkt werden muss.
  ii. Es gibt andere, statistische Methoden, um die synaptischen Gewichte nach einem Erkennungsversuch so anzupassen, dass sich die Antwort des Netzes an die korrekte Antwort annähert.

- Das Training funktioniert wohlgemerkt auch dann, wenn nicht alle Musterlösungen korrekt sind. Dadurch ist es möglich, Trainingsdaten aus der Praxis zu verwenden, die eine gewisse Fehlerquote aufweisen. Ein wichtiger Erfolgsfaktor für neuronale Netze ist der Umfang der Trainingsdaten. Zumeist ist eine recht große Menge nötig, um befriedigende Ergebnisse zu erhalten. Auch bei neuronalen Netzen macht die Übung den Meister.

Variationen

Zu dem beschriebenen Schema sind viele Variationen möglich:

- Es gibt verschiedene Wege die Topologie festzulegen. Insbesondere können die Neuronenverbindungen entweder zufällig oder durch einen evolutionären Algorithmus bestimmt werden.
- Es gibt verschiedene Wege, die anfänglichen synaptischen Gewichte zu setzen.
- Die Eingaben für Neuronen der Schicht_i müssen nicht notwendigerweise von Neuronen der Schicht_{i-1} kommen. Sie können auch von einer tieferen oder jeder anderen Schicht kommen.
- Es gibt verschiedene Möglichkeiten die Netzausgabe zu berechnen.
- Im oben beschriebenen Verfahren feuern die Neuronen nach dem „Alles-oder-Nichts-Prinzip" (1 oder 0) – das ist eine sogenannte Nichtlinearität. Es können auch andere nichtlineare Funktionen be-

nutzt werden. In der Regel kommen Funktionen zum Einsatz, die schnell, aber etwas gleichmäßiger von 0 zu 1 übergehen. Außerdem sind neben 0 und 1 auch andere Ausgabewerte möglich.
- Ein entscheidender Designparameter ist die Methode, nach welcher im Training die synaptischen Gewichte angepasst werden.

Das obenstehende Schema beschreibt ein „synchrones" neuronales Netz, in dem die Neuronenaktivität schichtweise nacheinander, von $Schicht_0$ bis $Schicht_M$, berechnet wird. In einem echt parallelen System operieren die Neuronen „asynchron" (das heißt, unabhängig voneinander). In einem asynchronen Verfahren überwacht jedes Neuron kontinuierlich seine Eingänge und feuert, wann immer die Summe der gewichteten Eingaben die Schwelle überschreitet.

10. Robert Mannell: „Acoustic Representations of Speech" 2008, http://clas.mq.edu.au/acoustics/frequency/acoustic_speech.html.

11. Hier ist ein Grundschema für einen genetischen Algorithmus (bzw. evolutionären Algorithmus). Viele Variationen sind möglich und der Entwickler muss bestimmte kritische Parameter und Methoden festlegen, die weiter unten beschrieben werden.

DER EVOLUTIONÄRE ALGORITHMUS

Erzeuge *N* „Lösungsindividuen". Jedes davon hat:

- Einen genetischen Code: eine Sequenz von Zahlen, die eine mögliche Lösung für das jeweilige Problem beschreibt. Die Zahlen können kritische Parameter, Lösungsschritte, Regeln oder dergleichen darstellen.

Führe für jede Generation der Evolution folgende Schritte aus:

- Führe für jedes der *N* Individuen folgende Schritte aus:
- Wende die (durch den genetischen Code des Individuums beschriebene) Lösung auf das Problem oder die Simulationsumgebung an. Bewerte die Lösung.
- Wähle die *L* höchstbewerteten Individuen für die nächste Generation aus.
- Eliminiere die $(N - L)$ übrigen Individuen.
- Erzeuge folgendermaßen $(N - L)$ neue Individuen aus den *L* überlebenden Individuen:

  i. Erzeuge Kopien der *L* überlebenden Individuen. Nimm an jeder Kopie geringfügige Variationen vor; oder
  ii. Erzeuge neue Individuen durch Vermischung von genetischen Codefragementen der *L* überlebenden Individuen (sexuelle Reproduktion); oder
  iii. Führe eine Kombination aus i. und ii. durch.

- Entscheide, ob die Evolution fortgesetzt wird: Verbesserung = (Höchstwertung der aktuellen Generation) – (Höchstwertung der vorhergehenden Generation). Wir sind fertig, falls Verbesserung < Schwellenwert für Verbesserung.

- Das höchstbewertete Individuum der letzten Generation stellt die beste Lösung dar. Wende die durch den genetischen Code beschriebene Lösung auf das Problem an.

Wichtige Entscheidungen bei der Konzeption

In dem obenstehenden einfachen Schema muss der Entwickler zunächst folgende Parameter wählen:

- Hauptparameter: *N* und *L* und Schwellenwert für Verbesserung.
- Die Bedeutung der Zahlen des genetischen Codes und wie aus dem Code die Lösung berechnet wird.
- Das Verfahren, nach dem die *N* Individuen der ersten Generation zu erzeugen sind. In der Regel reicht es, einigermaßen „sinnvolle" Lösungskandidaten zu finden. Sind die Anfangslösungen allzu weit von einer guten Lösung entfernt, hat der Algorithmus möglicherweise Schwierigkeiten zu einer guten Lösung zu konvergieren. Oft ist es sinnvoll, mit möglichst unterschiedlichen Individuen zu beginnen. Das kann verhindern, dass der Algorithmus nur ein „lokales" Lösungsoptimum findet.
- Wie die Lösungen zu bewerten sind.
- Wie die überlebenden Individuen zu reproduzieren sind.

Variationen

Viele Variationen sind möglich. Zum Beispiel:

- Die Anzahl *L* der überlebenden Individuen muss nicht feststehen, sondern kann den Überlebensregeln entsprechend variieren.
- Die Anzahl ($N - L$) der neu erzeugten Individuen muss nicht feststehen. Die Reproduktionsregeln können von der Populationsgröße unabhängig sein. Reproduktion kann mit der Bewertung korrelieren, sodass die besten Lösungen sich am stärksten vermehren.
- Die Entscheidung, ob die Evolution zu beenden ist, kann auf unterschiedliche Weise getroffen werden. Dabei können mehrere Individuen (nicht nur das höchstbewertete) einbezogen werden. Zudem können Trends über mehr als nur zwei Generationen berücksichtigt werden.

12. Dileep George: „How the Brain Might Work: A Hierarchical and Temporal Model for Learning and Recognition" (Promotionsschrift, Stanford University, Juni 2008).

13. A. M. Turing: „Computing Machinery and Intelligence", *Mind*, Oktober 1950.

14. Hugh Loebner stiftete den „Loebner-Preis", einen Wettbewerb, der jedes Jahr veranstaltet wird. Die Silbermedaille ist für einen Computer vorgesehen, der den originalen, textbasierten Turing-Test besteht. Die Goldmedaille wird einem Computer verliehen werden, der eine Ver-

sion des Tests bestehen kann, die sowohl Audio- als auch Videoinput und -output einschließt. Meiner Meinung nach wird der Test durch diese zusätzliche Anforderung allerdings nicht anspruchsvoller.

15. „Cognitive Assistant That Learns and Organizes", Artificial Intelligence Center, SRI International, http://www.ai.sri.com/project/CALO.

16. Dragon Go! Nuance Communications, Inc., http://www.nuance.com/products/dragon-go-in-action/index.htm.

17. „Overcoming Artificial Stupidity", *WolframAlpha Blog*, 17. April 2012, http://blog.wolframalpha.com/author/stephenwolfram/.

Kapitel 8: Der Geist als Computer

1. Salomon Bochner: *A Biographical Memoir of John von Neumann* (Washington, DC: National Academy of Sciences, 1958).

2. A. M. Turing: „On Computable Numbers, with an Application to the Entscheidungsproblem", *Proceedings of the London Mathematical Society* Folge 2, Band 42 (1936–37), 230–65, http://www.comlab.ox.ac.uk/activities/ieg/e-library/sources/tp2-ie.pdf; A. M. Turing: „On Computable Numbers, with an Application to the Entscheidungsproblem: A Correction", *Proceedings of the London Mathematical Society* 43 (1938), 544–46.

3. John von Neumann: „First Draft of a Report on the EDVAC", Moore School of Electrical Engineering, University of Pennsylvania, 30. June 1945. John von Neumann: „A Mathematical Theory of Communication", *Bell System Technical Journal*, Juli und Oktober 1948.

4. Jeremy Bernstein: *The Analytical Engine: Computers—Past, Present, and Future*, überarbeitete Auflage (New York: William Morrow & Co., 1981).

5. „Japan's K Computer Tops 10 Petaflop/s to Stay Atop TOP500 List", *Top 500*, 11. November 2011, http://top500.org/lists/2011/11/press-release.

6. Carver Mead: *Analog VLSI and Neural Systems* (Reading, MA: Addison-Wesley, 1986).

7. „IBM Unveils Cognitive Computing Chips", Pressemitteilung IBM, 18. August 2011, http://www-03.ibm.com/press/us/en/pressrelease/35251.wss.

8. „Japan's K Computer Tops 10 Petaflop/s to Stay Atop TOP500 List".

Kapitel 9: Gedankenexperimente über den Geist

1. John R. Searle: „I Married a Computer", in Jay W. Richards (Hrsg.): *Are We Spiritual Machines? Ray Kurzweil vs. the Critics of Strong AI* (Seattle: Discovery Institute, 2002).

2. Stuart Hameroff: *Ultimate Computing: Biomolecular Consciousness and Nanotechnology* (Amsterdam: Elsevier Science, 1987).

3. P. S. Sebel et al.: „The Incidence of Awareness during Anesthesia: A Multicenter United States Study", *Anesthesia and Analgesia* 99 (2004), 833–39.

4. Stuart Sutherland: *The International Dictionary of Psychology* (New York: Macmillan, 1990).

5. David Cockburn: „Human Beings and Giant Squids", *Philosophy* 69, Nr. 268 (April 1994), 135–50.

6. Ivan Petrovich Pavlov, aus einer Vorlesung im Jahr 1913, publ. in *Lectures on Conditioned Reflexes: Twenty-Five Years of Objective Study of the Higher Nervous Activity [Behavior] of Animals* (London: Martin Lawrence, 1928), 222.

7. Roger W. Sperry: aus der James Arthur-Lecture zur Evolution des menschlichen Gehirns, 1964, S. 2.

8. Henry Maudsley: „The Double Brain", *Mind* 14, Nr. 54 (1889), 161–87.

9. Susan Curtiss und Stella de Bode: „Language after Hemispherectomy", *Brain and Cognition* 43, Nr. 1–3 (Juni–August 2000), 135–38.

10. E. P. Vining et al.: „Why Would You Remove Half a Brain? The Outcome of 58 Children after Hemispherectomy — the Johns Hopkins Experience: 1968 to 1996", Pediatrics 100 (August 1997), 163–71; M. B. Pulsifer et al.: „The Cognitive Outcome of Hemispherectomy in 71 Children": *Epilepsia* 45, Nr. 3 (März 2004), 243–54.

11. S. McClelland III und R. E. Maxwell: „Hemispherectomy for Intractable Epilepsy in Adults: The First Reported Series", *Annals of Neurology* 61, Nr. 4 (April 2007): 372–76.

12. Lars Muckli, Marcus J. Naumerd und Wolf Singer: „Bilateral Visual Field Maps in a Patient with Only One Hemisphere", *Proceedings of the National Academy of Sciences* 106, Nr. 31 (4. August 2009), http://dx.doi.org/10.1073/pnas.0809688106.

13. Marvin Minsky: *The Society of Mind* (New York: Simon and Schuster, 1988).

14. F. Fay Evans-Martin: *The Nervous System* (New York: Chelsea House, 2005), http://www.scribd.com/doc/5012597/The-Nervous-System.

15. Benjamin Libet: *Mind Time: The Temporal Factor in Consciousness* (Cambridge, MA: Harvard University Press, 2005).

16. Daniel C. Dennett: *Freedom Evolves* (New York: Viking, 2003).

17. Michael S. Gazzaniga: *Who's in Charge? Free Will and the Science of the Brain* (New York: Ecco/HarperCollins, 2011).

18. David Hume: *An Enquiry Concerning Human Understanding* (1765), 2. Aufl., hrsg. von Eric Steinberg (Indianapolis: Hackett, 1993).

19. Arthur Schopenhauer: *Die Welt als Wille und Vorstellung*, Bd. I, Kap. 25, §23.

20. Arthur Schopenhauer: *Preisschrift über die Freiheit des Willens* (Hamburg: Felix Meiner, 1978), 58–59.

21. Aus Raymond Smullyan: *5000 B. C. and Other Philosophical Fantasies* (New York: St. Martin's Press, 1983).

22. Eine aufschlussreiche und unterhaltsame Arbeit über ähnliche Probleme aus den Bereichen Identität und Bewusstsein ist Martine Rothblatt: „The Terasem Mind Uploading Experiment", *International Journal of Machine Consciousness* 4, Nr. 1 (2012), 141–58. Rothblatt untersucht in diesem Aufsatz die Frage der Identität in Bezug auf Software, die „eine Person aus einer Datenbank mit Videointerviews und verwandten Informationen einer Vorgängerperson" emuliert. In diesem vorgeschlagenen Zukunftsexperiment gelingt es der Software, die Person, auf der sie basiert, erfolgreich nachzuahmen.

23. „How Do You Persist When Your Molecules Don't?" *Science and Consciousness Review* 1, Nr. 1 (Juni 2004), http://www.sci-con.org/articles/20040601.html.

Kapitel 10: Das Gesetz vom steigenden Ertragszuwachs angewandt auf das Gehirn

1. „DNA Sequencing Costs", National Human Genome Research Institute, NIH, http://www.genome.gov/sequencingcosts/.

2. „Genetic Sequence Data Bank, Distribution Release Notes", 15. Dezember 2009, National Center for Biotechnology Information, National Library of Medicine, ftp://ftp.ncbi.nih.gov/genbank/gbrel.txt.

3. „DNA Sequencing — The History of DNA Sequencing", 2. Januar 2012, http://www.dnasequencing.org/history-of-dna.

4. „Cooper's Law", ArrayComm, http://www.arraycomm.com/technology/coopers-law.

5. „The Zettabyte Era", Cisco, http://www.cisco.com/en/US/solutions/

collateral/ns341/ns525/ns537/ns705/ns827/VNI_Hyperconnectivity_WP.html und „Number of Internet Hosts“, Internet Systems Consortium, http://www.isc.org/solutions/survey/history.

6. TeleGeography © PriMetrica, Inc., 2012.

7. Dave Kristula: „The History of the Internet“ (März 1997, aktualisiert im August 2001), http://www.davesite.com/webstation/net-history.shtml; Robert Zakon: „Hobbes' Internet Timeline v8.0“, http://www.zakon.org/robert/internet/timeline; Quest Communications, 8-K für den 13. 9.1998 EX-99. 1; *Converge! Network Digest*, 5. Dezember 2002, http://www.convergedigest.com/Daily/daily.asp?vn=v9n229&fecha=December%2005,%202002; Jim Duffy: „AT& T Plans Backbone Upgrade to 40G“, *Computerworld*, 7. Juni 2006, http://www.computerworld.com/action/article.do?command=viewArticleBasic&articleId=9001032; „40G: The Fastest Connection You Can Get?“ InternetNews.com, 2. November 2007, http://www.internetnews.com/infra/article.php/3708936; „Verizon First Global Service Provider to Deploy 100G on U. S. Long-Haul Network“, Pressemitteilung Verizon, http://newscenter.verizon.com/press-releases/verizon/2011/verizon-first-global-service.html.

8. Facebook: „Key Facts“, http://newsroom.fb.com/content/default.aspx?NewsAreaId=22.

9. http://www.kurzweilai.net/how-my-predictions-are-faring.

10. Rechenoperationen pro Sekunde für 1000$

Jahr	Rechenoperationen pro Sekunde für 1000$	Rechner	Natürlicher Logarithmus (Rechenop./Sek./$k)
1900	5.82E−06	Analytical Engine	−12.05404
1908	1.30E−04	Hollerith Tabulator	−8.948746
1911	5.79E−05	Monroe Calculator	−9.757311
1919	1.06E−03	IBM Tabulator	−6.84572
1928	6.99E−04	National Ellis 3000	−7.265431
1939	8.55E−03	Zuse 2	−4.762175
1940	1.43E−02	Bell Calculator Model 1	−4.246797
1941	4.63E−02	Zuse 3	−3.072613
1943	5.31E+00	Colossus	1.6692151
1946	7.98E−01	ENIAC	−0.225521
1948	3.70E−01	IBM SSEC	−0.994793
1949	1.84E+00	BINAC	0.6081338
1949	1.04E+00	EDSAC	0.0430595
1951	1.43E+00	Univac I	0.3576744
1953	6.10E+00	Univac 1103	1.8089443
1953	1.19E+01	IBM 701	2.4748563
1954	3.67E−01	EDVAC	−1.002666

Jahr	Rechenoperationen pro Sekunde für 1000$	Rechner	Natürlicher Logarithmus (Rechenop./Sek./$k)
1955	1.65E+01	Whirlwind	2.8003255
1955	3.44E+00	IBM 704	1.2348899
1958	3.26E−01	Datamatic 1000	−1.121779
1958	9.14E−01	Univac II	−0.089487
1960	1.51E+00	IBM 1620	0.4147552
1960	1.52E+02	DEC PDP-1	5.0205856
1961	2.83E+02	DEC PDP-4	5.6436786
1962	2.94E+01	Univac III	3.3820146
1964	1.59E+02	CDC 6600	5.0663853
1965	4.83E+02	IBM 1130	6.1791882
1965	1.79E+03	DEC PDP-8	7.4910876
1966	4.97E+01	IBM 360 Model 75	3.9064073
1968	2.14E+02	DEC PDP-10	5.3641051
1973	7.29E+02	Intellec-8	6.5911249
1973	3.40E+03	Data General Nova	8.1318248
1975	1.06E+04	Altair 8800	9.2667207
1976	7.77E+02	DEC PDP-11 Model 70	6.6554404
1977	3.72E+03	Cray 1	8.2214789
1977	2.69E+04	Apple II	10.198766
1979	1.11E+03	DEC VAX 11 Model 780	7.0157124
1980	5.62E+03	Sun-1	8.6342649
1982	1.27E+05	IBM PC	11.748788
1982	1.27E+05	Compaq Portable	11.748788
1983	8.63E+04	IBM AT-80286	11.365353
1984	8.50E+04	Apple Macintosh	11.350759
1986	5.38E+05	Compaq Deskpro 386	13.195986
1987	2.33E+05	Apple Mac II	12.357076
1993	3.55E+06	Pentium PC	15.082176
1996	4.81E+07	Pentium PC	17.688377
1998	1.33E+08	Pentium II PC	18.708113
1999	7.03E+08	Pentium III PC	20.370867
2000	1.09E+08	IBM ASCI White	18.506858
2000	3.40E+08	Power Macintosh G4/500	19.644456
2003	2.07E+09	Power Macintosh G5 2.0	21.450814
2004	3.49E+09	Dell Dimension 8400	21.973168
2005	6.36E+09	Power Mac G5 Quad	22.573294
2008	3.50E+10	Dell XPS 630	24.278614
2008	2.07E+10	Mac Pro	23.7534
2009	1.63E+10	Intel Core i7 Desktop	23.514431
2010	5.32E+10	Intel Core i7 Desktop	24.697324

11. Top 500 Supercomputer Sites, http://top500.org/.

12. „Microprocessor Quick Reference Guide“, Intel Research, http://www.

intel.com/pressroom/kits/quickreffam.htm.

13. 1971–2000: VLSI Research Inc.
2001–2006: *The International Technology Roadmap for Semiconductors*, Aktualisierungen 2002 und 2004, Tabelle 7a, „Cost—Near-term Years", „DRAM cost/ bit at (packaged microcents) at production".
2007–2008: *The International Technology Roadmap for Semiconductors*, 2007, Tabellen 7a und 7b, „Cost-Near-term Years", „Cost-Long-term Years", http://www.itrs.net/Links/2007ITRS/ExecSum2007.pdf.
2009–2022: *The International Technology Roadmap for Semiconductors*, 2009, Tabellen 7a und 7b, „Cost-Near-term Years", „Cost-Long-term Years", http://www.itrs.net/Links/2009ITRS/Home2009.htm.

14. Um die Dollarwerte vergleichbar zu machen, wurden die Preise für Computer in allen Jahren auf den äquivalenten Dollarwert des Jahres 2000 umgerechnet. Dafür wurden die CPI-Daten des Federal Reserve Board unter http://minneapolisfed.org/research/data/us/calc/ verwendet. 1 Million $ aus dem Jahr 1960 entspricht beispielsweise 8 Millionen $ im Jahr 2000 und 1 Million $ im Jahr 2004 entspricht 910.000$ des Jahres 2000.
1949: http://www.cl.cam.ac.uk/UoCCL/misc/EDSAC99/statistics.html; http://www.davros.org/misc/chronology.html.
1951: Richard E. Matick: *Computer Storage Systems and Technology* (New York: John Wiley & Sons, 1977); http://inventors.about.com/library/weekly/aa062398.htm.
1955: Matick: *Computer Storage Systems and Technology*; OECD, 1968, http://members.iinet.net.au/~dgreen/timeline.html.
1960: ftp://rtfm.mit.edu/pub/usenet/alt.sys.pdp8/PDP-8_Frequently_Asked_Questions_%28posted_every_other_month%29; http://www.dbit.com/~greeng3/pdp1/pdp1.html#INTRODUCTION.
1962: ftp://rtfm.mit.edu/pub/usenet/alt.sys.pdp8/PDP-8_Frequently_Asked_Questions_%28posted_every_other_month%29.
1964: Matick: *Computer Storage Systems and Technology*; http://www.research.microsoft.com/users/gbell/craytalk; http://www.ddj.com/documents/s=1493/ddj0005hc/.
1965: Matick: *Computer Storage Systems and Technology*; http://www.fourmilab.ch/documents/univac/config1108.html; http://www.frobenius.com/univac.htm.
1968: Data General.
1969, 1970: http://www.eetimes.com/special/special_issues/millennium/milestones/whittier.html.
1974: Scientific Electronic Biological Computer Consulting (SCELBI).
1975–1996: Werbung aus der Zeitschrift *Byte*.
1997–2000: Werbung aus der Zeitschrift *PC Computing*.
2001: www.pricewatch.com (http://www.jc-news.com/parse.cgi?news/pricewatch/raw/pw-010702).
2002: www.pricewatch.com (http://www.jc-news.com/parse.cgi?news/pricewatch/raw/pw-020624).
2003: http://sharkyextreme.com/guides/WMPG/article.

php/10706_2227191_2.

2004: http://www.pricewatch.com (17.11.04).

2008: http://www.pricewatch.com (2.10.08) ($16.61).

15. Dataquest/Intel and Pathfinder Research:

Jahr	$	Log ($)
1968	1.00000000	0
1969	0.85000000	−0.16252
1970	0.60000000	−0.51083
1971	0.30000000	−1.20397
1972	0.15000000	−1.89712
1973	0.10000000	−2.30259
1974	0.07000000	−2.65926
1975	0.02800000	−3.57555
1976	0.01500000	−4.19971
1977	0.00800000	−4.82831
1978	0.00500000	−5.29832
1979	0.00200000	−6.21461
1980	0.00130000	−6.64539
1981	0.00082000	−7.10621
1982	0.00040000	−7.82405
1983	0.00032000	−8.04719
1984	0.00032000	−8.04719
1985	0.00015000	−8.80488
1986	0.00009000	−9.31570
1987	0.00008100	−9.42106
1988	0.00006000	−9.72117
1989	0.00003500	−10.2602
1990	0.00002000	−10.8198
1991	0.00001700	−10.9823
1992	0.00001000	−11.5129
1993	0.00000900	−11.6183
1994	0.00000800	−11.7361
1995	0.00000700	−11.8696
1996	0.00000500	−12.2061
1997	0.00000300	−12.7169
1998	0.00000140	−13.4790
1999	0.00000095	−13.8668
2000	0.00000080	−14.0387
2001	0.00000035	−14.8653
2002	0.00000026	−15.1626
2003	0.00000017	−15.5875
2004	0.00000012	−15.9358
2005	0.000000081	−16.3288
2006	0.000000063	−16.5801
2007	0.000000024	−17.5452
2008	0.000000016	−17.9507

16. Steve Cullen: In-Stat, September 2008, www. instat. com.

Jahr	Mbits	Bits
1971	921.6	9.216E+08
1972	3788.8	3.789E+09
1973	8294.4	8.294E+09
1974	19865.6	1.987E+10
1975	42700.8	4.270E+10
1976	130662.4	1.307E+11
1977	276070.4	2.761E+11
1978	663859.2	6.639E+11
1979	1438720.0	1.439E+12
1980	3172761.6	3.173E+12
1981	4512665.6	4.513E+12
1982	11520409.6	1.152E+13
1983	29648486.4	2.965E+13
1984	68418764.8	6.842E+13
1985	87518412.8	8.752E+13
1986	192407142.4	1.924E+14
1987	255608422.4	2.556E+14
1988	429404979.2	4.294E+14
1989	631957094.4	6.320E+14
1990	950593126.4	9.506E+14
1991	1546590618	1.547E+15
1992	2845638656	2.846E+15
1993	4177959322	4.178E+15
1994	7510805709	7.511E+15
1995	13010599936	1.301E+16
1996	23359078007	2.336E+16
1997	45653879161	4.565E+16
1998	85176878105	8.518E+16
1999	1.47327E+11	1.473E+17
2000	2.63636E+11	2.636E+17
2001	4.19672E+11	4.197E+17
2002	5.90009E+11	5.900E+17
2003	8.23015E+11	8.230E+17
2004	1.32133E+12	1.321E+18
2005	1.9946E+12	1.995E+18
2006	2.94507E+12	2.945E+18
2007	5.62814E+12	5.628E+18

17. „Historical Notes about the Cost of Hard Drive Storage Space“, http://www.littletechshoppe.com/ns1625/winchest. html; Werbung aus der Zeitschrift *Byte*, 1977–1998; Werbung aus der Zeitschrift *PC Computing*, 3/1999; *Understanding Computers: Memory and Storage* (New York: Time Life, 1990); http://www.cedmagic.com/history/ibm-305-ramac.html; John C. McCallum: „Disk Drive Prices (1955–2012)“, http://www.jcmit.com/diskprice.htm; IBM, „Frequently Asked Questions“, http://

www-03.ibm.com/ibm/history/documents/pdf/faq.pdf; IBM, „IBM 355 Disk Storage Unit", http://www-03.ibm.com/ibm/history/exhibits/storage/storage_355.html; IBM, „IBM 3380 Direct Access Storage Device", http://www.03-ibm.com/ibm/history/exhibits/storage/storage_3380.html.

18. „Without Driver or Map, Vans Go from Italy to China", *Sydney Morning Herald*, 29. Oktober 2010, http://www.smh.com.au/technology/technology-news/without-driver-or-map-vans-go-from-italy-to-china-20101029-176ja.html.

19. KurzweilAI.net.

20. Übernommen mit freundlicher Genehmigung aus Amiram Grinvald und Rina Hildesheim: „VSDI: A New Era in Functional Imaging of Cortical Dynamics", *Nature Reviews Neuroscience* 5 (November 2004), 874–85.

Die wichtigsten Werkzeuge für die Darstellung des Gehirns werden in diesem Schaubild gezeigt. Ihre Fähigkeiten werden durch die schattierten Rechtecke abgebildet.

Die räumliche Auflösung bezieht sich auf die kleinste Dimension, die technisch noch gemessen werden kann. Die zeitliche Auflösung entspricht der Darstellungszeit oder -dauer. Jede Technik hat ihre Vor- und Nachteile. Eine EEG (Elektroenzephalographie) misst beispielsweise „Gehirnwellen" (elektrische Signale der Neuronen). Mit ihr kann man zwar sehr schnelle Gehirnwellen messen (die in sehr kurzen Intervallen auftreten), aber nur, wenn die Signale nahe der Gehirnoberfläche auftreten. Eine fMRT (funktionelle Magnetresonanztomographie) dagegen nutzt eine Maschine, um den Blutfluss zu den Neuronen zu messen (als Indikator für Aktivität der Neuronen). Mit ihr kann man viel tiefer ins Gehirn (und Rückenmark) blicken und erhält zudem eine höhere Auflösung, bis hin zu einem Zehntel-Mikron (dem millionsten Teil eines Meters). Im Vergleich mit einer EEG ist eine fMRT allerdings sehr langsam.

Beide Techniken sind nichtinvasiv (kommen also ohne Operation bzw. Medikamente aus). Eine andere nichtinvasive Technik ist die Magnetenzephalographie, MEG. Mit ihr lassen sich magnetische Felder aufspüren, die von den Neuronen produziert werden. MEGs und EEGs können Ereignisse mit einer zeitlichen Auflösung von bis zu einer Millisekunde auflösen und sind damit deutlich besser als fMRT, bei der im besten Fall Signale von mehreren hundert Millisekunden Dauer angezeigt werden können. Mit der MEG lassen sich außerdem die Signalquellen in den primären auditorischen, somatosensorischen und motorischen Bereichen bestimmen.

Optische Bildgebungsverfahren decken beinahe die gesamte Skala räumlicher und zeitlicher Auflösungen ab, sind aber invasiv. Von ihnen ist VSDI (spannungsempfindliche Einfärbung) die sensibelste Methode, um Gehirnaktivität zu messen; aber sie ist beschränkt auf Messungen in der Nähe der Kortexoberfläche von Tieren.

Dabei wird der freigelegte Kortex mit einer durchsichtigen, versiegelten Kammer bedeckt und mit einem geeigneten spannungsempfindlichen Farbstoff eingefärbt. Dann wird er mit Licht illuminiert und es wird eine Bildsequenz mit einer Hochgeschwindigkeitskamera gemacht. Andere optische Methoden im Laboratorium sind Ionenabbildung (für gewöhnlich mit Calcium- oder Natriumionen) oder Fluoreszenzbildgebungsverfahren (mit einem Konfokal- oder einem Multiphotonenmikroskop).

Andere Labortechniken sind PET (Positronen-Emissions-Tomographie, eine Technik der Nuklearmedizin, mit der sich ein dreidimensionales Bild erstellen lässt), 2DG (postmortale 2-Deoxyglukose-Histology oder Gewebeanalyse), Läsionen (die Verletzung von Neuronen in einem Ziel und die Beobachtung der Resultate), Patch Clamp-Techniken (für die Messung von Ionenströme in biologischen Membranen) und Elektronenmikroskopie (die Verwendung eines Elektronenstrahls, um Gewebe oder Zellen mit starker Vergrößerung zu untersuchen). Diese Methoden können auch mit Bildgebungsverfahren kombiniert werden.

21. Räumliche Auflösung bei MRI in Mikrometern (µm), 1980–2012:

Jahr	Auflösung in Mikrometern	Aufsatztitel	URL
2012	125	„Characterization of Cerebral White Matter Properties Using Quantitative Magnetic Resonance Imaging Stains“	http://dx.doi.org/10.1089/brain.2011.0071
2010	200	„Study of Brain Anatomy with High-Field MRI: Recent Progress“	http://dx.doi.org/10.1016/j.mri.2010.02.007
2010	250	„High-Resolution Phased-Array MRI of the Human Brain at 7 Tesla: Initial Experience in Multiple Sclerosis Patients“	http://dx.doi.org/10.1111/j.1552-6569.2008.00338.x
1994	1.000	„Mapping Human Brain Activity in Vivo“	http://www.ncbi.nlm.nih.gov/pmc/articles/PMC1011409/
1989	1.700	„Neuroimaging in Patients with Seizures of Probable Frontal Lobe Origin“	http://dx.doi.org/10.1111/j.1528-1157.1989.tb05470.x
1985	1.700	„A Study of the Septum Pellucidum and Corpus Callosum in Schizophrenia with MR Imaging“	http://dx.doi.org/10.1111/j.1600-0447.1985.tb02634.x

Jahr	Auflösung in Mikrometern	Aufsatztitel	URL
1983	1.700	„Clinical Efficiency of Nuclear Magnetic Resonance Imaging“	http://radiology.rsna.org/content/146/1/123.short
1980	5.000	„In Vivo NMR Imaging in Medicine: The Aberdeen Approach, Both Physical and Biological [and Discussion]“	http://dx.doi.org/10.1098/rstb.1980.0071

22. Räumliche Auflösung in Nanometern (nm) bei destruktiven Bildgebungsverfahren, 1983–2011:

Jahr	x-y Auflösung (nm)	Aufsatztitel	URL	Methode	Anmerkungen
2011	4	„Focused Ion Beam Milling and Scanning Electron Microscopy of Brain Tissue“	http://dx.doi.org/10.3791/2588	Focused ion beam/scanning electron microscope (FIB/SEM)	
2011	4	„Volume Electron Microscopy for Neuronal Circuit Reconstruction“	http://dx.doi.org/10.1016/j.conb.2011.10.022	Scanning electron microscopy (SEM)	
2011	4	„Volume Electron Microscopy for Neuronal Circuit Reconstruction“	http://dx.doi.org/10.1016/j.conb.2011.10.022	Transmission electron microscopy (TEM)	
2004	13	„Serial Block-Face Scanning Electron Microscopy to Reconstruct Three-Dimensional Tissue Nanostructure“	http://dx.doi.org/10.1371/journal.pbio.0020329	Serial block-face scanning electron microscopy (SBF-SEM)	Ergebnis zitiert in: http://faculty.cs.tamu.edu/choe/ftp/publications/choe.hpc08-preprint.pdf, zur Verfügung gestellt von Yoonsuck Choe.

Jahr	x-y Auflösung (nm)	Aufsatztitel	URL	Methode	Anmerkungen
2004	20	„Wet SEM: A Novel Method for Rapid Diagnosis of Brain Tumors“	http://dx.doi.org/10.1080/01913120490515603	„Wet“ scanning electron microscopy (wet SEM)	
1998	100	„A Depolarizing Chloride Current Contributes to Chemoelectrical Transduction in Olfactory Sensory Neurons in Situ“	http://www.jneurosci.org/content/18/17/6623.full	Scanning transmission electron microscope (STEM)	
1994	2000	„Enhanced Optical Imaging of Rat Gliomas and Tumor Margins“	http://journals.lww.com/neurosurgery/Abstract/1994/11000/Enhanced_Optical_Imaging_of_Rat_Gliomas_and_Tumor.19.aspx	Enhanced optical imaging	Mit einer räumlichen Auflösung der optischen Bilder unter 2 Mikrometern 2/pixel (22).
1983	3000	„3D Imaging of X-Ray Microscopy“	http://www.scipress.org/e-library/sof2/pdf/0105.PDF	Projection microscopy	Vgl. Abbildung 7 im Artikel.

23. Räumliche Auflösung in Mikrometern bei nichtdestruktiven Bildgebungsverfahren bei Tieren, 1985–2012:

Jahr	Fund	
2012	Auflösung	0,07
	Aufsatz	Sebastian Berning et al.: „Nanoscopy in a Living Mouse Brain", *Science* 335, Nr. 6068 (3. Februar 2012), 551.
	URL	http://dx.doi.org/10.1126/science.1215369
	Methode	STED [= Stimulated emission depletion]-Fluoreszenznanoskopie
	Anmerkungen	Bislang höchste in vivo erreichte Auflösung
2012	Auflösung	0,25
	Aufsatz	Sebastian Berning et al.: „Nanoscopy in a Living Mouse Brain", *Science* 335, Nr. 6068 (3. Februar 2012), 551.
	URL	http://dx.doi.org/10.1126/science.1215369
	Methode	Konfokal- und Multiphotonmikroskopie
2004	Auflösung	50
	Aufsatz	Amiram Grinvald und Rina Hildesheim: „VSDI: A New Era in Functional Imaging of Cortical Dynamics", *Nature Reviews Neuroscience* 5 (November 2004), 874–85.
	URL	http://dx.doi.org/10.1038/nrn1536
	Methode	Bildgebungsverfahren basierend auf spannungsempfindlichen Einfärbungen (VSDI)
	Anmerkungen	„VSDI hat hochauflösende Karten ergeben, die sich mit den kortikalen Säulen, in denen Spiking auftritt, decken, und eine räumliche Auflösung von über 50µm bieten."
1996	Auflösung	50
	Aufsatz	Dov Malonek und Amiram Grinvald: „Interactions between Electrical Activity and Cortical Microcirculation Revealed by Imaging Spectroscopy: Implications for Functional Brain Mapping", *Science* 272, Nr. 5261 (26. April 1996), 551–54.

Jahr	Fund	
	URL	http://dx.doi.org/10.1126/science.272.5261.551
	Methode	Abbildende Spektroskopie
	Anmerkungen	„Die Untersuchung der räumlichen Verhältnisse zwischen einzelnen kortikalen Säulen in einer vorgegebenen Hirnregion ist mit optischen Bildgebungsverfahren basierend auf intrinsischen Signalen durchführbar und ermöglicht eine räumliche Auflösung von etwa 50µm.“
1995	Auflösung	50
	Aufsatz	D. H. Turnbull et al.: „Ultrasound Backscatter Microscope Analysis of Early Mouse Embryonic Brain Development“, *Proceedings of the National Academy of Sciences* 92, Nr. 6 (14. März 1995), 2239–43.
	URL	http://www.pnas.org/content/92/6/2239.short
	Methode	Ultraschall-Rückstreuungs-Mikroskopie
	Anmerkungen	„Wir zeigen die Anwendung eines Bildgebungsverfahrens mit dem Namen ‚Ultraschall-Rückstreuungs-Mikroskopie‘, um die Neuralrohre und Herzen von Mäusen in einem frühen embryonischen Zustand und in Echtzeit zu visualisieren. Die Methode wurde angewendet, um lebende Embryonen in der Gebärmutter zwischen dem 9,5. und 11,5 Tag der Embryogenese mit einer räumlichen Auflösung von annähernd 50µm zu untersuchen.“
1985	Auflösung	500
	Aufsatztitel	H. S. Orbach, L. B. Cohen und A. Grinvald: „Optical Mapping of Electrical Activity in Rat Somatosensory and Visual Cortex“, *Journal of Neuroscience* 5, Nr. 7 (1. Juli 1985), 1886–95.
	URL	http://www.jneurosci.org/content/5/7/1886.short
	Methode	Optische Mittel

Kapitel 11: Entgegnungen

1. Paul G. Allen and Mark Greaves: „Paul Allen: The Singularity Isn't Near", *Technology Review*, 12. Oktober 2011, http://www.technologyreview.com/blog/guest/27206/.

2. ITRS: „International Technology Roadmap for Semiconductors", http://www.itrs.net/Links/2011ITRS/Home2011.htm.

3. Ray Kurzweil: *Menschheit 2.0* (Berlin: Lola Books, 2013), Kapitel 2.

4. Vgl. Endnote 2 in Allen und Greaves: „The Singularity Isn't Near": „Wir sind dabei, die Computerfähigkeiten zu erreichen, die wir für diese enorme Hirnsimulation bräuchten. Computer der Petaflop-Klasse (wie IBM's BlueGene/P, der für das System von Watson verwendet wurde) sind mittlerweile im freien Handel erhältlich. Computer der Hexaflop-Klasse existieren bereits auf dem Reißbrett. Diese Systeme würden wahrscheinlich über die reine Rechenkraft verfügen, die es bräuchte, um alle Muster des Feuerns der Neuronen im Gehirn zu simulieren, auch wenn dies derzeit noch viel langsamer geschieht als in einem wirklichen Gehirn."

5. Kurzweil, *Menschheit 2.0*, Kapitel 9, Abschnitt: „Software-Kritik" (S. 449–457).

6. Ebd., Kapitel 9.

7. Obwohl es nicht möglich ist, die im Genom enthaltene Information genau zu bestimmen, ist ihr eigentlicher Umfang wegen der sich wiederholenden Basenpaare eindeutig erheblich geringer als die gesamte, unkomprimierte Datenmenge selbst. Ich stelle nun zwei Ansätze vor, mit denen sich der komprimierte Informationsgehalt des Genoms abschätzen lässt, wobei beide zeigen, dass eine Schätzung von 30 bis 100 Millionen Byte konservativ gerechnet ist.

   1. An unkomprimierten Daten liegen 3 Milliarden DNA-Sprossen im menschlichen genetischen Code vor, jede von ihnen codiert 2 Bit (da es vier Möglichkeiten für jedes DNA-Basenpaar gibt). Das bedeutet, dass die menschliche DNA ohne Kompression etwa 800 Millionen Byte enthält. Die nichtcodierte DNA wurde als „Junk DNA" bezeichnet, bis klar wurde, dass sie eine wichtige Rolle bei der Genexpression spielt. Allerdings ist sie sehr ineffizient codiert. Zum einen gibt es massive Redundanzen (die „ALU" genannte Sequenz ist beispielsweise hunderttausendfach wiederholt). Hier können Kompressionsalgorithmen eingreifen.

   Durch die explosionsartige Entwicklung von Gendatenbanken ist ein großes Interesse an der Kompression genetischer Informationen entstanden. Jüngere Arbeiten zur Anwendung von Standardalgorithmen zur Datenkompression auf die genetischen Informationen deuten darauf hin, dass eine (bitgenaue) Kompression um 90 % machbar ist: Hisahiko Sato et al.: „DNA Data Compression in the Post Genome

Era", *Genome Informatics* 12 (2001), 512–14, http://www.jsbi.org/journal/GIW01/GIW01P130.pdf.

Wir können das Genom also verlustlos auf etwa 80 Millionen Byte komprimieren (d. h. wir können das gesamte, unkomprimierte Genom mit seinen 800 Millionen Byte vollkommen rekonstruieren).

Man bedenke, dass über 98 % des Genoms gar keine Proteine codieren. Selbst nach standardmäßiger Datenkompression (die Redundanzen eliminiert und für verbreitete Sequenzen eine Art Wörterbuch anlegt), scheint der algorithmische Inhalt dieser nichtcodierenden Regionen recht gering zu sein. Das bedeutet, dass man sehr wahrscheinlich einen Algorithmus entwerfen könnte, der dieselbe Funktion, aber mit deutlich weniger Bits ausführen kann. Da die Entwicklung des Reverse Engineering des Genoms aber noch in den Kinderschuhen steckt, können wir keine verlässlichen Schätzungen über diese Umfangsverringerung geben, welche auf einem funktionell äquivalenten Algorithmus beruhen würde. Ich verwende daher den Richtwert von 30–100 Millionen Byte für die komprimierte Information des Genoms. Die obere Grenze dieses Bereichs geht nur von Datenkompression ohne jede algorithmische Vereinfachung aus.

Nur ein Teil – obgleich der Großteil – dieser Information charakterisiert das Design des Gehirns.

2. Eine andere Überlegung ist die folgende: Obwohl das menschliche Genom etwa 3 Billionen Basen umfasst, codiert nur ein kleiner Prozentsatz Proteine. Nach gängigen Schätzungen sind das etwa 26.000 Gene. Wenn wir davon ausgehen, dass diese Gene im Schnitt 3.000 Basen nützliche Daten enthalten, entsprechen sie nur ungefähr 78 Millionen Basen. Eine Base DNA benötigt nur zwei Bit, was sich in insgesamt 20 Millionen Bytes umwandeln lässt (78 Millionen Basen geteilt durch vier). In der Proteincodierungssequenz eines Gens lässt sich jedes „Wort" (Kodon) aus drei DNA-Basen in eine Aminosäure übersetzen. Daher gibt es insgesamt 4^3 (64) mögliche Kodon-Codes, von denen jeder aus drei DNA-Basen besteht. Es gibt aber insgesamt nur 20 Aminosäuren und ein Stopkodon – und nicht die 64 möglichen. Die übrigen 43 Kodone werden also als Synonyme für die 21 nützlichen verwendet. Während 6 Bits für die Codierung von 64 möglichen Kombinationen benötigt werden, braucht man für 21 Möglichkeiten nur etwa 4.4 ($\log_2$ 21) Bits – eine Einsparung von 1.6 von 6 Bits (etwa 27 %), was uns auf insgesamt etwa 15 Millionen bringt. Zusätzlich ist noch einige Standardkompression aufgrund von sich wiederholenden Sequenzen möglich, auch wenn im Bereich der Protein-Codierung der DNA viel weniger Kompression möglich ist als in der sogenannten „Junk-DNA", in der massive Redundanzen vorkommen. Damit dürfte das Ergebnis auf unter 12 Millionen Byte kommen. Wir müssen allerdings noch die Informationen aus dem nichtcodierenden Teil der DNA hinzufügen, der die Genexpression steuert. Obwohl dieser Teil der DNA den Großteil des Genoms ausmacht, scheint er doch nur von geringem Informationsgehalt und voll massiver Redundanzen zu sein. Wenn wir schätzen, dass auch er in der Größe etwa den 12 Millionen Byte der proteincodierenden DNA entspricht, kommen wir wiederum auf etwa 24 Millionen Byte. Aus dieser Perspektive ist eine Schätzung

von 30 bis 100 Millionen Byte eher konservativ.

8. Dharmendra S. Modha et al.: „Cognitive Computing“, *Communications of the ACM* 54, Nr. 8 (2011), 62–71, http://cacm.acm.org/magazines/2011/8/114944-cognitive-computing/fulltext.

9. Kurzweil, *Menschheit 2.0*, Kapitel 9, Abschnitt: „Ontologie-Kritik: Kann ein Computer bewusst sein?“ (S. 474–486).

10. Michael Denton: „Organism and Machine: The Flawed Analogy“, in: *Are We Spiritual Machines? Ray Kurzweil vs. the Critics of Strong AI* (Seattle: Discovery Institute, 2002).

11. Hans Moravec: *Mind Children* (Cambridge, MA: Harvard University Press, 1988).

Epilog

1. „In U.S., Optimism about Future for Youth Reaches All-Time Low“, Gallup Politics, 2. Mai 2011, http://www.gallup.com/poll/147350/optimism-future-youth-reaches-time-low.aspx.

2. James C. Riley: *Rising Life Expectancy: A Global History* (Cambridge: Cambridge University Press, 2001).

3. J. Bradford DeLong: „Estimating World GDP, One Million B. C.—Present,“ 24. Mai 1998, http://econ161.berkeley.edu/TCEH/1998_Draft/World_GDP/Estimating_World_GDP.html und http://futurist.typepad.com/my_weblog/2007/07/economic-growth.html. Vgl. auch Peter H. Diamandis und Steven Kotler: *Abundance: The Future Is Better Than You Think* (New York: Free Press, 2012).

4. Martine Rothblatt: *Transgender to Transhuman* (Privatdruck 2011). Sie erklärt, dass bei „Transhumanen“ eine ähnlich steile Akzeptanzkurve auftreten wird, zum Beispiel bei nichtbiologischem, aber auf überzeugende Weise bewusstem Geist, wie in Kapitel 9 vorgestellt.

5. Der folgende Auszug stammt aus *Menschheit 2.0*, Kapitel 3 (Seite 131–33) von Ray Kurzweil (Berlin: Lola Books, 2013), und beschäftigt sich mit den von den Gesetzen der Physik vorgegebenen Grenzen der Computertechnik:

> Trotz der erwähnten Einschränkungen liegen die absoluten Grenzen für Berechnung enorm hoch. Basierend auf Arbeiten von Professor Hans Bremermann (Berkeley University of California) und des Nanotechnik-Theoretikers Robert Freitas hat Professor Seth Lloyd (MIT) die maximale Rechenkapazität geschätzt, die ein ein Kilogramm schwerer Computer mit einem Liter Volumen nach dem derzeitigen Stand der Physik erreichen kann. Das sind in etwa Gewicht und Größe eines kleinen Notebooks – Lloyd spricht vom „ultimativen Laptop“.

[Endnote: Seth Lloyd, „Ultimate Physical Limits to Computation", *Nature* 406 (2000), 1047–54.

Zu den ersten Arbeiten über die Grenzen des Rechenpotenzials gehört Hans J. Bremermann, „Optimization Through Evolution and Recombination", in M. C. Yovits, C. T. Jacobi, C. D. Goldstein, eds., *Self-Organizing Systems* (Washington, DC.: Spartan Books, 1962), S. 93–106.

1984 führte Robert A. Freitas Jr. Bremermanns Arbeit weiter: Robert A. Freitas Jr., „Xenopsychology", *Analog* 104 (April 1984): 41–53, http://www.rfreitas.com/Astro/Xenopsychology.htm#SentienceQuotient.]

Die Rechenkapazität steigt mit der verfügbaren Energie. Diesen Zusammenhang kann man sich folgendermaßen vorstellen: Die Energie einer bestimmten Menge von Materie ist die Summe der Energie ihrer Atome (und subatomarer Teilchen). Je mehr Atome, desto mehr Energie. Wie wir gesehen haben, kann potenziell jedes Atom für Berechnung genutzt werden, d. h.: Je mehr Atome, desto mehr Berechnung. Die Energie eines Atoms (oder sonstiger Teilchen) steigt mit dessen Schwingungsfrequenz: je mehr Schwingungen, desto mehr Energie. Dasselbe gilt für Rechenoperationen: je mehr Schwingungen, desto mehr Berechnungen kann ein einzelnes Teilchen ausführen. (Ganz wie bei unseren heutigen Prozessoren: je höher die Frequenz, desto größer die Rechengeschwindigkeit).

Die Energie eines Objekts ist also direkt proportional zu seiner Fähigkeit, Berechnungen durchzuführen. Wie uns Einstein lehrt, ist die potenzielle Energie in einem Kilogramm Materie sehr groß: $E = mc^2$. Die Lichtgeschwindigkeit im Quadrat ist ein riesiger Wert: ungefähr 10^{17} m^2/s^2. Die Rechenkapazität von Materie hängt zudem noch von einem extrem kleinen Wert ab: Das Plancksche Wirkungsquantum – $6{,}6 \times 10^{-34}$ Joulesekunden (Joule ist ein Maß für Energie) – ist die kleinste Energiemenge, die wir für einen Berechnungsvorgang verwenden können. Die theoretische Obergrenze der Rechenkapazität eines Objekts erhalten wir also, indem wir seine Gesamtenergie (durchschnittliche Energie pro Teilchen mal Anzahl der Teilchen) durch das Plancksche Wirkungsquantum teilen.

Lloyd zeigt, dass das maximale Rechenpotenzial von einem Kilogramm Materie gleich Pi mal Energie durch die Planck-Konstante ist. Da die Energie so groß und die Planck-Konstante so klein ist, ist das Ergebnis astronomisch: etwa 5×10^{50} Operationen pro Sekunde.

[Endnote: π x maximale Energie (10^{17} kg x m^2/s^2) / ($6{,}6 \times 10^{-34}$ Joulesekunden) = ~ 5×10^{50} Operationen/s.]

Bei Annahme unserer höchsten Schätzung menschlicher Gehirnkapazität (10^{10} Menschen mit je 10^{19} cps) entspricht das etwa fünf Milliarden Billionen Erdbevölkerungen.

[Endnote: 5×10^{50} cps entspricht 5×10^{21} (5 Milliarden Billionen) Erdbevölkerungen (jede davon mit 10^{29} cps).

Schätzen wir die Hirnkapazität aufgrund funktionaler Simulation auf 10^{16} cps, so leistet der ultimative Laptop so viel wie fünf Billionen Billionen Erdbevölkerungen.

[Endnote: Zehn Milliarden (10^{10}) Menschen mit je 10^{16} cps ergibt 10^{26} cps für die gesamte menschliche Zivilisation. 5×10^{50} cps entsprechen somit 5×10^{24} (5 Billionen Billionen) Zivilisationen.]

Ein solcher Computer könnte sämtliche Denkleistungen aller Menschen der letzten zehntausend Jahre innerhalb einer zehntausendstel Nanosekunde vollziehen.

[Endnote: Diese Schätzung geht davon aus, dass während der letzten zehntausend Jahre stets zehn Milliarden Menschen lebten, was natürlich nicht stimmt. Die tatsächliche Bevölkerungszahl ist kontinuierlich gewachsen und erreichte 6,1 Milliarden im Jahr 2000. Ein Jahr hat etwa 3×10^7 Sekunden, zehntausend Jahre haben 3×10^{11} Sekunden. Geht man also von 10^{26}

cps für die menschliche Zivilisation aus, so entsprechen der menschlichen Denkleistung der letzten zehntausend Jahre auf keinen Fall mehr als 3 x 10^{37} Operationen. Der ultimative Laptop schafft 5 x 10^{50} Operationen pro Sekunde und braucht somit 10^{-13} Sekunden – eine zehntausendstel Nanosekunde – um die Gedanken von zehn Milliarden Menschen über zehntausend Jahre zu simulieren.]

Natürlich gibt es auch hier einige Vorbehalte. Die komplette Masse unseres Laptops in Energie zu verwandeln, würde eine thermonukleare Explosion bedeuten, wodurch die Ein-Liter-Grenze überschritten würde – abgesehen von anderen Unannehmlichkeiten. Wir bräuchten also, gelinde gesagt, ein sehr robustes Gehäuse.

Unter Betrachtung der maximalen Entropie (Freiheitsgrade aller Partikel) errechnet Lloyd außerdem eine theoretische Speicherkapazität von 10^{31} Bits für unser Gerät – eine technische Umsetzung dieser Speicherdichte ist allerdings schwer vorstellbar. Denkbar sind aber Techniken, die sich bis auf wenige Größenordnungen an das theoretische Maximum annähern. An der University of Oklahoma gelang es schließlich bereits, über fünfzig Bits pro Atom zu speichern (wenn auch vorerst nur mit einer kleinen Anzahl von Atomen). Es sollte also zumindest möglich sein, 10^{27} Bits in den 10^{25} Teilchen eines Kilogramms Materie unterzubringen.

Wir können verschiedene Eigenschaften eines Atoms (Position, Spin, quantenmechanischer Zustand seiner Komponenten) ausnutzen, um Informationen zu speichern – darum sollten wir es sogar auf etwas mehr als 10^{27} Bits bringen. Der Neurowissenschaftler Anders Sandberg schätzt die theoretische Speicherkapazität eines Wasserstoffatoms auf etwa vier Millionen Bits – dafür gibt es jedoch bisher keine praktischen Beweise, daher bleiben wir bei der konservativen Schätzung.

[Endnote: Anders Sandberg, „The Physics of the Information Processing Superobjects: Daily Life Among the Jupiter Brains", *Journal of Evolution & Technology* 5 (22. Dezember 1999), http://www.transhumanist.com/volume5/Brains2.pdf.]

Wie zuvor besprochen sollten 10^{42} Rechenoperationen pro Sekunde ohne nennenswerte Wärmeentwicklung möglich sein. Durch reversible Rechentechnik und Minimierung von Fehlerquoten sollten wir es daher bei vertretbarem Energieumsatz auf 10^{42} bis 10^{50} Operationen pro Sekunde bringen.

Der Spielraum zwischen diesen beiden Grenzen ist ein kompliziertes Thema. Die technischen Schwierigkeiten, die sich auf dem Weg von 10^{42} zu 10^{50} ergeben, würden den Rahmen dieses Kapitels sprengen. Hier sei darum nur bemerkt, dass die Entwicklung nicht auf die Obergrenze 10^{50} abzielt und dann aus praktischen Gründen Abstriche macht, sondern sich von unten her annähert und jede neue Entwicklungsebene genutzt wird, um die nächste zu erreichen. Sobald unsere Zivilisation 10^{42} cps (pro Kilogramm) erreicht, werden Wissenschaftler und Ingenieure ihre neu gewonnene (größtenteils nichtbiologische) Intelligenz einsetzen, um 10^{43} zu erreichen; und dann 10^{44}, und so weiter. Meine Vermutung ist, dass wir auf diese Weise ziemlich nah an das absolute Maximum herankommen.

Selbst mit 10^{42} cps bräuchte der ein Kilogramm schwere „ultimative Laptop" nur zehn Mikrosekunden, um alle menschliche Denkleistung der letzten zehntausend Jahre (bei einer angenommenen Weltbevölkerung von dauerhaft zehn Milliarden) zu simulieren.

[Endnote: Siehe Anmerkung 62 [oben]; 10^{42} cps ist um Faktor 10^{-8} weniger als 10^{50} cps, somit wird die zehntausendstel Nanosekunde zu 10 Mikrosekunden.]

Ein Blick auf die Abbildung „Exponentielles Wachstum der Rechnertechnik" (Seite 69) zeigt uns, dass Hardware mit dieser Leistung gegen 2080 für eintausend Dollar erhältlich ist.

Index

B

C

D

E

F

G

H

I

J

M

N

O

P

Q

R

S

T

U

V

W

X

Y

Z